Parcours de la folie

Psycho - logiques

Collection fondée par Philippe Brenot
et dirigée par Joël Bernat

Sans exclusives ni frontières, les logiques président au fonctionnement psychique comme à la vie relationnelle. Toutes les pratiques, toutes les écoles ont leur place dans Psycho - logiques.

Dernières parutions

Michel CLAES, *L'adolescence prolongée. Un temps d'accomplissements*, 2025.
Patrick VINCELET, *TDAH, HPI, HPE, zèbre ou enfant ludion. Leurs formes et leur complexité*, 2025.
Patrice CUYNET, Fatma DERBAL, *Le trauma familial face au cambriolage, Le « Chez-Soi » violé*, 2025.
Daniel SCHURMANS, *La folie, sens et souffrance, Essai d'interprétation anthropologique*, 2025.
Christian PELLOIS, M*odéliser en sciences humaines, Conceptions, mesures, analyses statistiques et sens possibles*, 2025.
Alexandra DE TROZ, *Le burn-out sexuel. Du désir épuisé au lien retissé*, 2025.
Aurima DILIENE, *Le mal fait du bien. Contes thérapeutiques pour les adultes*, 2025.
Jean-Yves DE LA CAFFINIERE, *Maîtrise de soi et transcendance sans Dieu*, 2025.
Marie-France BLÈS, *A coups d'éclats : la violence verbale et ses expressions. L'adulte, le bébé et la clinique*, 2025.
Patrick TRAUBE, *La demande à l'autre, Comment la formuler ?*, 2025.
Anna CURIR, *Femmes et métaphores dans l'astronomie. « Être à la place de »*, 2025.
Hiroaki OTA, *Le syndrome de Paris d'hier à aujourd'hui. À travers la psychohistoire du Japon*, 2025.
Angélique CAPELLE VOISIN, *En quête du désir perdu. La méthode Alegria pour une sexualité épanouie*, 2025.

Parcours de la folie

Psycho - logiques

Collection fondée par Philippe Brenot
et dirigée par Joël Bernat

Sans exclusives ni frontières, les logiques président au fonctionnement psychique comme à la vie relationnelle. Toutes les pratiques, toutes les écoles ont leur place dans Psycho - logiques.

Dernières parutions

Michel CLAES, *L'adolescence prolongée. Un temps d'accomplissements*, 2025.
Patrick VINCELET, *TDAH, HPI, HPE, zèbre ou enfant ludion. Leurs formes et leur complexité*, 2025.
Patrice CUYNET, Fatma DERBAL, *Le trauma familial face au cambriolage, Le « Chez-Soi » violé*, 2025.
Daniel SCHURMANS, *La folie, sens et souffrance, Essai d'interprétation anthropologique*, 2025.
Christian PELLOIS, M*odéliser en sciences humaines, Conceptions, mesures, analyses statistiques et sens possibles*, 2025.
Alexandra DE TROZ, *Le burn-out sexuel. Du désir épuisé au lien retissé*, 2025.
Aurima DILIENE, *Le mal fait du bien. Contes thérapeutiques pour les adultes*, 2025.
Jean-Yves DE LA CAFFINIERE, *Maîtrise de soi et transcendance sans Dieu*, 2025.
Marie-France BLÈS, *A coups d'éclats : la violence verbale et ses expressions. L'adulte, le bébé et la clinique*, 2025.
Patrick TRAUBE, *La demande à l'autre, Comment la formuler ?*, 2025.
Anna CURIR, *Femmes et métaphores dans l'astronomie. « Être à la place de »*, 2025.
Hiroaki OTA, *Le syndrome de Paris d'hier à aujourd'hui. À travers la psychohistoire du Japon*, 2025.
Angélique CAPELLE VOISIN, *En quête du désir perdu. La méthode Alegria pour une sexualité épanouie*, 2025.

Alain Vernet

Parcours de la folie

Une histoire philosophique et sociale de la psychiatrie à travers la vie asilaire à Bourges et dans le Cher

Préface de Yann Galut, Maire de Bourges

L'Harmattan

DU MÊME AUTEUR

Chapitre « droits de l'enfant et hospitalisation des mineurs en psychiatrie », sous la direction de P.A. Raoult, Passage à l'acte, entre perversion et psychopathie, Paris, L'Harmatan, 2002

L'orateur en loge bleue (avec J.-C. Brault et M.Orrillard), Saint-Etienne, Abatos, 2024

5-7, rue de l'École Polytechnique - 75005 Paris
www.editions-harmattan.fr
ISBN : 978-2-336-55748-9
EAN : 9782336557489

« Entre chaos et harmonie »

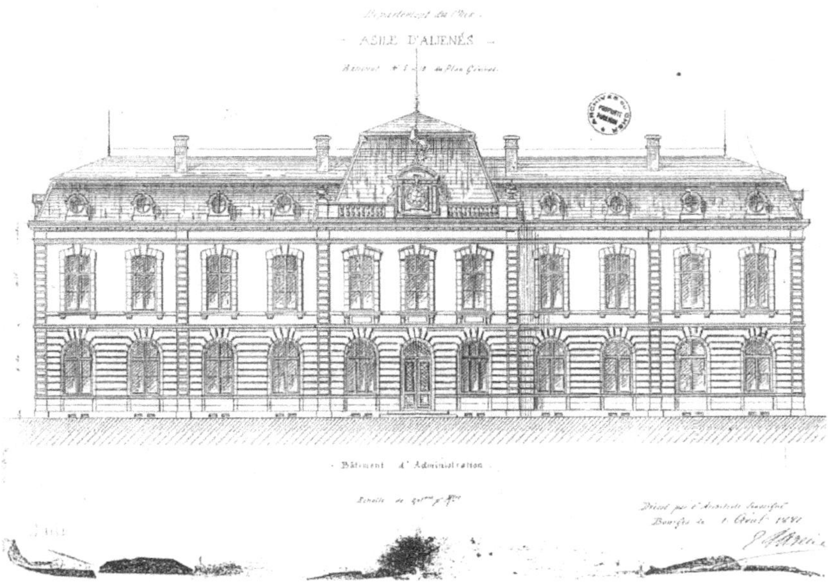

bâtiment administratif – façade côté entrée - projet dessiné par l'architecte départemental

A Raymond Chappuis †, qui fut professeur à l'Université de Tours, chef de la section de psychologie, trop oublié aujourd'hui, et qui professait l'ardente obligation de croire en l'Homme,

Au Docteur Michel Hénin, dont le volcanisme fut toujours au service d'une éthique de la liberté en psychiatrie, pour tous les combats partagés,

Au Docteur Jeannine Barbieux-Marsaneix †, Madame Irma, qui m'a pratiquement tout appris, et donné une manière d'être en psychiatrie,

Au Docteur Jean-Claude Martin, sans qui rien n'aurait été,

A Marie-Claude Joulia, pour ses colères salutaires, jamais éteintes, et qui trouvait la lumière au plus profond des crépuscules,

A Yannick Le Cléac'h, mon vieux complice avec qui je partage bien des points de vue exposés ici,

Au Docteur Corinne Vaillant, pour ses encouragements, son soutien, son amitié, sa générosité.

A Jean-Paul Servier, ancien directeur du Centre hospitalier George Sand, dont les encouragements au long de ce travail furent précieux,

A mon ami et collègue Cyril Boutet, veilleur d'Humanité, qui eut la patience d'écouter les balbutiements de ce texte.

A mon ami et collègue Benoist Fauville, en qui je me retrouve, qui poursuit mon effort de transmission de cette histoire, notamment à l'Université de Tours, dont le talent n'a d'égal que son souci de l'autre, et qui met toute sa compétence et sa rigueur intellectuelle au service d'une certaine idée de l'Humanité.

PRÉFACE

« Asiles d'aliénés », « hôpitaux généraux », « dépôts de mendicité », tant de mots ou de noms qui évoquent ce que la société a longtemps voulu cacher, celle de la question de la folie et de son traitement.

Pour tant de raisons, la psychiatrie crée tantôt de la peur, tantôt de la curiosité. A Bourges, pour beaucoup, ces lieux de folie se résument uniquement au centre hospitalier George Sand. En effet, nous avons oublié l'existence des traces du traitement de la folie au sein de la capitale du Berry. Combien d'entre nous connaît l'histoire du dépôt de mendicité présent au sein du Couvent des Minimes ou encore les lieux de relégation des lépreux sur la Butte d'Archelet.

Pourtant, la psychiatrie, plus que tout autre champ médical, est le reflet de la société, de normes auxquelles il faut s'astreindre, de nos peurs ou de notre conception de l'existence. En choisissant de retenir le contexte local berrichon, Alain Vernet décline ce qui a existé au sein de notre région comme ailleurs en France hexagonale et dans les Outre-Mer. Et cela, pour des raisons bien simples. Notre conception jacobine de l'organisation de l'Etat a appliqué pendant longtemps une même décision sur chaque parcelle de notre territoire mais aussi sur le traitement à apporter sur la conception particulière de la psychè.

Si Alain Vernet nous dévoile des archives uniques, il ne faut pas s'y tromper quant à la nature singulière de cet ouvrage. Il ne s'agit ni d'une chronique de l'histoire locale de notre beau territoire, ni de mémoires retraçant les parcours de personnages aussi fascinants qu'insolites. Cet ouvrage propose avant tout une lecture de la psychiatrie à travers une histoire marquée par de profondes transformations, guidée par un axe central : celui du chaos et de l'harmonie.

Cette histoire de la psychiatrie rappelle ô combien que cette matière scientifique a évolué de façon radicale en deux siècles. Avant les années 1960, de nombreuses pratiques contraires à l'éthique, à l'humanité et à la dignité des femmes et des hommes avaient été mises en place de bonne foi au nom d'une légitimité scientifique, et d'une volonté de servir celles et ceux qui souffrent le plus. Dans les hôpitaux psychiatriques, une surmortalité s'est faite souvent jour, notamment durant l'Occupation, avec des cas de sous-alimentation.

Plus que tout autre territoire, Bourges, ville d'histoire et de culture, se devait d'ouvrir cette page. Cette histoire dite de « l'asile » d'Alain Vernet est en ce sens une mise en garde sur l'oubli que l'on peut avoir face à ce témoin d'un certain rapport à la folie et à cette volonté sincère, souvent maladroit et parfois brutale de soigner, de comprendre et maîtriser les maux de l'esprit.

Comme le rappelle pertinemment l'auteur, la loi du 30 juin 1838 constitue le fondement de l'organisation de la psychiatrie en France. Elle s'inscrit très tôt dans une logique sécuritaire et répressive visant à garantir l'ordre public en écartant toute forme de désordre. Cette orientation rejoint l'idée centrale qui guidera l'ensemble de cette étude : celle de l'harmonie et de l'ordre. Dans ce contexte, l'alcoolisme devint rapidement un motif récurrent d'internement. Si une telle mesure peut sembler inconcevable aujourd'hui, il a fallu l'adoption de circulaires, une évolution législative ainsi qu'une mobilisation des instances juridictionnelles pour réaffirmer avec force que « nul ne peut être arbitrairement détenu », conformément à l'article 66 de la Constitution de la République française.

Après la Seconde Guerre mondiale et particulièrement après les années 70, marquées par une crise de sens et une prise de conscience croissante de la nécessité de développer les psychothérapies, de généraliser les traitements psychotropes, mais aussi d'introduire des approches novatrices telles que de nouveaux métiers, de nouveaux champs d'intervention ou encore l'art-thérapie, nos générations passées et présentes ont le devoir de veiller à ce que les lieux de la psychiatrie demeurent des espaces de soin, d'écoute et de reconstruction.

Alain Vernet nous rappelle l'importance de ne jamais oublier l'histoire de la psychiatrie. Il l'aborde en s'appuyant à la fois sur la construction des mythes antiques et sur un fonds d'archives jusque-là inexploité et ayant survécu à un incendie majeur (anecdotes singulières, récits et recherches approfondies). Il met également en lumière les principes d'harmonie et d'ordre, essentiels pour comprendre la réponse de la psychiatrie face à la maladie. La maladie y est alors perçue comme un désordre fondamental, un chaos qu'il s'agit de traiter en rétablissant une forme d'harmonie grâce à différents types de soins.

Dans cette transition du chaos vers l'harmonie, plusieurs figures marquantes de l'histoire de la médecine dans notre territoire du Berry sont mises en lumière. Parmi elles, Berthe Fievet se distingue par sa générosité, tandis que d'autres, comme Madame Irma, suscitent davantage de controverses en raison de leur caractère. Cette fresque humaine intègre également des personnalités souvent oubliées : les personnels secondaires, précurseurs des premiers infirmiers et gardiens, qui ont pourtant joué un rôle essentiel dans cette évolution.

Parmi ces femmes et ces hommes honorables, ce livre remet au goût du jour le parcours de Gaston Ferdière, médecin-directeur de l'établissement de Chezal-Benoît qui a eu une importance significative dans la diffusion de l'art au sein de la psychiatrie. Au-delà du suivi psychiatrique d'Antonin Artaud, inventeur du concept de « théâtre de la cruauté », le Docteur Ferdière a été un précurseur dans certaines thérapeutiques dont l'utilisation de l'art comme moyen d'expression des patients, ancêtre de l'art-thérapie. Il a procédé à la théorisation de cette utilisation particulière de l'art avec le Docteur Auguste Marie, Médecin-Chef à l'asile de Villejuif et créateur de la colonie familiale de Dun-sur-Auron.

En encourageant les personnes atteintes de troubles mentaux à s'engager dans la création artistique, le Berry s'est affirmé comme un précurseur, reconnaissant l'importance de la culture et de l'art pour le bien-être de chacun, y compris des plus fragiles et de ceux qui sont souvent mis à l'écart et affirmant la nécessité d'un accès pour tous. Cela sera notamment repris par le Centre hospitalier George-Sand qui collabore désormais avec l'Ecole nationale supérieure d'art de Bourges ou le Paris Mozart Orchestra in Bourges.

Bourges, Capitale européenne de la culture en 2028, permet alors de faire refleurir une vision ancienne, portée jadis par le Docteur Ferdière et le Docteur Marie. Là où la médecine croisait déjà l'art, naît aujourd'hui un rêve partagé : celui d'un lieu hors du commun, où la santé mentale et la création artistique se tiennent la main avec une maison où l'on soigne autant l'âme que l'esprit des artistes en leur permettant de retrouver souffle et silence fertile. Ce silence fertile, déjà autrefois, avait permis à des malades mentaux de trouver une voie d'expression et de reconnaissance à Villejuif où un musée éphémère de la folie vit le jour. Des expositions furent aussi consacrées à leur art singulier. Certaines de ces œuvres, bouleversantes d'authenticité, touchèrent jusqu'à André Breton, qui en acquit quelques-unes.

A partir de la loi fondamentale du 30 juin 1838, l'architecture elle-même a joué un rôle prépondérant dans la quête d'une harmonie au sein des institutions psychiatriques.

Ainsi, l'asile départemental d'aliénés de Beauregard, construit après plusieurs réticences à partir de 1871, visait à instaurer une harmonie et une symétrie inspirées des architectures monastiques.

Cet ouvrage complet offre par conséquent une immersion dans la vie des patients, de leur placement jusqu'à leur mort, permettant de mieux comprendre leurs difficultés, notamment leur parcours à travers les différentes catégories et quartiers. Le système engendrait des coûts financiers considérables, souvent à la charge des pensionnaires eux-mêmes. Dans le même temps, l'institution cherchait à réduire ces frais autant que possible.

Aujourd'hui, nous avons heureusement fait beaucoup de progrès et sommes bien loin de ces pratiques d'antan. Lire cet ouvrage, c'est plonger dans un univers étrange et fascinant, tout en explorant les évolutions profondes de la psychiatrie. Cela offre également une occasion de repenser notre conception de la maladie mentale. En présentant la psychiatrie comme un passage du chaos vers l'harmonie, Alain Vernet nous invite à réfléchir à la véritable nature de la vie sociale et de l'intégration dans la société.

Une porte vous est désormais ouverte sur ce sujet complexe, souvent tabou mais essentiel pour l'avenir de l'homme et de certains domaines tels que la culture !

Yann Galut
Maire de Bourges

AVERTISSEMENT

Malgré certaines apparences, cet ouvrage n'est ni un ouvrage d'histoire locale, ni ce qu'on appelle des « mémoires » , mais un essai sur l'histoire de la psychiatrie, et ses transformations, dans une mise en perspective problématique, selon un axe qui parait structurer cette histoire : celui du chaos et de l'harmonie, chaos comme métaphore de la pathologie mentale, harmonie comme métaphore d'un état à retrouver, quand on considère la situation du point de vue de l'individu, de la personne considérée comme malade, état à préserver quand on le considère du point de vue de la société, et qui est la matrice de nombreux mythes, des utopies, des religions.

Le contexte local n'est donc qu'une illustration de cette histoire générale, et n'en est qu'une déclinaison, comme il en sera dans toute la France, ainsi qu'il en est souvent dans cet Etat très centralisé, où la décision émanant de la capitale s'applique le plus uniformément possible sur tout le territoire. Cependant si le contexte local présente quelques singularités, il n'impacte finalement cette déclinaison qu'à la marge, tant le logos structurant la discipline psychiatrique (le terme même de discipline exprimant par lui-même toute la rigueur de ce formatage) imprègne les habitus de pensée et de comportement.

De même, l'aspect « mémoires » doit d'abord être considéré comme un matériau historiographique, c'est-à-dire un témoignage qui n'a d'autre valeur que d'être une archive, comme n'importe quelle autre, si ce n'est qu'elle n'obéit pas aux mêmes règles de conservation, et qu'elle est à la fois moins définitive et plus fragile, même si l'archive se caractérise aussi (et c'est là aussi une sorte de spécificité psychiatrique) par sa fragilité.

Il n'empêche que certains pourront localiser ces éléments d'histoire, rendus ainsi moins flous, en même temps que d'autres, à cause de trop de précisions locales, y trouveront un surcroit de flou. C'est un peu le paradoxe de l'histoire, à la fois mouvement général d'une temporalité incarnée dans des objets, physiques évidemment, traces archéologiques, mais aussi objets mentaux, mais qui ne peut s'analyser qu'à travers, grâce à, la médiation de ces différentes incarnations, faisant qu'au final, toute histoire est toujours locale, et même personnelle, à la fois vécu et interprétation. Chacun lira donc ces pages comme il le souhaitera :

souvenirs anecdotiques, illustratifs ou non de moments d'histoire, que celle-ci soit locale, celle d'un établissement de soins psychiatrique, ou reflets de l'histoire d'une discipline : la psychiatrie, et surtout de son organisation, ainsi que de ses mutations.

AVANT PROPOS

Avoir exercé la profession de psychologue dans la fonction publique hospitalière durant 42 ans, m'a permis de rencontrer nombre de situations, de soignants et de malades. Qui plus est ayant exercé en divers endroits : Bourges, Nemours, Châteauroux, La Charité-sur-Loire, aussi bien en hôpital psychiatrique qu'en hôpital général, et dans des services de psychiatrie générale (adultes), pédopsychiatrie (enfants et adolescents), gériatrie, médecine, soins palliatifs, m'a confronté à des expériences riches et variées, compte non tenu d'une expérience au sein du service de santé des armées. Mais il m'a aussi été donné de vivre une transformation radicale de la psychiatrie, à tel point qu'on peine à imaginer ce qu'elle fut, les conditions et le cadre dans lesquels elle s'exerçait jusque dans les années 1960, et combien cette histoire, pourtant récente, est oubliée, tant par les nouveaux professionnels que par les décideurs. Il est vrai qu'elle témoigne de moments sombres pour l'humanité, la dignité, et la liberté des individus. Elle témoigne également de ce qu'au nom d'une légitimité scientifique et médicale, technique et administrative, il put y avoir de pratiques contraires à l'éthique, et même à la simple humanité, (en toute bonne foi, la plupart du temps sans intention malveillante, en pensant bien faire) , ce qui ne peut qu'interroger sur les méthodes, procédures, protocoles, présentés aujourd'hui comme des parangons d'innovation, d'efficacité, de modernité, de scientificité, et dont on pourrait craindre qu'avec le recul des années, ils ne s'avèrent aussi décevants, voire contestables, et même scandaleux, que ceux qui furent mis en œuvre par le passé, et dont il faut reconnaître qu'ils furent responsables d'une catastrophe sanitaire et humaine, restée bien souvent ignorée, trou noir de la psychiatrie, souvenir occulté, peu irrigué par le devoir de mémoire, malgré des travaux d'historiens qui peinent à lutter contre cette forclusion. Cette catastrophe sanitaire consistant en une surmortalité du fait d'une sous-alimentation, d'une véritable famine, avec ses pathologies associées, a été désignée par l'historienne Isabelle von Bueltzingsloewen comme « l'hécatombe des fous »[1].

---

[1] Von Bueltzingsloewen I, *l'hécatombe des fous :* la famine dans les hôpitaux psychiatriques français sous l'occupation

Lors de mes premiers pas dans le monde psychiatrique, en 1977, le levain de la transformation et du changement était à l'œuvre, avec la juxtaposition de pratiques nouvelles (l'introduction de la pensée psychanalytique, favorisant la mise en œuvre de psychothérapies, mais encore les balbutiements de ce qu'on appellerait plus tard l'art-thérapie, compte non tenu d'une généralisation des traitements psychotropes : anxiolytiques, antidépresseurs, et surtout neuroleptiques), de l'arrivée de professions nouvelles (spécialement les psychologues, qui, profession étrange, à peine tolérée au début de son introduction, allait progressivement imposer sa représentation, et considérablement augmenter ses effectifs, mais aussi les éducateurs), du développement de nouveaux secteurs d'intervention (notamment celui de la psychiatrie infanto-juvénile, qui s'autonomisait à partir d'une circulaire de 1972, étendant son domaine d'intervention au-delà de la déficience, et du handicap), et la persistance d'attitudes anciennes, conservées telles qu'au 19e siècle, telles qu'avant la deuxième guerre mondiale, par des professionnels qui n'avaient pas, pour la plupart, vécu cette époque, mais qui continuaient à l'incarner, conservatisme d'ailleurs partagé par les patients, se montrant encore plus résistants aux changements que les soignants. Il en résultait souvent incompréhensions, tensions, frictions, mais aussi, pour celles et ceux qu'animait le désir du changement, une ardeur, un engagement militant, souvent naïf, mais qui pouvait avoir l'énergie de la découverte et de la révélation, faisant naître un foisonnement d'initiatives. J'ai donc été le témoin, je peux dire privilégié, de la transformation radicale de la psychiatrie, d'un processus délimitant un avant et un après, rendant palpable une marche de l'histoire. Mais d'une certaine manière je fus également, à mon niveau, un acteur de cette histoire. En tout cas je me suis trouvé placé à un moment charnière d'une bascule entre deux manières de faire et deux façons de penser les objectifs de la discipline, avec une déconstruction en acte, mais aussi une reconstruction en puissance, qui commençaient à s'esquisser, en situation d'observer des témoins de ce qu'avaient été les temps anciens, ou qui reflétaient l'immuable, et dont il m'était possible de recueillir la parole et les témoignages. On peut faire l'hypothèse que ces moments charnières reflètent l'alternance entre diverses conceptions, à la fois de la psychiatrie, des attentes sociales existantes par rapport à cette discipline, comme des idées en général, avec la constante recherche herméneutique qui veut ordonner, orienter, conférer du sens, à la bruyance aléatoire des événements du quotidien, et donc organiser le monde dans une perspective téléologique, de manière à échapper au chaos, à l'incertitude du hasard et de l'aléa qui génèrent perplexité et angoisse. A cette organisation de la phusis, de la nature, doit correspondre l'harmonie de l'éthique, et c'est le but recherché aussi par la politique, dont c'est la raison d'être, cette harmonie étant reflétée dans l'esthétique. Toute notre tradition culturelle et philosophique, au moins jusqu'à ce que les théoriciens de la déconstruction, à partir de Nietzsche principalement, l'aient contestée, s'articule sur ce postulat de l'harmonie comme télos, but ultime, organisation souhaitée et souhaitable du monde, mais qui ne va pas de soi, équilibre toujours précaire et instable. Les mythes antiques sont pour la plupart construits sur ce schéma, de situations de chaos, de désordre, avec un héros, qui, à travers moult péripéties, vise à la reconstruction, la refondation, à retrouver, remettre de l'harmonie, censée être la situation initiale des choses et du monde, après qu'ils se furent différenciés du magma, de l'informe, originels. La théorie moderne du big bang est peu ou prou construite sur ce même schéma, de même que les conceptions biologiques, qui postulent des systèmes harmonieux, en interaction les uns avec les autres, systèmes cybernétiques par conséquent, la maladie étant alors assimilée à un désordre. Il va de soi, dans ces conditions, que la maladie mentale ne peut qu'être un désordre majuscule, un désordre au carré, dans la mesure même où elle affecte le chef, la tête, l'organisateur central, le régulateur, ce par quoi l'ordre et l'harmonie s'installent et se maintiennent. Aussi à travers des particularismes locaux, d'une histoire incarnée dans des lieux, des espaces géographiques, topographiques, architecturaux, mais aussi à travers une organisation, une institutionnalisation, comme également par son incarnation dans des figures singulières, c'est cette problématique qui sera déroulée, dans une chronologie événementielle et localisée.

Un intérêt ancien pour l'Histoire (à tel point que j'avais envisagé d'en faire ma profession), jamais démenti, ne pouvait que me faire percevoir la pertinence d'une plongée historique dans un monde mal connu, ou s'étant reconstruit sur un mode mythologique, devenu une vérité, mais qui n'était peut-être pas la vérité. Un effet de reconstruction du souvenir, comme une chanson de geste, occultant en partie la réalité derrière des constructions légendaires, s'incarnant dans des personnes devenues des personnages assimilés à des héros (en même temps qu'ils furent les hérauts des nouvelles pratiques et conceptions qui diffusaient progressivement à l'ensemble du champ d'exercice de la discipline, ce qui leur venait, pour la plupart, d'une adhésion au Parti Communiste, et des idéaux de la Résistance, ainsi, par exemple, pour Louis Le Guillant, Lucien Bonnafé, François Tosquelles, compte non tenu de l'influence de la psychanalyse) avait en effet, chez ceux qui l'avaient vécue et qui transmettaient cette histoire, transformé la vérité, idéalisant ce qu'on présentait comme une épopée, tout en diabolisant (non sans raison d'ailleurs) l'existant antérieur. Cette construction d'un légendaire correspond aux mécanismes agissant dans la mise en place d'un récit hagiographique (tel que les vies de saints[2]), et que Michel de Certeau[3] analyse comme associant une figure de héros (une exaltation des vertus du chef et de son attachement à une noble cause), et si possible dans un contexte de difficultés, d'épreuves et même de souffrance, mises en scène, célébration de la fidélité à une vocation qui est à la fois appel et destin (et dont on peut, par conséquent, mettre en évidence des comportements précurseurs : ainsi, pour Tosquelles l'engagement en faveur de la République Espagnole, mais pour nombre de ceux qui firent bouger l'univers psychiatrique, l'engagement dans la Résistance, et l'adhésion au Parti Communiste, organiquement liés, par les faits comme par le mythe). Il y faut aussi un lieu qui inscrive ce légendaire dans une réalité identifiable, représentable, visible, en quelque sorte une incarnation : ce fut Saint Alban, en Lozère.

Mais j'eus aussi la chance, un peu par hasard, de découvrir un fonds d'archives inexploitées, disant, derrière les avatars d'une situation locale, avec ses particularités, un substrat plus général, des orientations communes et partagées sur tout le territoire français, permettant aussi, par la mise en perspective de documents paraissant avoir la même finalité, de dégager un objectif global, structurant tout le développement, et toute l'histoire de la psychiatrie : l'hypothèse donc qu'elle est recherche de l'ordre et de l'harmonie. Mais d'autres intérêts, (qui ont contribué à construire cette hypothèse d'une pathologie mentale, considérée comme désordre, et d'une organisation psychiatrique vouée à la remise en ordre), progressivement, se sont ajoutés, en plus de la psychologie : la sociologie, et donc les phénomènes collectifs, les mentalités, la question du changement ; le droit, conforté par une pratique de près de 40 ans d'expertise judiciaire,

---

[2] Ici des saints laïcs, véritables martyrs de la psychiatrie (l'un des sens de martyr en Grec, étant témoin)

[3] Certeau (de) M., *L'écriture de l'histoire*

ce qui me confrontait à la question de la norme, de la règle, mais aussi du consentement, de la contrainte, de la responsabilité, des libertés publiques, toutes questions posées quotidiennement en psychiatrie, discipline médicale en étroite relation, depuis toujours, avec le droit, dès lors qu'elle est née d'une volonté régalienne d'assurer l'ordre public ; la philosophie, et plus spécialement l'éthique, qui interroge les légitimités des attitudes et des pratiques, au nom de certaines valeurs morales : dignité, respect, humanité, liberté, par exemple, qui, parce qu'elles avaient longtemps été malmenées, et même ignorées, en psychiatrie, y faisaient, à partir des années 2010 un retour en force. En permettant des éclairages complémentaires d'une même réalité, la conjugaison de points de vue permise par ces différentes sciences humaines, facilite, espérons-le, la compréhension d'un monde ignoré, étrange et étranger, parfois inquiétant, rendant visible un invisible, ou plutôt ce qu'on cherche à rendre invisible, tant la maladie mentale est déstabilisante, et finalement dérangeante, mais aussi fascine, comme fascinent tous les lieux clos, et tous ceux qui y vivent, ainsi que les motifs qui les font intégrer : les prisons, les couvents, les sociétés plus ou moins secrètes, associations ou regroupements d'intérêts et de buts différents, autorisés ou non, etc.

C'est donc le double sens de « faire histoire » qu'ambitionnent de montrer les pages qui vont suivre : à la fois quelques acteurs, plus ou moins anonymes, soignants et patients, recueil d'anecdotes, récits individuels, singuliers, mais aussi panorama synthétique d'une discipline, de ses évolutions, d'un point de vue général, global, qui apparait comme une recherche constante d'un passage du chaos (qu'est la pathologie mentale, qui déséquilibre, désorganise et désoriente) vers une recherche d'harmonie (d'un équilibre – cette phronesis, prudence, aristotélicienne - objectif de toutes les techniques de soin, ce qui est parfaitement perceptible dans cette définition que le Professeur Portes[4]

[4] (1891-1950- Ce gynécologue-obstétricien, deuxième président du Conseil de l'ordre des Médecins (de 1942 jusqu'à sa mort) est connu comme ayant progressivement donné son indépendance à l'Ordre par rapport au gouvernement de Vichy, comme ayant fait savoir aux allemands, lors de la libération de Paris, que le devoir des médecins était de soigner les blessés, quels qu'ils soient, et comme ayant défini l'éthique médicale comme *« la rencontre d'une conscience et d'une confiance »*. Durant la « drôle de guerre », de septembre 1939 et jusqu' à la débâcle de juin 1940 il dirigeait l'hôpital d'Issoudun, transformé pour partie en hôpital militaire. Il succéda au Professeur René Leriche, trop compromis avec le régime dit de Vichy, et réussi à imposer le Conseil de l'Ordre des Médecins comme une autorité.

donne de la santé : *« le silence des organes »)* , et tableau d'une organisation. Ce passage du chaos vers l'harmonie peut être considéré comme structurant de nos mentalités, inscrit dans une très ancienne tradition mythologique, comme chez les Grecs anciens, avec Homère (l'Iliade[5] étant la narration du chaos absolu, tandis que l'Odyssée[6] peut symboliser la difficile conquête de l'harmonie par Ulysse), mais aussi Hésiode[7] qui expose tout l'effort de Zeus pour installer l'harmonie sur l'Olympe, ce qui d'ailleurs ne va pas de soi et sans difficultés, mais aussi la Bible[8] (Satan n'est-il pas celui qui introduit le chaos dans l'équilibre cosmique, et le péché original commis par Adam n'est-il rien d'autre que cette irruption du chaos, du désordre, le Christ étant alors en quelque sorte un double d'Ulysse, venu rétablir, non sans mal, et peut-être imparfaitement, l'harmonie ?). Mais à la fois « faire histoire » c'est aussi « faire de l'histoire » à travers des incarnations locales de la psychiatrie, (qui va se déployer avec quelques variations contextuelles et temporelles, d'une manière assez semblable sur tout le territoire français), ici dans le département du Cher (18), et plus encore au sein de ce qui fut son asile départemental d'aliénés, connu comme « l'hôpital Beauregard » , et même tout simplement « Beauregard » , devenu aujourd'hui « centre hospitalier George Sand ». Ce « faire de l'histoire » nécessite le recours aux archives ; c'est la méthodologie de toute recherche historique. J'ai en tout cas procédé également ainsi, même si le destin des archives de l'établissement psychiatrique de Bourges mérite une mention particulière, et est, à lui seul, une histoire dans l'histoire. En effet l'essentiel des archives a disparu dans un incendie. A vrai dire les incendies dans les établissements hospitaliers psychiatriques ne sont pas isolés, et même ont pu être redoutés, (et les archives de l'asile de Rodez par exemple ont connu le même destin), mais un doute plane sur les circonstances de l'incendie des archives de l'hôpital psychiatrique de Bourges. Or il se trouve que par un hasard heureux, je dispose de copies d'une petite partie de ce qui partit en fumée, archives qu'en outre j'avais pu consulter dans leur intégralité. Ce qui permettra de plonger au cœur de la vie asilaire de cet établissement, cependant semblable à tant d'autres. C'est pourquoi survoler d'abord de manière globale l'histoire de la psychiatrie française sera un préalable permettant d'inscrire dans un contexte plus

---

[5] Homère, *L'Iliade*

[6] Homère, *L'Odyssée*

[7] Hésiode, *Théogonie, Les travaux et les jours, bouclier*

[8] La Bible, *Segond 21,* Genève, Société Biblique de Genève, 2007

général cette histoire particulière d'un établissement : l'asile départemental d'aliénés du département du Cher, soit cet « hôpital Beauregard » , sis à Bourges, ville préfecture du département, qui, devenu par la suite (et tardivement) « Centre hospitalier George Sand » agrégera deux autres établissements psychiatriques, dépendances d'établissements psychiatriques d'Ile-de-France (anciennement du département de la Seine) : ceux de Dun-sur-Auron (connu comme colonie familiale) , et localement comme « La colonie[9] » , et de Chezal-Benoît (connu comme colonie agricole). Mais cette vie institutionnelle, ces organisations, ces fonctionnements, révélés par les archives, par des traces écrites et documentaires, pourront prendre chair à travers des mises en œuvre locales de pratiques, qu'on retrouvera, peu ou prou partout, avec des variantes tenant aux personnes, plus ou moins actives, d'où certains décalages temporels ; à travers aussi des figures de patients, de soignants, d'administratifs, dont les portraits tracés pourront donner vie à certains, aujourd'hui disparus, pour les faire exister encore un peu, et surtout donner voix, parole, à ceux qui en furent privés, qu'on n'écouta pas, ou dont les mots, bien souvent, ne prirent pas sens. C'est ce qu'on s'efforcera de montrer au travers de quelques anecdotes, qui ne seront rien d'autre que des tranches de vie asilaire. Mais en même temps que s'inscriront dans la généalogie et l'évolution d'une discipline, un lieu psychiatrique spécifié, son organisation, quelques-uns de ses acteurs, que se répondront un mouvement des idées, et sa traduction concrète dans un espace et des temps circonscrits, et quelques moments ou figures plus anecdotiques qui les habiteront, il sera nécessaire d'indiquer en quoi ce passé peut toujours imprégner le présent, en montrant la persistance de thèmes et problématiques récurrents, malgré des vocabulaires différents, de manière à répondre à ce devoir de mémoire consistant à ne jamais oublier que l'histoire est tragique, car, d'une part, en perpétuant le souvenir, elle fait surgir la mort du néant, donc tous les disparus, mais aussi toutes les tentations mortifères qui ne cessent de bousculer les vivants.

[9] Ce qu'on peut entendre sous un double sens : lieu où on se déplace, pour un temps limité, faisant rupture dans la quotidienneté (vacances) afin d'en tirer un profit, un épanouissement, personnels ; et lieu où l'on se déplace définitivement, pour y faire peuplement, souche, y « apporter la civilisation » et y trouver des avantages économiques. A vrai dire les deux sens peuvent s'appliquer à Dun-sur-Auron.

Malgré le recours à l'archive, à sa sécheresse objective, il n'en reste pas moins, en la circonstance, que le caractère très partiel de celle-ci, ayant en quelque sorte le statut de rescapé[10], constitue un manque, qui laisse de l'espace au jeu du souvenir, et donc à une possible reconstruction de la réalité. C'est l'écueil de ce travail de mémoire, mais c'est aussi son parti pris : redonner vie à une « histoire sans nom[11] », qui, et c'est le risque, pourra faire que le souvenir, comme tout témoignage humain, vivant, s'éloigne de la réalité, pour recréer de l'imaginaire. On peut donc considérer ce texte selon une double perspective : un contenant, constitué par les évolutions et le rythme même de la discipline psychiatrique, et sa déclinaison locale ; un contenu, qui est cette déclinaison locale, mais qui reste un cadre contenant, pour les êtres de chair qui l'habitent, le peuplent, s'y déploient, autant d'expériences singulières, figures humaines, mais aussi figures de style, c'est-à-dire organisationnelles, comme des guides, des repères, des bords définissants, permettant le mouvoir, la circulation, l'existence (c'est-à-dire le visible comportemental) de tous ces personnages, aspects plus ou moins repérables, caricaturaux, grossis, des personnes rencontrées, comme autant d'écumes de vies enfouies et oubliées. A l'évidence pour une même personne, dans une même personne, cohabitent plusieurs personnages[12], qui la reflètent,

[10] D'un incendie.

[11] En référence au titre d'un roman de Jules Barbey d'Aurevilly. On remarquera aussi que l'héroïne malheureuse de ce roman : Lasthénie de Ferjol, qui meurt de langueur apparente, à travers ce qu'on ne nomme pas encore anorexie mentale, ou même syndrome de glissement, mais en réalité du fait d'un suicide à petit feu (elle s'est plantée des aiguilles dans le cœur) à la suite d'un viol commis par un moine capucin de passage, venu prêcher le carême, et hébergé pour la nuit dans la demeure familiale de Bourg Argental (Loire), localité située entre Saint-Etienne et Annonay, a donné son nom à une psychopathologie : le syndrome de Lasthénie de Ferjol, identifiée par le Professeur Jean Bernard, célèbre hématologue. Ce syndrome qui se caractérise par une fascination pour le sang, et le sang qui coule, est d'abord un trouble psychique à expression corporel, un mimétisme mortifère en réponse à une effraction corporelle subie, désorganisant, néantisant ensuite, le corps psychique, la représentation du corps, qui doit disparaître, sa disparition annulant l'autre en soi, donc l'acte de viol. Comme Lasthénie masque la réalité du fait (elle n'en dit rien), et ses conséquences, la mère (veuve) et la vieille servante, en retournant dans le manoir normand originaire, berceau de la famille maternelle à l'abri de tout regard (on fera en sorte que nul ne sache que les lieux sont de nouveau habités), en masquent les conséquences (la grossesse), et néantisent l'événement (par un mécanisme de forclusion), le rendant impossible à penser et à énoncer, donc à extérioriser.

[12] En termes Plotiniens, on pourrait parler d'hypostases, l'hypostase étant le même en ses multiples.

comme à travers une loupe grossissante, mais toujours déformante, sans pour autant la résumer intégralement, la réduire à ce qu'elle montre et présente. Mais ce qu'elle présente n'a pas été tout le temps identique, et changera encore ; et pourtant l'on ne gardera, dans la caricature, que des parcelles d'éphémère cristallisées comme moments d'éternité. C'est pourquoi tout travail de mémoire sera vrai et faux, réalité, et reconstruction, organe-obstacle comme l'écrit le philosophe berruyer Vladimir Jankélévitch, vérité et mensonge, ou demi-vérité, approximation, ce qui est une manière de définir le souvenir, qui est support de ces pages, motivation première, anima aristotélicienne, cause initiale assurément.

INTRODUCTION

La psychiatrie inquiète et fascine, comme tous les lieux fermés (ou qui le furent longtemps, comme les établissements psychiatriques), lieux clos toujours un peu mystérieux, à l'égal des prisons, qui nous affrontent à l'inconnu. On craint peut-être d'avoir le destin de qui s'y trouve, qu'on imagine souvent un peu monstrueux, avec des aspects, des comportements, des tares, des trajectoires, qui les font très différents de nous, étranges et étrangers, mais cette différence même, par conséquent cette distance qui nous en séparent, sont protectrices, rassurantes en même temps qu'inquiétantes ; c'est pourquoi il suffit alors de s'en protéger, et les établissements psychiatriques ont eu longtemps cette fonction de protection, de protection de l'ordre public et de la tranquillité sociale, plus que d'assistance et d'hospitalité. Ils retranchaient de la société ceux qui étaient vécus comme susceptibles de la mettre en péril, de la désorganiser, d'être facteurs de désordre. Si bien que, contrairement à la représentation commune qui fait des établissements psychiatriques des espaces de non-droit, on peut affirmer que ceux-ci sont très strictement encadrés par le droit, par des règles, par des normes. On pourrait même dire que ce sont des espaces d'un trop-plein de droit. Ce souci d'ordre, et d'organisation, outre qu'il encadrait la protection de la société, qu'en quelque sorte il préservait du chaos, voulait aussi avoir une fonction de rééducation et de réadaptation, en offrant un modèle d'identification, bientôt nommé « traitement moral », devant influencer un retour à l'ordre, l'harmonie, l'équilibre intérieur. Cet équilibre était permis par l'organisation interne des établissements psychiatriques, faite de minutie et de régularité, sans aucun moment qui n'eut pas été pensé, anticipé, grâce à une sorte de « liturgie des heures[13] » et par la symétrie des espaces topographiques, des constructions, par conséquent par le moyen d'une géographie mentale et physique.

Malgré les transformations de ces trente dernières années, qui ont été nombreuses, aussi bien dans les architectures physiques que mentales, on trouve encore les stigmates de ces géographies, traces archéologiques d'architectures parfois presqu'inchangées, du moins

[13] Il n'est sans doute pas anodin que certains établissements psychiatriques se soient installés dans d'anciens couvents (Chezal-Benoît, Prémontré, etc.)

extérieurement, traces documentaires dans les archives, traces orales dans les témoignages. J'ai personnellement été placé à un moment charnière dans l'évolution de la psychiatrie, et directement au sein du Centre hospitalier spécialisé Beauregard à Bourges, asile départemental d'aliénés du Cher, dont j'ai connu l'architecture du 19e siècle, mais aussi les mentalités qui survivaient, un peu dans l'organisation, mais plus encore dans les propos des soignants, et surtout des patients, figés dans une immuabilité des choses, ces patients appelés « chroniques » vivant dans l'établissement depuis des années, et qui avaient reconstruit dans leur tête les murs de l'asile qui commençaient à disparaître, fermeture intérieure qui persistait après l'ouverture des portes, et qui, ce faisant, démontrait une fonctionnalité du « traitement moral » qu'ils s'étaient approprié. En même temps cependant tout bougeait, tout changeait : pratiques nouvelles, professions nouvelles, bouillonnement d'initiatives, inventivité, créativité, moments dans lesquels s'expérimentaient de nouvelles pratiques psychiatriques, de nouvelles conceptions de la maladie mentale (c'était l'époque de la toute-puissance psychanalytique, qui coexistait avec ce qui survivait - avec encore beaucoup de force - d'une toute-puissance asilaire ; conception dynamique, évolutive, contre conception statique, taxinomique, classificatrice ; d'un côté perspective pensée vers l'aval, l'évolution du patient, et de l'autre perspective pensée vers l'amont, une description de l'état et de la cause - en tout cas hypothétique -), dont tout ne resterait pas, mais qui allaient produire de tels changements, que la situation d'aujourd'hui ne permet pas de se représenter précisément ce qu'était la situation d'hier, sauf à faire ce travail d'archéologue.

Ce regard qui veut mettre en lumière doit conjuguer généralités et particularités, contexte global et particularismes locaux, même si ceux-ci n'ont pu qu'influer, d'une certaine manière, à la marge, et, de ce fait, avec plus ou moins de réactivité, les dispositifs psychiatriques qui ont tous obéi, ici et ailleurs, aux mêmes finalités, avec les mêmes organisations, et les mêmes constructions. On peut en effet considérer qu'il y eut sous la Monarchie de Juillet, le Second Empire, la Troisième République, une continuité, qui couvrit le territoire d'asiles psychiatriques, comme il y avait eu au 11e et 12e siècle « le blanc manteau d'églises[14] » ; on pourrait presque dire que dans les deux cas il

[14] De ce point de vue on peut regretter que l'histoire de la psychiatrie ait manqué d'un Michelet pour donner souffle, force, vigueur, d'une manière durable, comme fragment

s'agissait de mettre ou remettre de l'ordre dans sa vie, d'un côté, au 11e siècle, par ce que l'église préfigurait de la « Jérusalem céleste » à construire dans sa « Jérusalem terrestre » de manière à assurer son salut dans l'au-delà, après l'effondrement des structures subsistantes de l'Empire romain, et de l'autre, au 19e siècle, en reconstruisant son équilibre intérieur par assimilation des différents éléments contribuant au « traitement moral ». Aussi l'évolution de la psychiatrie, qu'on pourrait qualifier de révolution, fut sensible, plus ou moins rapidement, sur tout le territoire français. On prendra cependant l'exemple du département du Cher, d'abord parce qu'il possède pour moi toute la matière du vécu, mais aussi parce qu'il présente le particularisme d'un suréquipement psychiatrique, avec des établissements relevant de différents départements, notamment les départements de région parisienne. De plus disposant de quelques copies d'archives aujourd'hui disparues dans un incendie dont l'origine est quelque peu problématique, j'ai le désir de faire survivre une mémoire doublement disparue, dans cet incendie, ainsi que par suite de la disparition des témoins, dont déjà, de leur vivant, on se préoccupait peu d'entendre la voix. Il faudra donc évoquer ce destin singulier des archives, à la fois leur rencontre et leur disparition, pour en extraire ce qu'elles nous disent de la quotidienneté en psychiatrie, en sachant cependant qu'elles ne montrent que du général, et jamais les personnes dont les trajectoires singulières furent inscrites dans ces géographies physiques et mentales, espaces dans lesquels ils aboutirent par suite de procédures bien définies. Finalement l'histoire de la psychiatrie dans le département du Cher sera comme une loupe grossissante, mais aussi un peu déformante, de l'histoire générale de la psychiatrie française, à travers un regard microscopique, permettant d'apercevoir quelques personnes et personnages derrière les murs de l'asile.

Cette histoire pourrait se décliner selon plusieurs périodes, qui toutes vont s'inscrire dans un schéma général, une structure pourrait-on dire, consistant à éviter le chaos pour rechercher une harmonie, même si, selon les époques, les caractéristiques et critères de définition de l'un et de l'autre se modifièrent, et même s'inversèrent complètement. A vrai dire il s'agit là d'un telos assez partagé dans notre monde occidental, et

---

d'éternité, à un mythe, qui pourtant existait, avec sa légende : Saint Alban, et son héros : Tosquelles, psychiatre espagnol, Catalan, réfugié en France après la victoire de Franco, et qui inventera et théorisera à Saint Alban la psychothérapie institutionnelle.

ce depuis l'antiquité grecque, mais qui se trouve dans un équilibre toujours instable et incertain, fait d'avancées et de reculs. Ce schéma est à l'œuvre dans les récits mythologiques de la Grèce antique, et va déterminer les conceptions physiques, éthiques, politiques, esthétiques, dont elles ne seront que des hypostases de cette structure. On le retrouvera dans les conceptions qui, progressivement, définiront la santé et la maladie, la santé étant équilibre et harmonie quand la maladie se définit comme un désordre et donc un chaos, ce schéma se plaquant aussi sur les comportements humains pour distinguer et séparer le normal de l'anormal, l'organisé du déséquilibré. On le rencontrera donc à toutes les époques, depuis les temps protohistoriques, grosso modo, pour ce qui nous concerne le moyen-âge, suivis des temps historiques, s'étalant du 16e siècle à la fin de la Seconde Guerre mondiale, et des temps modernes comme on pourrait qualifier la période qui commence à la fin de la Deuxième Guerre mondiale, débutant après un moment de latence, mesuré par rapport à la référence mythologique initiale de Saint Alban sur Limagnole, en Lozère, plus ou moins long selon les établissements, qui, quelque résistance qu'ils aient pu manifester, seront tous gagnés par le mouvement de transformation de la psychiatrie initié en Lozère dès la période de la guerre. On déploiera cette histoire selon un axe fonctionnel, à travers le nomos, c'est-à-dire les normes juridiques, qui existent dès le début des temps historiques, le topos, c'est-à-dire l'architecture physique, le bâti, les constructions, le logos, c'est-à-dire ce qu'on pourrait nommer architecture mentale, ce qui en permet le fonctionnement, par conséquent l'organisation, en quelques sorte les rituels, donc une liturgie, et le discours qui va légitimer tout cela, d'abord religieux, puis scientifique, conséquence de cet existant qu'il justifiera et dont il influencera développement et fonctionnement, et dont la nosologie, la description des maladies mentales et de leurs symptômes, ainsi que leur classification, seront l'aspect le plus visible et le plus abouti.

LE TRÉSOR DISPARU DES ARCHIVES

Il était une fois, dit-on, dans les contes pour enfants... Il était une fois, au deuxième étage du pavillon administratif du Centre hospitalier spécialisé Beauregard à Bourges, qui, pour tous, restait « Beauregard », « l'H.P. », l'hôpital psychiatrique (on ne disait plus toutefois asile d'aliénés), que d'aucuns[15] baptisaient cependant du nom de « centre hospitalier très spécial », moins à cause des patients qui s'y trouvaient hospitalisés, qu'en raison de pratiques managériales un peu particulières, non pas Louis Quatorzième, car si l'absolutisme y régnait, comme si tout (locaux, personnels, moyens, et même patients) fut comme propriété de la direction qui eut pu dire *« Beauregard, c'est moi »*, il s'y voulait aussi un vent de modernité, d'apparence de relations facilitées, directes, non compassées, avec une sorte de proximité affective (presque de l'amitié, voire de l'amour – quoique tout ceci étant très superficiel, et empreint de paternalisme -, et de la haine tout autant, le glissement s'opérant de l'un à l'autre pour peu de chose : une contestation, voire une hésitation dans l'admiration attendue, une réserve exprimée envers la direction, tant il est vrai qu'entre Eros [Dieu de l'amour] et Eris [Déesse de la discorde] il n'est de différence qu'une lettre ; et que chacun sait bien que l'amour et la haine sont souvent les deux faces d'une même médaille). Il s'agissait plutôt d'une atmosphère Régence (même si l'illusion d'ouverture se révéla vite un mirage), ou Louis XVe, encore qu'une certaine vulgarité, et un soufflé qui tranquillement, progressivement, retombait dans la médiocrité, eussent pu plutôt faire penser à une époque Louis XVIe ; au final cependant sans tête tombant brutalement, sinon celles de quelques lampistes, mouillés dans de trop visibles combines, qui confondaient un peu ce qui relevait d'une activité publique et d'une activité privée. Sans ce contexte, et ce souci nouveau d'une communication qui prônait l'ouverture et le changement, il n'est pas certain que cette découverte des archives se fut produite, avec tous ses effets d'engendrement. Néanmoins s'il faut rappeler cette découverte, le décor contextuel mérite aussi qu'on s'y appesantisse un peu, car il porte témoignage

[15] Madame Irma, qu'on rencontrera plus loin, et qui avait rapidement fait des émules.

d'une époque de la psychiatrie, mais surtout offre les condiments permettant de soutenir la saveur, et donc la persistance et la permanence du souvenir.

La modernité s'incarna, non pas dans une politique de constructions, ainsi qu'il sera entrepris plus tard, mais dans un effort qu'on aurait pu appeler « d'humanisation », s'il ne se fut agi tout au plus d'une tentative « d'embellissement » des espaces de vie affectés aux malades, à peine un ravalement, mais qui, après des années d'immobilisme, donnait ainsi l'illusion qu'on leur portait un intérêt nouveau : une couche de peinture, et des murs repapiétés à neuf. Sans doute afin d'éviter le conformisme et la monotonie des locaux administratifs, et peut-être (sait-on jamais ?) dans un souci d'apporter une ambiance plus conviviale, « comme à la maison », on décida qu'il fallait le plus de diversité possible, et il n'y eut pas un seul modèle des catalogues qui ne fut choisi, sans pour autant qu'il fut précédé d'une réflexion cherchant à harmoniser coloris et motifs, d'où une juxtaposition parfois criarde et peu esthétique. On n'avait cependant pas pensé aux effets possiblement délétères de certains motifs. Autant les motifs floraux, de toute couleur, forme, espèce, n'avaient guère d'impact (pas même ce qu'un esprit naïf avait imaginé comme vecteur d'une possible catharsis, ce lieu commun pensé comme moyen de « se changer les idées »), autant certains personnages situés sur ces papiers peints mobilisèrent d'insupportables vécus de persécution, d'intrusion, de perte d'intimité, favorisant des constructions délirantes. Il en fut de même des papiers à motifs géométriques, spécialement quand ils présentaient des bandes de différentes couleurs, horizontales, et plus encore verticales, induisant de véritables hallucinations, avec impressions de rétrécissement de la pièce, murs qui se rapprochaient jusqu'à l'écrasement, etc. L'essentiel des embellissements concerna cependant les bureaux des uns et des autres, fonction des grades et importances de chacun, allant d'un simple rafraichissement à une réfection complète. Faut-il le dire, en cette affaire, les bureaux situés dans le pavillon administratif furent les mieux lotis ! De toute façon un effort de rationalisation s'imposait, pour tenir compte de la croissance des effectifs du personnel administratif, de la spécialisation et de la différenciation des fonctions. L'appartement de l'économe, (devenu directeur-adjoint chargé des services économiques – ce titre nouveau et plus valorisant méritant bien un cadre adapté ! -), qui déjà avait remplacé l'ouvroir des religieuses, fut transformé en bureaux, pour les services économiques. Le rez-de-chaussée fut modifié également ; disparurent du hall d'entrée deux cages de verre, dans lesquelles officiaient deux personnels hors d'âge, semblant faire corps avec les murs, cariatides sur lesquelles paraissait reposer l'institution toute entière : en avant du bureau directorial, celle de la secrétaire de direction, toujours vêtue d'une blouse en nylon couleur vert d'eau, appropriée à l'espèce d'aquarium dans lequel elle se tenait, et que nous avions surnommée « le pléco » du nom de ce poisson nettoyeur de vitres d'aquarium, cerbère revêche, imbu de l'importance de sa fonction, mais qu'on pouvait amadouer en lui distillant quelques informations sur le ton de la confidence ; en face, dans une parfaite symétrie, en avant du bureau de l'économe, un homme en blouse blanche, béret vissé sur la tête, entre deux âges, mais aussi sans âge, semblant là depuis toujours, trotte-menu couleur de muraille et paraissant se fondre dans les murs, un modèle de discrétion et de disponibilité, quasi corvéable à merci, et sans en avoir l'air, mémoire vivante de l'établissement, connaissant parfaitement le contenu des greniers, puisqu'étant l'un des rares à y monter encore pour y porter des pièces comptables à archiver – et à qui je dois de m'y avoir conduit, et d'avoir fait les photocopies que je lui demandais -. Ce rez-de-chaussée devint un temps une vitrine d'exposition d'objets représentatifs de l'histoire de la psychiatrie, avant qu'une autre direction, désirant faire table rase du passé, dans un souci managérial progressiste, ne détruisît tout cela ; et toutes les archives historiques également. Que fit-on de ces personnels ? On les recasa dans des bureaux plus fonctionnels, mais où ils eurent le sentiment d'avoir perdu l'essentiel : la quotidienneté de l'établissement qu'ils humaient à travers les passages des uns et des autres ! Et l'accès à l'information !

La réfection du bureau directorial fut la grande affaire de l'époque, surtout le nouvel ameublement, d'un kitch absolu et d'une vulgarité tapageuse, mais dont la visibilité colorée tranchait avec le terne gris et simili cuir d'avant ! Un luminaire extraordinaire, vite baptisé « *lampanar*[16] », digne d'un lupanar haut de gamme : 36 imitations de bougies, entourées d'une cordelette rouge terminée par deux pompons renflés, comme 36 verges turgescentes ! Un tableau réalisé au couteau représentant un clown (sans doute avait-on oublié que tout pouvait être

[16] Madame Irma disait qu'il n'en existait que deux exemplaires : l'un dans ce bureau, l'autre chez Madame Claude, à l'époque célèbre proxénète pour clients VIP. Qu'est devenue cette pièce rare ? Grâce à Jean-Paul Servier, directeur de l'établissement au temps où j'y étais revenu, et avec qui, en quelque sorte, nous fîmes « une campagne de fouilles », on le retrouva dans une des caves de la maison directoriale, où l'avait relégué un successeur, doué de bon sens, de mesure, et de goût.

symbole !), étalant des couches successives de matière ayant encore l'air à peine sèches et toujours dégoulinantes ! Un vaste bureau, et un fauteuil immensément haut -trône ou cathèdre- en comparaison des fauteuils visiteurs, très bas, installant d'emblée la différence des positions statutaires, geste monarchiste tellement poussé jusqu'à l'extrême caricature qu'il en dévoilait tout le ridicule ! Combien furent nombreuses alors les visites dans ce bureau sous les prétextes les plus divers, rien que pour admirer le décor, qui n'en finissait pas d'étonner !

La décoration de ce bureau disait tout de cette nouvelle direction : un côté « tape-à-l'œil », dans un affichage de plus grande proximité, voulant donner l'illusion d'une plus grande humanité, de plus de bienveillance, de moindre rigidité, avec une participation aux différents événements de l'établissement (y compris soirées festives organisées pour les patients), voire les encourageant, les animant également, ne reculant devant aucune outrance, aucune vulgarité[17]. Ceci participait aussi d'un désir, sans doute sincère, de changer l'image de l'établissement, d'inverser la représentation négative qu'on pouvait en avoir, en essayant de le présenter en lieu de vie plutôt qu'en lieu de mort, en endroit où il se passait quelque chose (le mouvement étant d'ailleurs un indice de ce qu'on présentait alors comme étant la « psychothérapie institutionnelle », c'est-à-dire une lutte contre l'atonie, la routine, la néantisation, donc la chronicité, ce mal rongeant les établissements psychiatriques), bref un balbutiement communicationnel.

C'est dans ce cadre que fut envisagée - et réalisée - une « opération portes ouvertes » de l'établissement. Ce genre de manifestations - généralistes, sans autre but que de montrer, et peut-être un peu de démystifier, était à la mode, avant qu'on les inscrivît dans un thème plus spécifique, plus limitatif (comme les journées de la science et du patrimoine). C'est à cette occasion que germa l'idée d'une exposition sur l'histoire de l'hôpital, et que, pour ce faire, le passage (quelque peu

[17] A-t-on vu souvent, dans une fête organisée pour les malades de l'établissement, et en leur présence, la directrice dudit établissement, en tenue « légère » danser la « danse des canards », et mimer, avec conviction et réalisme, la chanson « savez-vous planter les choux » ? Il est vrai, à sa décharge, qu'on vit aussi, lors d'une soirée costumée (mais plus privée celle-ci), quoique réservée aux personnels de son établissement, un directeur d'un service départemental déguisé en sexe !

secret, inconnu) qui conduisait jusqu'aux archives fut ouvert. Entre temps une rupture s'était opérée entre moi et la direction, sur un point de géographie, celle-ci n'ayant pas admis qu'on lui contesta en réunion son affirmation selon laquelle il y avait en France 50 départements, la renvoyant à son inculture et son ignorance, ce qui, en soi, n'avait rien de scandaleux, le scandale et le ridicule venant de l'incapacité à accepter d'avoir tort, et de considérer que le pouvoir hiérarchique permettait d'accéder à la compétence universelle. Il est vrai que la modestie et l'histrionisme sont rarement apparentés, et l'histrionisme sans la culture chez qui veut en faire étalage n'aboutit qu'à cette caricature du bon mot attribué à Edouard Herriot[18] ; la bêtise élevée au rang des beaux-arts ! Finalement les photocopies d'archives me restèrent, si je puis dire, sur les bras.

Ce sont dans les greniers situés au deuxième et dernier étage du pavillon administratif qu'étaient entassées les archives. L'ordonnancement interne de ce bâtiment s'est modifié au fur et à mesure que croissaient les effectifs des personnels administratifs.

Ces greniers tenaient à la fois du bric-à-brac et de la « caverne d'Ali Baba ». Il y avait de tout, et d'abord les valises avec lesquelles les malades arrivaient en hospitalisation, pauvres valises crevées, usées, ouvertes, d'où émergeaient quelques vêtements, quelques souvenirs, tout ceci devenu inutile à leur arrivée, puisqu'ils recevaient un uniforme frappant d'obsolescence l'écume qu'avaient été leurs vies, un « avoir été » si précaire, à peine perceptible, traces oubliées, déposées là, de vies tout autant oubliées. On y trouvait aussi des « accessoires » qui avaient contribué aux traitements psychiatriques, et d'abord tous les moyens de contention, dont de nombreuses « camisoles de force », chemises dont on nouait les bras pour éviter tout geste intempestif et possiblement violent, ainsi que des casques protecteurs de crânes susceptibles d'aller se fracasser contre un mur à l'occasion d'une crise d'agitation, etc. Les archives proprement dites étaient entassées dans deux pièces : la première avec des rayonnages, rassemblant dans des boites des pièces comptables ; la deuxième, posés à même le sol, en vrac, dans la poussière et les fientes d'oiseaux, des documents de toute nature, dont ceux provenant de l'ancien dépôt de mendicité, remontant pour certains avant les années 1800. Telle était la situation en 1981. Elle était inchangée en 1985, lorsqu'elles furent consultées, pour les besoins

[18] « La culture, c'est comme la confiture, moins on en a, plus on l'étale » !

de sa thèse, par une étudiante de l'Ecole des Chartes[19]. La croissance des effectifs du personnel administratif, dans tous les services : économiques, financiers, ressources humaines, informatiques, etc., rendit nécessaire la transformation des greniers en bureaux, et le déménagement de leur contenu : ce qui était classé, dans des boites à archives, (essentiellement les pièces comptables) fut transféré dans un pavillon, qui, quelques années plus tard, en 1994, connut un incendie faisant disparaître tout ce qui subsistait. Le reste : les valises des malades, les objets utilisés pour les « soins psychiatriques », et ces documents en vrac, considérés comme des « vieilleries » inutiles, firent l'objet d'un feu « purificateur » dont une rumeur insistante dit qu'il aurait été commandité par une nouvelle direction éprise d'un management efficace.

C'est dire aussi qu'il ne reste aucune archive de cette époque, sinon les quelques photocopies faites à l'occasion de ce projet d'opération « portes ouvertes ». Par ailleurs on trouve peu de choses datant d'avant 1950 aux archives départementales, sinon des plans de l'architecte départemental, des courriers du préfet, des nominations et parcours des médecins-directeurs, des états de dégradations liées aux réquisitions de la Deuxième Guerre mondiale, et des montants des réparations que cela entraina.

Faire de l'histoire, dans ces conditions, est donc particulièrement difficile, au regard des méthodes traditionnelles de la discipline. Il faudra, par conséquent, exploiter les quelques matériaux subsistants, raisonner par analogie à partir de ce qui a pu être montré pour d'autres établissements, mais aussi par référence, en utilisant des documents ayant été produits dans un autre but (ainsi pour retracer l'effectif en personnel dans les années de la Seconde Guerre mondiale, à partir des déclarations de non-appartenance à une société secrète - obédience maçonnique -, que tout un chacun devait remplir, de l'aide-jardinier au médecin-directeur, transmises ensuite au préfet par ce dernier, en vertu de la loi du 13 août 1940, qui rendait incompatible l'appartenance à la Franc-Maçonnerie et l'exercice de certains emplois). Il ne peut qu'en résulter certaines approximations, et plus encore certains manques, surtout en ce qui concerne la période 1914 -1950, car Florence Boucard[20], dans sa thèse pour l'Ecole des Chartes, a inventorié et

[19] Boucard F, *L'asile départemental d'aliénés du Cher au XIXe siècle (1838-1914)*
[20] op. cité

dépouillé la partie des documents qui concernaient le 19e siècle, les années précédant 1914, permettant ainsi d'opérer, pour cette période, des recoupements. On peut aussi disposer de la thèse de médecine de Nadia Sallé-Rochefort[21], un peu antérieure à celle de Florence Boucard.

Il va de soi également que les documents sont rares en ce qui concerne le Moyen-Age, et même l'époque classique (le siècle de Louis XIV), et qu'il faut procéder par analogies, à partir d'autres travaux, ou à l'aide d'une démarche herméneutique, interprétative, qui, de toute évidence, si elle permet d'établir des hypothèses, ne peut assurer leur démonstration.

Il reste que l'on peut aussi faire de l'histoire en recueillant la parole des témoins, qui cependant est toujours subjective, partiale, partielle et parcellaire, qu'elle dispense essentiellement des anecdotes, mais qu'on peut ensuite réinscrire dans un cadre plus global, dans une problématique d'ensemble.

Ces témoins directs d'une époque révolue, presqu'inimaginable, ont aujourd'hui disparu. Il se trouve que, par hasard, et non d'une manière systématique, leur parole fut parfois recueillie (à tout le moins entendue à l'occasion d'entretiens, qui ne s'inscrivaient pas dans une démarche historique, mais dans une démarche thérapeutique ou psychosociologique, de compréhension des mécanismes institutionnels), sans être recherchée (son expression étant parfois considérée comme des persévérations, des propos qui à l'époque pouvaient sembler incongrus), et qui pourront exprimer comment se vivait, au quotidien, l'organisation collective dont on perçoit la trace dans les archives. C'est tout l'intérêt d'avoir été à la bascule entre deux univers : celui d'une psychiatrie qui se transformait, celui d'une survivance de la psychiatrie du 19e siècle, qui résistait au changement, avec tout le poids d'une chronicité asilaire installée depuis plus d'un siècle.

On doit constater cependant une exception notable à cette pauvreté des archives, car les dossiers médicaux existent, et sont conservés, à partir des années 1946 (ceux qui sont antérieurs à 1944 ont en grande partie disparus lorsqu'en septembre 1944 l'établissement fut réquisitionné par l'armée d'occupation, avec son cortège d'incendies et de dégradations). Ces manques de dossiers médicaux d'avant 1944

[21] Sallé-Rochefort N., *Histoire de l'asile départemental de Bourges au XIXe siècle,*

privent de la possibilité de calculer une surmortalité due à la famine qui sévit à cette époque, avec plus ou moins d'intensité, dans tous les établissements psychiatriques en France, du fait des restrictions alimentaires, strictement appliquées. Ceci ne permet pas non plus de connaître les motifs des internements, ni les conceptions psychopathologiques dominantes au 19e siècle et au début du 20e, qui eussent pu être perceptibles à travers les motivations des certificats d'internement. On perçoit toutefois dans ces dossiers datant de ces années d'après-guerre combien ils sont squelettiques : le plus souvent un certificat d'internement, écrit au crayon à papier, avec une description sémiologique des troubles, un diagnostic, motivations d'une conclusion *« à maintenir »,* c'est-à-dire une justification de l'internement. Et le plus souvent, toujours écrit au crayon à papier, crayon de bois, un certificat de sortie, le plus fréquemment certificat de décès, très court, donnant un motif standard de décès : *« cachexie, affaiblissement, perte de l'élan vital, tuberculose »* (pathologie qui, faut-il le dire, faisait des ravages à cette époque, qui plus est dans les collectivités dans lesquelles la contagion était favorisée, amplifiée). Rien, ou peu de choses, entre les deux certificats d'entrée et de sortie, ce qui montre que les malades n'étaient qu'assez peu suivis (d'autant plus qu'on ne disposait guère de moyens thérapeutiques) ce qui peut s'expliquer par la surpopulation (500 malades environ, en 1939), le faible effectif médical (2 médecins, 2 internes), et l'absence totale de formation des « gardiens », même si la dénomination d'infirmier devenait à la mode, et la règle après 1938 : ceux qu'on appelait personnel secondaire ; pour ces derniers, pas question qu'ils fassent et écrivent des observations.

DES VIES EN PSYCHIATRIE

Ces quelques histoires de vie, racontées avec plus ou moins de détails, de distance, d'empathie, de références et de précisions, pourraient apparaître à certains, tant elles sont parfois caricaturales, de pures fictions, écrites pour donner au sujet le cachet de la folie. Or il n'en est rien. Toutes sont rigoureusement authentiques, et correspondent souvent à des situations directement vécues, sauf en ce qui concernent quelques figures historiques nominativement citées : les docteur Auguste Marie et Gaston Ferdière, par exemple A l'évidence ceci alimentera les prénotions que beaucoup peuvent avoir sur la psychiatrie, qui toujours, au demeurant, reposent sur une part de vérité, permettant de considérer qu'on est bien « chez les fous », ces gens « à l'ouest », qui ont « perdu le nord », par conséquent désorientés, et dont tous les comportements, attitudes, et même aspects extérieurs, paraissent bizarres.

Soignants et soignés, exception faite des médecins, se différenciaient peu, alors qu'aujourd'hui la blouse blanche fait distinction et séparation des catégories. Mais longtemps soignants et soignés portèrent des uniformes identiques (casquette mise à part pour les soignants, le couvre-chef ayant toujours été, pour toute fonction, un indice d'autorité, même minime).

Ces figures, qui sont autant de parcours en psychiatrie, sont aussi bien des soignants, dont des aliénistes et psychiatres, que des patients. Les quelques illustrations proposées sont parcellaires et partiales, et ne reflètent ni toute la réalité, toutes les époques, et n'ont pas un caractère exhaustif et représentatif, se contentant de quelques effets de loupe grossissants, qui ont, à l'évidence, un aspect, malgré tout, d'image d'Epinal.

⁂

DU CÔTÉ DES SOIGNANTS

Ce qui surprend le plus aujourd'hui c'est le peu de personnel, et plus encore de personnel qu'on pourrait dire soignant, en proportion de l'effectif des malades hospitalisés, bien supérieur à ce qu'il est aujourd'hui, ce qui a conduit (comme dans de nombreux établissements) à désaffecter un certain nombre de bâtiments, à en construire de nouveaux (solution souvent moins onéreuse qu'une réhabilitation de l'ancien) de façon à s'adapter aux nouvelles exigences thérapeutiques et éthiques. Il est en effet impensable aujourd'hui d'envisager des dortoirs de 25 lits, ni même, comme encore au début des années 1980, des chambres à 4 et même 6 lits, qu'à l'époque, pourtant, on considérait comme un effort d'humanisation.

L'effectif de personnel, tant médical, que paramédical (on disait alors personnel secondaire) était limité, ne permettant pas un suivi très proche des patients, et donc une quelconque efficacité thérapeutique. C'est la raison pour laquelle les dossiers médicaux sont vides, ne contenant quasi aucune observation. On s'intéresse un peu plus aux malades payant pension, surtout les premières catégories, plus privilégiées, à certains malades présentant des comportements inhabituels, particuliers, remarquables, dans la perspective de faire des liens lorsqu'on les autopsiera, avec la recherche d'éventuelles localisations cérébrales, car l'autopsie est alors la règle.

Il y a autant de personnel ouvrier et technique : cocher, jardiniers, cordonnier, ferblantier, serrurier, coiffeur, etc., que de personnel soignant, si on peut considérer comme soignants des gardiens et gardiennes dénués de toute formation, quand bien même, pas toujours, ils peuvent avoir de l'empathie et de la compassion, une forme de charité, ce qu'on attendait (sans qu'elle fut toujours au rendez-vous) des personnels congréganistes, qui, au moins jusqu'à la loi du 10 décembre 1905 portant séparation des Eglises et de l'Etat, constituèrent l'essentiel du personnel soignant. Ces personnels congrégationnistes coûtaient moins cher, étaient plus « obéissants », plus disponibles, et présentaient moins de problèmes avec l'alcool ; bref tout pour plaire ! L'expulsion des congrégations obligea à recruter du personnel civil, augmentant alors le nombre d'employés, mais une des causes non négligeables de cette augmentation des effectifs soignants trouve son explication dans l'instauration de lois sociales, avec en 1906 l'obligation d'une journée hebdomadaire de repos, ce qui implique la nécessité de mettre en place des roulements de personnel. Cependant, pour que le statut de ce personnel se fasse moins précaire il faudra attendre, les lois sociales du Front Populaire en 1936, et surtout 1945, et l'instauration des lois sociales issues du programme du Conseil National de la Résistance. Longtemps en effet le statut de ces personnels fut peu différent de celui des domestiques. Dès lors l'augmentation des effectifs allait être constante et régulière, tant en personnel médical qu'en personnel soignant, avec l'apparition de nouvelles professions, et une diminution proportionnelle des professions techniques et ouvrières, ce qui reste la règle de nos jours, en raison notamment de l'externalisation de certaines tâches. Toutefois on constate une croissance nouvelle du personnel administratif, avec les services informatiques, relations humaines, et communication.

⁂

ALIÉNISTES ET PSYCHIATRES

Le statut des médecins-aliénistes (qui forment un corps qui ne comprend guère plus de 200 personnes en France) est aussi très contraignant. C'est ainsi qu'ils ne peuvent s'absenter de leur établissement plus de 48h sans autorisation du préfet qui les nomme, établissement dans lequel ils passent (avec toute leur famille) l'essentiel de leur temps. Ils sont très contrôlés par l'autorité préfectorale, dans leur manière de servir, leurs méthodes de travail, et leurs idées philosophiques et convictions politiques et religieuses. Ce sera flagrant au moment de la Seconde Guerre mondiale, et cela vaudra au docteur Ferdière, médecin-directeur de l'asile de Chezal-Benoît, d'être muté d'office à l'asile de Rodez.

Leur effectif, au sein d'un établissement, est réduit[22] : ainsi à Bourges, en 1910, pour 512 malades, et pour 619 malades en 1914 (quasi un record), il y a un médecin-directeur, (en 1910, le conseil général a refusé la création d'un poste de médecin-adjoint, poste qui ne

[22] On retrouvera les mêmes proportions à Clermont de l'Oise, avec 3 médecins pour 5000 malades.

sera créé qu'après la Deuxième Guerre mondiale, mais accepté la création d'un deuxième poste d'interne, le premier poste d'interne ayant été créé en 1882), et donc deux internes. Certes il y a l'aide d'un économe, mais il faut faire de nombreux rapports administratifs, entretenir une correspondance avec les familles (envoyer tous les ans un bulletin de situation), gérer les achats, rédiger les certificats, autoriser ceux qui pourront travailler, et pour quelles tâches, autoriser ceux des aliénés qui pourront participer à la messe, gérer le personnel subalterne, pratiquer les autopsies des morts, et les petites interventions de chirurgie. Il reste donc peu de temps au médecin pour le travail thérapeutique, qui est très ritualisé (une visite à 8h00 l'été et à 8h30 l'hiver, temps pendant lequel tout s'arrête ; et une contre-visite par l'interne en fin d'après-midi. On recommande au médecin, principalement, de manifester de l'autorité, et de savoir se faire obéir, et même craindre (bien qu'il puisse exister une bienveillance paternaliste). D'où l'importance de la posture recommandée par Esquirol[23], posture qui manifeste plus la règle, la distance, que l'empathie, avec « *des cheveux bruns ou blanchis par l'âge, des yeux vifs, une contenance fière, des membres et une poitrine annonçant la force et la santé, des traits saillants, une voix forte et expressive* ».

On cherche à compenser ces contraintes, certes pas en terme de salaire, qui reste modeste, mais avec des avantages matériels, dont bénéficient (à un moindre degré, chacun selon une hiérarchie minutieusement établie et délimitée) les personnels dits supérieurs, jusqu'aux surveillants-chefs : le nombre de pièces affectées aux logements de fonction, le mobilier, les achats de denrées à prix coutant, fournies par l'économat, la gratuité des repas, et hiérarchisation de la qualité de ceux-ci, la domesticité fournie par des malades indigents.

A Beauregard à Bourges, jusque dans les années 1970 l'effectif médical reste faible : un médecin-directeur, responsable du service des femmes (qui mobilisent moins de temps médical, car se montrant plus tranquilles, plus dociles – ou en tout cas ayant cette représentation-), un médecin-chef du service des hommes, et deux internes.

Avec la mixité qui va s'installer après les événements de mai 1968, et le développement de la dite du « secteur psychiatrique », qui redécoupe le territoire d'intervention en zones géographiques sur lesquelles des équipes dédiées interviennent en amont ou prévention, en

---

[23] Esquirol J.E., *Examen du projet de loi sur les aliénés*

hospitalisation ou cure et en aval ou postcure, l'effectif médical va croitre, d'une manière importante, puisqu'on arrivera vite à un effectif de 8 médecins plus une dizaine d'internes.

⁂

LE DOCTEUR DUGLUGLU

Psychiatre à l'orée des années quatre-vingt, médecin-assistant d'un service, c'est peu dire qu'il est en conflit avec son médecin-chef de service, qui l'a surnommé (et ne s'en cache pas) Dugluglu, en raison de sa mollesse, qui se perçoit, dit-elle, dans sa poignée de main, donnant l'impression *« qu'on serre un paquet de quenelles »*. Il est vrai qu'autant l'une est exubérante, haute en couleur et forte en gueule, autant lui parait insignifiant, bonhomme sans allure, encore jeune, guère plus de quarante ans, mais déjà l'aspect d'un petit vieux, vêtu sans goût et sans recherche, pas toujours très propre, bedonnant, une voix de fausset, le cheveu gras, teint, noir de jais, mais avec une teinture maison, pas toujours bien répartie, et dont des coulures peuvent être apparentes.

Il n'a aucune culture, ni livresque, ni musicale, ni artistique (son instrument de musique préféré est le cor de chasse, et les seuls disques qu'il écoute sont des sonneries ; ajoutons à cela quelques fanfares militaires), et reste chez lui, sans vie sociale, sans manifester d'autre intérêt que pour les cancans de l'institution, *« ce qui se dit dans les hautes sphères »,* dont il se délecte, et qu'il diffuse d'autant mieux (comme toujours) qu'on lui demande de ne point parler de ce qu'on lui confie, « à lui seul ». Ce faisant il est facilement manipulable pour convoyer rumeurs et intoxes, sans même qu'il perçoive les manœuvres, tant l'appât du ragot le stimule, au point de physiquement s'en trémousser ; un réceptacle et propagandiste de la fake new.

Il est l'image même de ces personnages gluants (et il l'est au sens propre, comme s'il ne se lavait guère), qui firent sans doute, dans les périodes troublées, les gros bataillons des dénonciateurs, plus même que des collabos, car pour appartenir à cette catégorie, encore eut-il fallu du courage, et le courage de ses opinions, qualité dont il était totalement dépourvu. En somme, le surnom de Dugluglu n'était pas mal pertinent.

Sur le plan professionnel il se qualifie de *« classique »,* c'est-à-dire sans originalité, que de toute façon il aurait été incapable d'argumenter dans un conflit avec sa *« patronne »,* qui le considère, d'un point de vue professionnel, avec une relative indifférence, comme quantité négligeable, l'ire de cette dernière se manifestant surtout par l'absence de loyauté qu'elle constate chez lui, le considérant comme « l'œil de Moscou », c'est-à-dire de la direction, comme la « cinquième colonne », terme et concept datant de la guerre civile espagnole, quand quatre colonnes franquistes convergeaient sur Madrid, auxquelles s'ajoutaient les pro-Franco camouflés dans la ville. Tant il est vrai qu'il peut trahir pour une information dont il aurait la conviction d'être seul à la détenir, le seul à qui on l'a confiée, se sentant exister et grandi dans ce réseau de rumeurs. Mais, à vrai dire, il est bien le seul à donner de l'importance à celles-ci, car, ou bien il n'est destinataire que de rumeurs éculées, usées jusqu'à la corde, connues de tous, ou alors de fausses rumeurs dont il se fait le messager zélé, mais qui, souvent infondées, font qu'à ce jeu il a perdu tout crédit, ce que lui seul ignore ; ce qui, cependant, de manière quasi expérimentale, permet de percevoir les circuits de communication[24] implicites.

Si bien qu'il traine son inutilité frétillante dans les cours de l'hôpital, en quête de toute nouvelle qui voudrait bien s'arrêter sur lui, se désignant lui-même comme une *« cafetière »,* sa bouche lippue semblant en recherche, tel le tamanoir, ce fourmilier dont le long museau exprime la fonction, de ce qu'il pourrait se mettre sous la dent – ou dans le filtre -, l'anticipant avec une gourmandise tellement peu dissimulée qu'elle force à l'évitement ; ou à l'intoxication.

Un poste de médecin-assistant devenu disponible dans un autre service, il s'y précipita. Si Madame Irma le vit partir sans déplaisir, le médecin-chef du service qui l'accueillait le vit venir sans plaisir, et par pure charité. Ce contexte nouveau ne modifia cependant en rien son atavisme pour le ragot.

⁂

[24] Je suis d'ailleurs étonné, avec le recul, du temps perdu dans ces espaces, passé à autre chose que du temps thérapeutique ; il est vrai qu'enfermés dans leurs habitudes routinières, dans la chronicité de l'asile, les malades sollicitaient peu, et résistaient fortement quand on les sollicitait.

MADAME IRMA

A l'évidence Madame Irma[25] ne laisse pas indifférent, et s'il est certain que c'est une personnalité, c'est une personnalité clivante, de ces psychiatres dont le modèle s'est perdu, n'hésitant pas devant la transgression assumée, justifiée, d'un courage pouvant frôler l'inconscience, à l'attitude souvent excessive, mais qui en faisait un médecin haut en couleur et fort en gueule, particulièrement efficace dans les situations de crise, mais redoutable par ses réparties à l'emporte-pièce, souvent étayées sur une immense culture, celle-ci issue de l'enseignement du pensionnat de la Légion d'honneur à Saint-Cyr, mêlée au vocabulaire des casernes qu'elle avait fréquentées car son père était militaire. Certains la fuient comme la peste, tétanisés à son apparition, tandis que d'autres désertent leurs services pour squatter dans le sien, l'ayant surnommée *« Notre Dame de Sancerre »,* cette localité à l'est du département du Cher, connue pour ses vins, appartenant à son secteur d'intervention. Madame Irma, tel est le nom qu'elle se donne à elle-même (son deuxième prénom), un peu par dérision, mais il est vrai que son vêtement, associant des couleurs criardes, comme son maquillage et ses bijoux, souvent très voyants, peuvent soutenir la comparaison avec une cartomancienne.

Madame Irma a eu une autre vie avant la psychiatrie, qu'elle n'a rejoint que la quarantaine passée, après un drame familial et personnel. C'est à l'âge de 16 ans que s'expriment publiquement son anticonformisme, et le courage dont elle fait preuve pour l'affirmer, ayant été arrêtée par la police allemande, alors qu'elle traçait des slogans patriotiques sur les murs. Elle s'en sortira par chance, et aussi grâce à une intervention de René Fonck, « as des as » de l'aviation durant la Première Guerre mondiale, proche du Maréchal Pétain, qui connaissait son père, lequel, instituteur, avait été pilote de chasse durant la 1re guerre mondiale, et avait ensuite poursuivi sa carrière dans l'armée de l'air. Dès lors, disait-elle, plus rien ne pouvait l'impressionner. Après des études de médecine, elle fut la première femme à exercer dans le département de Seine-et-Oise[26], devenant une pionnière de la contraception. Mariée à un décorateur de l'Opéra-comique, ceci ajouta à son aspect déjà anticonformiste un côté bohème,

---

[25] Vernet A., Jeannine Irma Barbieux-Marsaleix, un psychiatre haut en couleur et fort en gueule

[26] Aujourd'hui départements des Yvelines et du Val d'Oise.

la rendant peu sensible aux conventions, alors même qu'elle avait des valeurs fortes qui irriguaient sa vie : courage, comme il a déjà été dit, loyauté, charité, disponibilité. Mais elle conduisait sa voiture comme sa vie : à l'arraché, et fut victime d'un terrible accident de la route, dans lequel son mari fut tué et elle gravement blessée (ce qui d'ailleurs ne lui fit pas par la suite modifier sa façon de conduire, toujours très vite). C'est à la suite de cela, et d'une psychanalyse, qu'elle décida de se réorienter en psychiatrie. Ce qu'elle a pu dire de sa cure psychanalytique montre le même refus des convenances qu'en d'autres domaines, arrivant chez son analyste après avoir fait son marché, et plaçant son cabas à la fenêtre du cabinet, pour que ses achats ne se gâtent pas sous l'effet de la chaleur. Elle ajoutait qu'elle avait réussi à tuer trois psychanalystes, des noms d'ailleurs connus, décédés le temps de sa cure.

Elle fit son internat à l'hôpital Sainte-Anne à Paris, et dès la fin de celui-ci, fut nommée Médecin-Chef par intérim au Centre hospitalier spécialisé d'Auxerre, sur la recommandation faite au Docteur Pierre Scherrer, tout puissant Médecin-directeur de l'établissement par le Professeur Sven Follin (qui comme la plupart des psychiatres de sa génération, cherchera à faire évoluer les pratiques asilaires, en privilégiant les méthodes psychodynamiques ; en même temps qu'il sera, dans la tradition des grands aliénistes français, un clinicien très précis et très méticuleux ; et comme beaucoup de psychiatres de cette mouvance – Bonnafé, Le Guillant, entre autres – proche du Parti Communiste), dans le service duquel elle avait terminé son internat. D'emblée elle fut donc en responsabilité, ce qui, somme toute, était en parfaite conformité avec sa personnalité. Elle fut ensuite nommée médecin-chef au CHS de Brienne le Château, dans l'Aube, puis médecin-chef au CHS Beauregard (qu'elle désignait non pas sous le nom de Centre hospitalier spécialisé, mais sous celui de Centre hospitalier très spécial) à Bourges, en charge du secteur Bourges-Sancerre, avant de terminer sa carrière au Centre hospitalier de Nemours, où elle eut à créer de toute pièce le secteur de Nemours-Montereau, les patients de cette partie sud du département de la Seine-et-Marne (quand ils n'optaient pas pour une clinique privée dans le département limitrophe de l'Yonne) étant jusqu'alors hospitalisés au

Centre hospitalier spécialisé de Clermont de l'Oise[27], dans l'Oise. A une distance d'environ 150 km, ce qui, on s'en doute, ne facilitait guère le maintien d'un lien familial, pas plus qu'une réadaptation sociale, mais contribuait à installer la chronicité psychiatrique. Le département de Seine-et-Marne se refusa toujours à construire un asile départemental d'aliénés, préférant contractualiser avec les départements voisins, ce que permettait la loi du 30 juin 1838, dite « loi sur les aliénés ». Ce que ne réussit pas à faire, malgré différentes tentatives, le département du Cher.

Madame Irma terrorisait les directions des établissements par la franchise de ses propos, l'audace de ses prises de paroles, et l'aspect de provocation de certaines de ses attitudes. Beaucoup la trouvaient excessive, voire scandaleuse, quand tout simplement ils ne la traitaient pas de *« folle »*. Mais peut-être faut-il un comportement décalé, presqu'étrange, pour comprendre l'étrangeté des malades psychiatriques, établir avec eux une relation de confiance, et finalement permettre que puisse s'enclencher un processus thérapeutique ? Avec des malades dont elle disait qu'il fallait *« les aimer »* ! Les anecdotes qui pourraient être rapportées sont surabondantes, et couvrent tous les domaines de la vie d'un hôpital.

Même de simples départs en retraite devenaient des moments d'une rare intensité. Ainsi pour le départ d'une directrice avec laquelle elle avait connu des moments conflictuels (mais pas plus qu'avec d'autres) elle offrit une cloche qu'on met au col des bovins, en montagne, avec cette carte d'accompagnement : *« Madame, de la vache ou de la cloche, vous choisirez ce qui vous convient le mieux »* ! Autre départ en retraite, celui d'une surveillante générale (on dirait aujourd'hui cadre supérieure de santé), ponctuant le discours de la directrice des expressions bien connues *« poil au nez, poil au sein, poil au cul (...) »*, et celui du médecin-chef (car il s'agissait d'un autre service que le sien), et qui pour passer d'un sujet à un autre disait *« je glisse, je glisse »,* d'un tonitruant *« mais ce n'est plus un départ en retraite, ce sont les sports d'hiver »* ! ». Elle racontait à l'envi ce départ en retraite, la récipiendaire ayant souhaité comme cadeau un téléviseur couleur : *« c'est la première*

[27] Qui fut, jusqu'à une date récente, le plus grand établissement psychiatrique d'Europe, et où la surmortalité due à la sous-alimentation durant la Seconde Guerre mondiale prit des proportions catastrophiques.

fois que je vois un cadeau consistant en des traites à payer » ; la somme recueillie n'ayant pas permis de couvrir intégralement l'achat !

Ses relations compliquées avec les directions connaissaient des périodes qui pouvaient redoubler d'intensité, comme lorsqu'elle s'agaçait de devoir passer systématiquement par le standard pour ses communications téléphoniques (les lignes directes étaient rares), estimant que ceci nuisait à la confidentialité, et qu'alors elle pouvait passer une partie de la journée à téléphoner depuis la cabine téléphonique située sous les fenêtres de la direction, y arrivant dès le matin avec une poche remplie de pièces de monnaie. Mais elle ne faisait pas qu'offrir le spectacle visuel, et il arrivait aussi qu'il fût sonore, arrêtant sa voiture juste sous les fenêtres de la direction, baissant les vitres, et mettant sur l'autoradio, à plein volume, « les trompettes d'Aïda », opéra de Verdi. Cependant il lui arrivait aussi de respecter, jusqu'à saturation, les demandes de la direction : ainsi du contrôle des horaires de certains personnels (ce qui fut rapporté en moins de 24h), dont elle rendait compte toutes les minutes, et ce, pendant plusieurs heures d'affilée (les téléphones n'inscrivaient pas alors les numéros d'appel), ne négligeant aucun détail, du genre : *« Monsieur X est parti pisser ; monsieur X se secoue la nouille ; Monsieur X n'est pas ressorti des gogueneaux, faut-il que j'y aille voir, etc. »*.

Durant les commissions médicales, elle fait usage du même franc-parler ; à l'occasion d'une demande qu'on lui refuse, elle s'écrie, par exemple : *« on n'est pas les quatre-vingts chasseurs quand même, on ne va pas être obligé pour obtenir quelque chose de monter tous dans votre lit comme notre collègue »*. Mais ce langage peut faire merveille avec certains malades, notamment quérulents, agressifs, qu'il déstabilise ; ainsi à l'un d'entre eux qu'elle écoute depuis un moment, qu'elle regarde tout à coup, par-dessus ses lunettes : *« et mon pied au cul ! »*, phrase qui produit l'effet d'un sédatif.

Elle n'hésitait donc pas, même dans sa pratique thérapeutique, à sortir des sentiers battus, transportant elle-même les malades qui habitaient loin, ou qui étaient dépourvus de moyens de transport, pas plus qu'elle n'hésitait à leur recoudre un bouton ou refaire un ourlet. Ceci pouvait prêter à sourire, mais sa grande amie (souvent sur le mode d'un « je t'aime, moi non plus ») : Gisela Pankow, référence s'il en est au niveau de la psychothérapie des malades psychotiques, avait reconnu la qualité de ses approches thérapeutiques.

Ses initiatives pouvaient à l'époque nous sembler farfelues : ainsi voulait-elle créer un SAPU (Service d'Aide Psychiatrique d'Urgence) qui se serait déplacé sur les situations tendues, compliquées, ou lorsque les patients se trouvaient en rupture de soins, ou lorsqu'il était impossible qu'ils viennent pour une première consultation, soit du fait de difficultés matérielles, soit du fait d'une attitude négativiste. Cette idée, qui semblait saugrenue préfigurait en fait à la fois ce qui allait devenir les CUMP (Cellules d'urgence médico-psychologiques) et les équipes mobiles. De même elle avait imaginé un centre de consultation itinérant (encore une fois équipe mobile), qu'elle voulait placer sur une péniche qui aurait accosté en différents endroits du canal latéral à la Loire, et qui, outre l'aspect inattendu, pouvant faciliter le contact, aurait pu présenter une certaine discrétion, par rapport à un CMP (Centre Médico-Psychologique), qu'on appelait alors Dispensaire d'Hygiène Mentale, souvent installé pour le temps de la consultation dans un centre social ou un local municipal..

Rien n'était ordinaire avec elle. C'est ainsi que ne pouvant rentrer tous les soirs chez elle, elle avait élu domicile dans son bureau, couchant sur le divan (sur le modèle du divan d'analyste, dont la plupart des bureaux de consultation de l'époque était équipés). Ce qui se révéla vite avoir deux avantages : d'une part, le matin, elle faisait le café et beurrait les tartines, si bien que, durant toute la matinée, son service accueillait de nombreux visiteurs ; d'autre part cela résolvait la question du médecin de garde, car, si on ne le trouvait pas, il suffisait d'appeler dans le bureau de Madame Irma, qui débarquait alors en chemise de nuit, robe de chambre, un filet sur les cheveux.

Elle pouvait également manifester sa verdeur de langage en des circonstances encore plus étonnantes : ainsi dans une réunion consacrée à la prévention de la toxicomanie, avec tous les acteurs du département, et animée par un sous-préfet délégué, la voilà qui, après avoir gardé son calme une vingtaine de minutes, commence à s'agiter sur son siège, demande la parole, et devant l'assistance médusée, claironne : *« Monsieur le sous-préfet, est- ce qu'on va encore longtemps enculer des mouches à deux culs, car on a beaucoup de travail et autre chose à faire ».* Evidemment dans ces situations on cherche à passer inaperçu, comme si on ne la connaissait pas, mais pas moyen, car elle : *« Hein, Vernet, on a autre chose à faire »* ! La honte ! Mais avec le temps, il apparait que c'est bien elle qui avait la bonne réaction dans ces réunions bavardantes, très souvent inutiles et ne débouchant sur rien de concret.

Cependant son caractère peu ordinaire, difficile certes à certains moments, révélait aussi une très grande générosité, manifeste aussi dans certaines interventions. Appelée par un service dans lequel une visiteuse exhibait une arme et en menaçait une patiente, elle n'avait pas hésité une seule seconde à y aller, disant aux membres de son équipe, avant de pénétrer dans la chambre, *« je suis une vieille bourrique, j'ai fait mon temps, passez derrière moi »*. Fort heureusement cet épisode ne fut qu'un moment mélodramatique. On pouvait retrouver ces élans de générosité lors de décès de patients dans le service, tenant à recevoir les familles, et là, contrairement à son habitude, leur parlant peu, mais, spontanément, les serrant dans les bras, dans un geste compassionnel qu'elle aurait fait de la même façon avec n'importe lequel de ses proches.

Sa générosité pouvait cependant être plus ordinaire : ainsi en 1980, pour l'inauguration de la cafétéria de l'hôpital, elle proposa au comité hospitalier[28] de faire venir un chanteur, dont elle finança, sur ses deniers propres, la prestation. De même quand une situation avait pu mobiliser de la tension, générer de l'anxiété, elle emmenait *« à la plage »* ceux qui, parmi les intervenants, le pouvaient, c'est-à-dire manger un plateau de fruits de mer.

Le surnom de *Notre Dame de Sancerre* n'était pas usurpé. Et nous nous en amusions la qualifiant également de *« martyr de la psychiatrie »*, et demandions pour elle, en imitant sa signature, pour cette raison, qu'elle soit canonisée de son vivant. Cette lettre adressée au Pape lui avait valu en retour une réponse accompagnée d'une image pieuse, ce dont elle était fière et montrait à qui voulait la regarder. Nous avions inondé, toujours en faisant comme si c'était elle qui écrivait, les différents laboratoires de produits psychotropes dont les visiteurs médicaux passaient régulièrement dans le service, de courriers dans lesquels elle se lamentait que ne soit pas encore mis sur le marché, un nouveau médicament dont on ne cessait, écrivait-elle, de lui vanter les mérites : *« la Marsolexine, le nouveau psychotrope qui décalamine les psychotiques »*, La Solexine, était un carburant mélange 2 temps, pour les moteurs de Vélosolex, dit solex, bicyclette dotée d'un petit moteur à l'avant, sorte de 2cv du cyclomoteur, apparue dans les années 1960,

[28] Association gérant les clubs thérapeutiques, donc les activités centrées sur les loisirs et facilitant des activités de psychothérapie institutionnelle.

et très populaire chez les lycéens, étudiants, ouvriers, et les femmes dans le monde rural.

Encouragés par ce succès nous avions récidivé (et compte non tenu des multiples échantillons de toute nature que nous lui faisions adresser), et elle reçut les vœux tant de la Reine d'Angleterre, que du Président de la République. Une demande de la voir admise dans l'Ordre de la Légion d'Honneur, en revanche, n'était pas une plaisanterie, et tous furent heureux de voir aboutir cette requête, qui honorait un parcours de dévouement.

A l'évidence elle pouvait choquer, le savait, en usait, en abusait, tant il est vrai que bien peu avaient en face d'elle la répartie et l'aplomb suffisants, d'autant plus que ses propos avaient un caractère tellement surprenant, inattendu, qu'ils laissaient sans voix, comme à l'occasion d'un constat d'adultère effectué dans un pavillon de son service, quand un patient de 77 ans et une patiente de 83 ans avaient été surpris ensemble dans le même lit, liaison qu'elle cautionnait, au point que certains esprits chagrins lui reprochèrent d'avoir inventé le divorce par prescription médicale, elle déclara à la patiente : *« à vos âges, une telle affaire, c'est un compliment ! »*.

Il est certain que l'aspect excessif de certains de ses propos serait aujourd'hui difficilement accepté, et probablement son aspect peu politiquement correct susciterait-il de multiples protestations, dans la mesure où l'univers psychiatrique a aujourd'hui un souci de respectabilité, de conformisme, qu'il avait moins hier, puisque la volonté de normalisation, existante pourtant, se manifestait par une ségrégation, un retrait, une distanciation (les anormaux étant soustraits du groupe), et non par une inclusion. Somme toute ses comportements conservaient un reflet d'une psychiatrie du 19e siècle, d'un monde à part, celui de l'étrangeté, dont elle était aussi une illustration. S'il fallait un exemple supplémentaire, on pourrait proposer celui de son chien : Pyrrhus, un magnifique berger allemand, qu'elle avait amené avec elle, et qui déambulait dans les différents lieux de son service et les cours de l'hôpital, qui suivait sa visite, sans qu'elle se soit jamais posé la question de savoir si quelqu'un pouvait se sentir gêné, ou inquiété, par cette présence (mais il n'était pas si rare, dans diverses administrations, que des responsables - s'autorisant d'eux-mêmes - vinssent avec leur chien !). Ce chien avait la fâcheuse habitude de courir après les voitures, et de percer un pneu avant d'un coup de dent ; certes elle remboursait sans discuter, et parfois même un train de pneus complet, mais sans s'être jamais posé la question de la nuisance qui pouvait en résulter, malgré tout ! A sa façon elle était à part, vivait dans un monde à part, mais ne passait pas inaperçue. Elle pouvait être étrange et étrangeté, elle aussi !

⁂

GASTON FERDIÈRE

Nul besoin en ce qui concerne celui qui fut un temps médecin-directeur à l'asile d'aliénés de Chezal-Benoît d'utiliser un pseudonyme. Car il s'agit d'une personnalité qui incarne une partie de l'histoire de la psychiatrie[29], connue, de plus, comme ayant été le psychiatre d'un certain nombre d'artistes appartenant à la mouvance surréaliste, dont la notoriété a quelque peu été malmenée par Artaud, son patient le plus emblématique, et, plus encore par les admirateurs de celui-ci. Néanmoins Ferdière fut une personnalité très honorable, qui mériterait d'être mieux connue, redécouverte, et réhabilitée, montrant combien étaient excessives, sinon infondées, les critiques développées par les admirateurs d'Artaud[30]. C'était en effet un homme (qui s'il vira – comme beaucoup – dans le conservatisme, à la fin de sa vie), était un humaniste, lui aussi proche des idées communistes, d'abord au service de la progressivité de l'homme, de son amélioration matérielle et morale, qui plus est bon connaisseur des tendances artistiques, ambitionnant une carrière littéraire, si bien qu'écrivain pour les psychiatres, et psychiatre pour les écrivains, et le monde artistique, il ne fut jamais vraiment reconnu par les uns et les autres[31].

Gaston Ferdière[32] (Saint-Etienne (42) : 16 février 1907- Héricy (77) : 11 décembre 1990), est un médecin-psychiatre, qui, s'il est surtout

---

[29] Ferdière G., *Les mauvaises fréquentations,* mémoires d'un psychiatre

[30] Venet E., *Gaston Ferdière, psychiatre d'Antonin Artaud*

[31] Vernet A., Gaston Ferdière, psychiatre d'Antonin Artaud, Episode 1 : ombres et lumières d'une biographie, *Revue Ethique de l'Université Gustave Eiffel, « la vie en question »*, juillet/août 2021, https://revue-ethique.univ-gustave-eiffel.fr/les-articles-publies/article/gaston-ferdiere-psychiatre-episode-1

[32] Vernet A., Servier J.P. Gaston Ferdière, psychiatre libertaire, *La Bouinotte*, N° 130, Hiver 2016

connu comme le psychiatre d'Antonin Artaud[33] à l'asile départemental d'aliénés de Rodez, fut aussi le médecin de Hans Bellmer et Unica Zum, artistes plasticiens d'origine allemande, ayant émigré à Paris, où ils participèrent au mouvement surréaliste, mouvance artistique dont Ferdière était proche. Il passera les dernières années de sa vie à Héricy[34], près de Fontainebleau. Ce stéphanois, dont les grands-parents maternels furent propriétaires du mythique café Riche, à Paris, à l'angle de la rue des Italiens et de la rue Le Peletier, avait fait ses études à Lyon, et, par suite d'une maladie neurologique de sa mère, s'intéressa très rapidement aux maladies de l'encéphale et du système nerveux, donc à ce qui était alors la neuropsychiatrie. Il fut un médecin engagé et contesté, passionné d'art et de littérature, amis de nombre de Surréalistes, en particulier Robert Desnos ; en revanche il n'eut jamais grande complicité, ni avec Breton, ni avec Aragon (rivalités de médecins, ou de qui avaient commencé des études de médecine : Breton, Aragon, - quoiqu'avec Aragon ce fut surtout après l'adhésion de ce dernier au communisme stalinien -). Il aurait ambitionné une carrière littéraire. On pourrait dire en effet qu'il taquina la muse, publiant plusieurs recueils de poésie ; mais s'il fut un auteur plaisant, sans doute n'eut-il pas ce talent d'innovation et de critique radicale des formes, qui sera la marque de fabrique du surréalisme ; il fut trop classique, pour une époque qui remettait en cause les canons et les formes littéraires.

Cet intérêt pour la création artistique et fictionnelle a accompagné et soutenu une constante curiosité pour les productions de l'esprit, qu'il a toujours placées dans la perspective d'une réappropriation de soi, d'une expression de la liberté, ce qui ne saurait surprendre de la part de l'humaniste qu'il fut toujours, travaillant à soutenir, promouvoir, défendre l'Humanité en l'homme, ainsi que l'autonomie et la créativité de ses patients, persuadé, ainsi que l'écrivait le grand psychiatre Henri Ey, que les maladies mentales sont d'abord des *« pathologies de la liberté »*.

---

[33] (1896-1948), acteur, dessinateur, écrivain, théoricien du théâtre ; élève de Charles Dullin, il incarnera notamment Marat dans le *Napoléon* d'Abel Gance ; reconnu comme un exceptionnel talent littéraire (il existe une correspondance avec Jacques Rivière, directeur de la NRF et beau-frère d'Alain-Fournier ; il sera aussi très soutenu par Jean Paulhan, successeur de Rivière comme directeur de la NRF – Nouvelle Revue Française-).

[34] Où il est enterré.

Son engagement progressiste, proche du PCF, même s'il évoluera progressivement vers un conservatisme qu'on pourrait dire de déception, se manifesta jusque dans les années d'après-guerre. Interne en psychiatrie à l'asile de Villejuif, dans le service du Docteur Paul Guiraud, habitant cette ville, il y fit la connaissance du maire PCF (Parti Communiste Français), dont il deviendra l'ami, Paul Vaillant-Couturier. Affecté ensuite à l'hôpital Sainte-Anne[35], il se trouva dans un maelstrom d'idées et un bouillonnement théorique, avec ceux qui allaient compter dans la discipline : Jacques Lacan, Henri Ey[36], Georges Daumezon[37], etc. En 1936 il accompagna Julian de Ajuriaguerra[38] en Espagne républicaine, afin d'en étudier les besoins sanitaires, et, à son retour, lèvera des fonds, destinés au Secours Rouge, afin d'aider ce pays. Ceci lui fut reproché par son chef de service, le Professeur Henri Claude[39], lequel empêcha qu'il puisse obtenir un poste universitaire. Qui plus est Ferdière participa à la fondation du Collège de Sociologie avec Bataille, Caillois, Leiris ; et pire encore, tous les jeudis il va assurer une consultation à destination de la population ouvrière de la banlieue nord, au dispensaire de Clichy (où exerce un autre médecin avec lequel il ne sympathisera jamais : le docteur Louis-Ferdinand Destouches, plus

---

[35] Dans le service du Docteur Ducosté, lequel est cité par Freud dans *l'interprétation des rêves.*

[36] 1900-1977 ; après avoir été chef de clinique du Professeur Henri Claude, à l'hôpital psychiatrique Sainte-Anne, avec Jacques Lacan (1901-1981), Eugène Minkowski (1885-1972 ; qui fera appel à la phénoménologie dans la clinique psychiatrique), Pierre Mâle (1900-1976, un des précurseurs de la pédopsychiatrie), il fut jusqu'à sa retraite en 1970, médecin-chef de l'hôpital psychiatrique de Bonneval (Eure-et-Loir) ; cofondateur de la revue *L'évolution psychiatrique*, avec Eugène Minkowski, il fonda les colloques de Bonneval, qui furent un haut lieu de la réflexion et de la recherche psychiatrique en France ; avec cet autre lieu que fut l'hôpital Sainte-Anne, à Paris, où il donne un enseignement durant des années (tradition qui perdure, et qui vit intervenir Lacan, Oury, et d'autres).

[37] 1912-1979, d'abord médecin-directeur à l'hôpital de Sarreguemines, puis en 1938 médecin-directeur de l'hôpital psychiatrique de Fleury-les-Aubrais, où il initie la psychothérapie institutionnelle, créant le terme en 1952, il est ensuite médecin-chef à l'hôpital de Maison-Blanche à Neuilly-sur-Marne, puis à l'hôpital Sainte-Anne, à Paris, où il crée le service d'accueil et d'urgence (CPOA).

[38] (1869-1945) – neurologue et psychiatre, titulaire de la chaire de clinique des maladies mentales et de l'encéphale ; introducteur de la psychanalyse dans les milieux psychiatriques, même s'il se montre réservé sur les théories de la sexualité de Freud.

[39] 1869-1945 – neurologue et psychiatre, titulaire de la chaire de clinique des maladies mentales et de l'encéphale ; introducteur de la psychanalyse dans les milieux psychiatriques, même s'il se montre réservé sur les théories de la sexualité de Freud.

connu sous le nom de Céline – rivalité d'opinions, et peut-être aussi rivalité littéraire -). En outre auparavant, au début de ses études, il avait créé, avec Jacques Soustelle[40], une amicale des étudiants socialistes de Lyon.

Aussi, une carrière universitaire ne lui étant plus possible, (d'autant plus qu'à cette époque, son épouse le quitte pour vivre avec Henri Michaux, rencontré chez Claude Cahun[41]). Gaston Ferdière demande à intégrer le corps des médecins aliénistes, et en 1938, il est nommé médecin-directeur à Chezal-Benoît (où il rencontrera celle qui deviendra sa seconde épouse, alors interne dans l'établissement) dans le département du Cher (18), établissement dépendant des hôpitaux psychiatriques du département de la Seine, et considéré comme une « colonie agricole » où l'on oriente les malades stabilisés, pour la plupart des hommes, employés à des travaux agricoles. Ferdière, continuera cependant d'être très présent à l'hôpital Sainte Anne, à Paris, et à fréquenter les milieux surréalistes, dont Desnos, Breton, Aragon, Tzara, etc. Il sera un précurseur dans certaines thérapeutiques : ainsi de l'utilisation de l'art comme moyen d'expression des patients dont il encouragera la création (et il organisera à Sainte-Anne, en 1938, une exposition d'art brut, avec les œuvres de ses malades – il avait d'ailleurs fait le projet d'un musée de Psychiatrie -, sur le modèle du musée des arts et traditions populaires, projet qui avait retenu l'intérêt de Jean Zay, alors Ministre de l'Education Nationale et des Beaux-Arts). Cet intérêt pour ce qu'on ne nomme pas encore l'art-thérapie, et qui est d'abord un encouragement à la création des malades mentaux, est dans l'air du

---

40 1912-1990, ethnologue, homme politique et académicien français, il rejoint les rangs de la France Libre, durant la Seconde Guerre mondiale, député, puis ministre gaulliste, il se séparera du Général de Gaulle, à cause de l'Algérie, rejoindra l'OAS, avant d'être contraint de s'exiler. Amnistié, il redeviendra député du Rhône, et sera élu à l'Académie Française.

41 1894 – 1954, née Lucy Schwob, écrivaine et] Moore), proche du mouvement surréaliste, de Georges Bataille, de Pierre Morhange (1901 – 1972, écrivain et philosophe français, professeur de philosophie à Châteauroux en 1940, révoqué par le régime de Vichy en raison des lois anti-juives, ce qui amènera la réaction du pharmacien Roger Cazala, ami de Ferdière, futur responsable de la Résistance dans le département de l'Indre) ; retirée avec sa compagne à Jersey, en 1937, arrêtées pour fait de résistance le 25 juillet 1944, condamnées à mort le 16 novembre 1944, graciées en février 1945, libérées le 9 mai 1945, après la capitulation allemande et la reddition de la division qui occupait les Iles Anglo-Normandes.

temps, pratiqué dans divers établissements psychiatriques, et il n'est pas le seul, mais il en esquisse une théorisation. C'est même en passe de devenir une mode ; et celui qui l'avait lancée était le Docteur Auguste Marie (1865-1934), conseiller général de la Seine, Médecin-Chef à l'asile de Villejuif, par ailleurs créateur des établissements dits « colonies familiales » de Dun-sur-Auron (18) et Ainay-le-Château (03), lequel possédait la plus célèbre collection d'art des malades mentaux, et qui avait ouvert à Villejuif un « petit musée de la folie ». Cette collection sera donnée par sa veuve en 1966 à la collection d'art brut. A l'occasion d'une exposition d'art des malades mentaux organisée par le Docteur Auguste Marie, André Breton sera l'un des premiers acheteurs. S'y intéresser montre déjà, en soi, une ouverture d'esprit, un refus des routines et des habitudes, une curiosité pour la modernité et les innovations scientifiques et thérapeutiques, et, de ce fait, on ne doit pas être étonné que Ferdière s'intéressât aussi à la lobotomie, mais également à l'électroconvulsivothérapie (électrochoc), notamment sur son patient Antonin Artaud, ce que ce dernier lui reprochera vertement, relayé par Isidore Isou[42]. Ses convictions philosophiques et politiques ne peuvent donc être dissociées de sa pratique professionnelle, et toujours il fut un homme d'engagement. En ce qui concerne cet intérêt pour la création artistique des malades mentaux le pionner est le docteur Hans Prinhorm, à Heidelberg, imité par le docteur Walter Morgenthaler à Berne, avec le patient Adolphe Wölfly, mais on peut citer Marcel Reja, alias Paul Meunier, confrère de André Marie à Villejuif, le docteur Requet au Vinatier à Lyon, avec le patient Sylvain Fusco, les Docteurs Bonnafé, Tosquelles, Dubuisson, à Saint Alban et les patients Auguste Forestier, Aimable Joyet, Marguerite Sirvens, Clément Fraisse, sans oublier la patiente Séraphine Louis, dite Séraphine de Senlis à Clermont de l'Oise. A noter que c'est le peintre Jean Dubuffet qui popularisera cet art, en le faisant connaître notamment à Jean Paulhan, Raymond Queneau, André Breton, sous le vocable « d'art des fous » après une visite rendue en 1945 à Artaud et Ferdière, lequel lui conseillera de se rendre à Saint Alban. De son côté, Eluard, réfugié un temps, durant l'occupation, au sein de l'asile de Saint Alban, avait parlé de certaines de ces œuvres à Picasso.

---

[42] 1925 – 2007, écrivain, poète, peintre, dramaturge, cinéaste, d'origine roumaine, fondateur du lettrisme (renoncement à l'usage des mots remplacées par la musique des lettres), mouvement littéraire prenant la suite du dadaïsme et du surréalisme, et qui sera poursuivi par le situationnisme de Debord.

Au moment de la Deuxième Guerre mondiale, l'attitude de Gaston Ferdière sera plus qu'honorable. D'abord il ouvre, au sein de l'hôpital de Chezal-Benoît un hôpital de campagne pour les blessés de l'exode, mitraillés sur les routes par les Stukas allemands. Puis alors qu'à partir de l'occupation la famine s'accroit progressivement dans les hôpitaux psychiatriques français[43], d'autant plus que la production des fermes qui leur sont rattachées est réquisitionnée par le Ravitaillement National, il réussit à éviter la famine à Chezal-Benoît, en pratiquant à grande échelle le marché noir, échangeant dans les fermes des alentours les tickets de rationnement attribués aux malades (notamment de tabac) contre, le plus souvent, des pommes de terre. Ceci lui vaudra d'être condamné en début 1941 pour « marché noir » par la Justice de Paix du Châtelet en Berry (18). Ceci contribue à sa mauvaise réputation, et s'ajoute à ce qu'on sait de ses idées, et au fait qu'il héberge un ancien officier de l'armée de la République espagnole. A cause de tout cela il sera muté disciplinairement à l'asile de Rodez, à la demande du Sous-Préfet de Saint-Amand-Montrond qui, dans ses rapports, le qualifie de *« socialo-communiste »*. Il contribuera à la demande de Jane Sivadon[44], sœur du psychiatre Paul Sivadon, alors médecin-directeur de la « colonie familiale » d'Ainay le Château, dans le département de l'Allier (03), (distant de quelques centaines de mètres de la limite du département du Cher) et en lien avec Bertie Albrecht, à organiser des passages clandestins de la ligne de démarcation, située à proximité de Chezal-Benoît.

C'est à Rodez qu'il accueillera Antonin Artaud en février 1943. En effet, alors qu'Artaud interné à Ville-Evrard est en train d'y mourir de faim, Robert Desnos et Jean Paulhan, alertent Ferdière, en lui demandant de prendre Artaud en charge. Ferdière réussira à faire transférer Artaud à Chezal-Benoît, où il arrive le 22 janvier 1943, et d'où il sera exfiltré pour Rodez le 10 février à 22h00. Ferdière accueillera Artaud à sa table, et, le reconnaissant encore comme un homme, le ramènera du côté de l'Humanité, mais surtout lui permettra de ne pas mourir de faim comme tant d'autres, lui donnera du tabac, du

[43] On chiffre entre 40 et 60 000 décès les morts de faim de malades mentaux, durant cette période que l'historienne Isabelle Von Bueltzingsloewen a appelé *« l'hécatombe des fous.*

[44] Directrice de l'école des surintendantes d'usine (assistantes sociales), résistante, déportée.

papier, l'autorisera à se promener librement dans Rodez[45]. Est-ce ce régime, sont-ce les électrochocs, en tout cas Artaud, qui n'avait plus aucune activité de création, se remettra à écrire. Par ailleurs Ferdière abrita, au sein de l'hôpital psychiatrique de Rodez, des artistes évadés, qui avaient besoin de se cacher, dont le peintre Frédéric Delanglade évadé d'un stalag, accueilli à Rodez après l'expulsion du journaliste américain Varian Fry, qui l'avait hébergé à la « Villa Bel Air » à Marseille, lieu de refuge de beaucoup avant une exfiltration vers les USA, où séjournèrent notamment Claude Lévi-Strauss, Peggy Guggenheim, André Masson, Hannah Arendt, André Breton, Max Ernst, Marc Chagall, Henrich Mann, Alma Mahler, Max Ophüls, etc. On peut, mutatis mutandis, considérer que certaines scènes du roman de Patrick Modiano *voyage de noce*[46], évoquent la villa « Bel Air ». Delanglade accompagna souvent Artaud dans ses déambulations à travers la ville de Rodez.

Il n'est pas exagéré de dire qu'à Rodez régna un esprit de résistance comparable à celui qui régnait à l'hôpital psychiatrique de Saint Alban sur Limagnole, en Lozère, qui avait accueilli, autour de Paul Balvet et Lucien Bonnafé, le psychiatre réfugié catalan François Tosquelles, le poète Paul Eluard, le philosophe et médecin Georges Canguilhem, Denise Glaser[47], future présentatrice d'une émission culte de la télévision, *Discorama*, etc. Mais si la psychiatrie française allait trouver à Saint Alban le levain de ce qui amènerait sa transformation, Ferdière allait rater cette transformation, s'installant en activité libérale. C'est là un mystère : affaire de génération, de personnalité, de lassitude, ou effet d'une certaine solitude, alors qu'à Saint Alban, se constitua une équipe en fusion, portée par le militantisme, stimulée par ces pensées diverses que les événements faisaient se croiser dans l'hôpital ?

Car, exception faite de quelques conférences[48], mais aussi du rapport présenté avec Henri Wallon le 1er février 1945 au 1er congrès du Front National, sur *« la grande pitié des hôpitaux psychiatriques français »,* et à son combat pour qu'on cesse d'honorer cet autre lyonnais qu'était Alexis Carrel, on n'entendra plus beaucoup parler de Gaston Ferdière, avant qu'il ne vienne présenter ses Mémoires, sur le plateau

[45] Alors qu'à cette époque les hospitalisations en psychiatrie se font sous le régime de l'internement.

[46] Modiano P., *Voyage de noce*

[47] Daenickx D., *caché dans la maison des fous*

[48] Vernet A. Orrillard M., Intellectuels et résistants en Berry, qui étaient-ils ? *La Bouinotte*, N° 154, hiver 2020

d'Apostrophes, en 1978, dans la mémorable émission dans laquelle un Bukowski ivre mort était l'invité principal. En 1947, il s'installera en pratique libérale à Anglet, dans le Pays basque, revenant à Paris en 1961, toujours en pratique libérale, tout en continuant d'assurer des consultations dans les ancêtres des CMP (Centre Médico-Psychologique) qu'étaient les Dispensaires d'Hygiène Mentale. Il prendra sa retraite en 1976, et continuera à participer à des colloques, notamment d'art-thérapie, et organisera même un congrès dont le thème sera « éthique et psychiatrie ».

Il reste néanmoins qu'il était un humaniste, qui sut s'engager pour ses idées, et qui considérait la culture comme un outil de libération et de progrès de l'homme, et comme un marqueur d'Humanité.

La carrière professionnelle de Gaston Ferdière apparait donc marquée par deux moments qui, sans s'opposer, sans être contradictoires, paraissent très dissemblables. D'une part une pratique institutionnelle, à une époque où les institutions psychiatriques étaient souvent des organisations rigides et sclérosées, et dans lesquelles il n'eut de cesse de militer pour le changement, l'innovation, somme toute la libération et la liberté, ce qui l'amena à prendre des risques certains, pour sa carrière évidemment, mais aussi pour sa vie personnelle, notamment durant la période de l'occupation. D'autre part une pratique libérale, individuelle, sans histoire, au moment même où les institutions psychiatriques se transformaient dans un sens qui ne pouvait que le satisfaire, et, ce, sous l'effet de cette mise en actes des idées novatrices qui, pour l'essentiel, avaient germé à Saint Alban, géographiquement proche de Rodez, autour de confrères, en particulier Tosquelles, qu'il connaissait, estimait, et avec lequel il avait eu des échanges. Peut-on esquisser des explications à ce qui apparait comme un dilemme, une forme de tragédie professionnelle ?

On pourrait invoquer l'épuisement de qui, ayant accompli en solitaire une échappée, une course de fond, s'effondre à quelques mètres de l'arrivée, et qui, après l'incandescence et les brûlures des années de jeunesse, souhaite enfin goûter la paix et le repos, dans le repli sur l'intimité familiale, et sur un tête-à-tête avec l'art, sous toutes ses formes, ressenti à la fois comme assise et antidestin. Ce repli esthétique, s'accompagnant d'une sorte de frénésie de collectionner, qui faisait de sa demeure un vrai capharnaüm insolite, a pu aussi s'accompagner de la mise en œuvre d'un musée imaginaire, qu'il n'eut de cesse de faire approcher de la réalité. En tout cas il est certain qu'il est resté fidèle à l'art, devenant vice-président de la Société Française de

Psychopathologie de l'expression, comme, d'une certaine manière, l'art a pu lui rester fidèle. Ce qui ne fut pas le cas des artistes : Artaud le premier, mais aussi l'entourage de celui-ci, à commencer par Paulhan, entourage qu'il pensera en partie responsable de la mort prématurée d'Artaud. Il y a presque transfert de substance entre Artaud et Ferdière, qui voit Ferdière abandonner toute énergie, toute créativité, quand Artaud, grâce à Ferdière, retrouve des capacités de création, à travers lesquelles il contribuera à une sorte de destruction symbolique de Ferdière.

Mais peut-être perçut-il que son investissement personnel n'était plus nécessaire, dès lors que le relai était pris par d'autres. Était-il trop modeste, pour ne pas montrer combien lui étaient redevables les évolutions de la psychiatrie, ou l'esthète qu'il était se montrât-il incapable de s'inscrire dans un mouvement collectif, alors que, peu ou prou, il avait toujours été un solitaire, au moins sur le plan des conceptions du soin psychiatrique ? ; car pour le reste il croyait aux efforts de transformations collectives. A-t-il été finalement plus fraternel que solidaire, homme de relations inter-individuelles, plutôt qu'homme de systèmes et de théories ?

On pourrait finalement avancer qu'il se sentit peut-être décalé par rapport à ce mouvement du secteur psychiatrique, devenant systématisé, théorisé, reconnu, généralisé, ce qui, n'est-il pas vrai, ne pouvait que heurter le franc-tireur qu'il avait toujours été ? Car sans doute était-il plus pragmatique, empiriste, que théoricien ? Aussi dans les conceptions qui structurent l'approche éthique, était-il plus un empiriste qu'un principiste, cherchant à tâtons, par essais et erreurs, des solutions pour ses patients, ne refusant, par principe, aucune méthode, mais n'en faisant jamais la panacée, agissant toujours au cas par cas, in concreto, en fonction de l'analyse ici et maintenant de la situation faite par ce clinicien minutieux.

La preuve pourrait en être fournie par la communication qu'il présenta à la Société Médico-Psychologique, le 2 décembre 1939[49], dans laquelle il rapportait un cas de lobotomie, première intervention de ce type documentée en France, effectuée à l'hôpital d'Issoudun (36) sur un patient de l'asile de Chezal-Benoît, et dans laquelle, finalement, tout en rapportant la situation, il ne fournissait guère que des

[49] Ferdière G., Résultats immédiats de la leucotomie préfrontale dans un cas de schizophrénie avec stupeur catatonique, *Annales Médico-Psychologiques,* XVe série, 98e année, Tome 1, janvier 1940, pp 111-119.

motivations pratiques, circonstancielles, et pour tout dire utilitaristes. Ainsi il étaye son expérimentation par rapport aux résultats positifs sur le comportement des patients rapportés dans la littérature scientifique, et nullement sur les conceptions théoriques du promoteur de la méthode, le neurologue portugais Egas Moniz[50].

D'ailleurs Ferdière le dit très explicitement : *« ceux-là seuls comptent, au-dessus des interprétations et des doctrines »*. On peut même se demander s'il n'est pas sensible à un simple argument d'autorité : *« de ceux-là nous ne pouvons douter si nous connaissons l'esprit d'observation et la probité scientifique du Professeur Egas Moniz, inventeur de l'artériographie cérébrale »*. Mais peut-être encore plus fondamentalement il invoque les difficultés du moment, liées à la déclaration de guerre, impliquant des restrictions de personnel et de matériels (à la fois l'impossibilité d'obtenir de l'insuline, et d'avoir le personnel en nombre suffisant pour effectuer des cures de Sakel (coma hypoglycémique provoqué), traitement qui semble avoir eu sa préférence, et dont il précise qu'il en maîtrisait la technique pour l'avoir pratiquée régulièrement. De même il précise que les circonstances de la guerre, avec un manque de personnel formé, ne lui ont pas permis de mettre en place une convulsivothérapie par injection de cardiazol, (médicament autrefois utilisé comme stimulant cardiaque et respiratoire et qui, à doses élevées, provoquait des convulsions, donc des crises d'épilepsie expérimentales, dont on pensait qu'elles pouvaient modifier le fonctionnement du cerveau, l'électrochoc s'appuyant sur le même modèle théorique), selon la méthode de Von Meduna, psychiatre hongrois. L'efficacité thérapeutique de ces méthodes reste discutable, et discutée, et le débat méthodologique comparatif instauré par Ferdière, par conséquent, assez vain, pour les mêmes raisons de difficultés matérielles et de manque de personnel.

Un événement (presqu'autant subi, du fait des circonstances, que choisi et voulu), ainsi cette pratique unique, mais première, initiale, d'une lobotomie, mais plus encore cette communication) peut marquer

---

[50] 1874 – 1955, neurologue, il représenta le Portugal, lors du Congrès de Versailles en 1910, qui tira les conséquences de la première guerre mondiale. Il mit au point la technique de l'artériographie cérébrale. En 1949 il obtint le prix Nobel de médecine, pour ses travaux sur la lobotomie. En 1949 il fut victime d'une tentative d'assassinat de la part d'un de ses malades schizophrène, mécontent de l'intervention ; il en restera paraplégique.

à ce point les représentations collectives, qu'il peut finir par occulter la réalité, faire écran à la vérité, et finalement s'imposer comme vérité, alors même qu'il s'agit d'une erreur, mais c'est bien ce qui arriva à Ferdière, obscurcissant définitivement son image. Qui ne peut considérer qu'il y a là une injustice flagrante ?

Il faut certes y ajouter son utilisation, assez systématique, de l'électrochoc (ce qui était à l'époque le fait d'une grande partie des psychiatres) et qui continue à avoir des indications dans les dépressions graves, récidivantes, comportant des risques suicidaires non négligeables, et qui, de ce fait, ne doit pas être rejetée en bloc, à partir d'une posture plus idéologique, que scientifique et rationnelle. Soulignons toutefois l'exception notable d'Henri Baruk[51] à ces techniques, aussi bien lobotomie que convulsivothérapie, au nom de principes éthiques, mais qui justifiaient aussi son conservatisme.

---

[51] 1897 – 1999 ; fils de l'aliéniste Jacques Baruk (médecin-directeur de l'asile d'Allonnes – près du Mans -72 -, et qui sera l'un des experts dans la célèbre affaire judiciaire des sœurs Papin, ces deux bonnes ayant assassiné leur patronne et sa fille, et qui fera le thème d'une des pièces de théâtre de Jean Genêt, *Les bonnes)*, il passera son enfance et son adolescence en familiarité avec les malades mentaux. Ayant eu comme professeur Joseph Babinski, il sera interne dans le service du Professeur Henri Claude à Sainte-Anne ; la guerre de 14/18 l'amène à se préoccuper des traumatismes de guerre, et à reconnaître cette pathologie, s'opposant aux conceptions (notamment celles de Clovis Vincent) qui font de ces traumatisés des simulateurs en puissance ; en 1932 il prend la direction de l'asile de Charenton (aujourd'hui EPS Esquirol) ; durant l'occupation il reste en poste, mais ses origines juives l'obligeront à se cacher dans la Maison de Santé de la Vallée aux Loups (demeure de Chateaubriand, qui fonctionnera comme maison de santé jusqu'en 1978), où il retrouvera, s'y cachant également, notamment Jean Paulhan, mais aussi le Professeur Robert Debré (qui anime l'organisation médicale de la Résistance), dirigée par le Docteur Henri le Savoureux, aliéniste, mais qui, avant-guerre, y animait un salon fréquenté par le Tout Paris littéraire, philosophique, artistique. Henri Baruk est opposé aux thérapies de choc (lobotomie, électrochocs, neuroleptiques) et partisan du « traitement moral ». Il en résulte, d'une part, que son service est un véritable conservatoire de la psychopathologie, où les cas d'école sont légion et où la maladie se trouve en quelque sorte à l'état brut, mais aussi, d'autre part, une attention extrême portée à la personne du malade, dont on respecte la parole et les symptômes (sans pour autant qu'on cherche à en dégager leurs significations inconscientes), considérés comme expression de la personne, qu'on va chercher à convaincre de les modifier. En quelque sorte c'est parier sur la capacité du malade à accéder à la conscience de ses troubles (dans ces conditions on comprend aussi l'opposition de Baruk à la psychanalyse). Mais si les conceptions de Baruk confrontent le malade à son angoisse existentielle, et donc à une possible souffrance psychique intense, il y a, dans son approche, une attitude éthique incontestable, qui est de reconnaître le malade mental comme encore situé comme témoin d'humanité, et membre de la « cosmopolis », la cité des hommes.

En raison sans doute de cette représentation falsifiée propagée par Artaud, et surtout son entourage, on le considère moins comme un empiriste que comme un dogmatique, imbu de certitudes. Et pourtant toute sa vie montre qu'il fut guidé par quelques principes, dont il ne dérogea pas, sur lesquels il ne transigea pas, qui furent de soutenir l'Humanité en l'homme, quelle que soit la misère de ses conduites et de ses conditions. En effet il considérait les symptômes psychiques, comme appartenant à l'homme, comme expression de sa liberté, devant apprendre à vivre avec eux, et non à éradiquer systématiquement. Ce faisant il considérait le malade avant la maladie, la singularité de l'être humain, fut-ce un malade mental, et la pathologie psychiatrique comme une des expressions de la nature humaine, que la création artistique permettait de révéler. Cette posture n'est pas si éloignée de l'opposition actuelle entre le cure[52] et le care, qui nous fait considérer le malade comme un personnage, avec des symptômes extérieurs à lui, à faire disparaître, ou une personne, avec des symptômes lui appartenant et l'exprimant, à respecter, car ils sont une dimension de la personne. Encore fallait-il que les symptômes psychiques n'aliènent pas le malade, ne le privent pas de sa part d'humanité, qu'il importait alors, par tous moyens, de lui permettre de retrouver. C'est dire que ce débat éthique empirisme/principisme le traversait, jusqu'à, parfois, l'écarteler.

Certes, personne ne connait complètement le secret de nos vies, et les questions posées, à supposer qu'elles puissent appeler des réponses, celles-ci ne seront toujours que partielles, partiales, parcellaires, donc inexactes. Mais rien n'empêchera jamais que ce qui a été fut, et qu'on ait pu le constater. Ainsi de Gaston Ferdière, au sujet duquel chacun peut accorder que sa vie fut vertueuse, et sa pratique respectable. Car ses valeurs étaient incontestablement des valeurs humanistes, d'attention à l'autre, de reconnaissance de sa singularité, à travers ses potentialités de création, révélatrices de la personne qu'il demeurait, malgré les symptômes psychiques, la maladie mentale, à laquelle il ne se réduisait pas, continuant à exister malgré elle, existence qu'il appartenait au médecin de soutenir, et, le cas échéant, de faire revivre, voire de révéler. D'où peut-être cette importance qu'il accorda toujours

[52] Le cure correspond aux traitements médicaux incisifs, tandis que le care correspond au « prendre soin », soin de confort, nursing, bien-être, ce qui fut particulièrement développé dans le domaine des soins palliatifs, aurait grand besoin de se développer en EPHAD, et aurait toute sa place en psychiatrie.

à l'art, et à la création ; comme si chaque trajectoire individuelle, devenue œuvre, était une narration intime qu'il fallait s'approprier pour s'appartenir et demeurer libre, en dépit de tout, et d'abord des effets des troubles psychiatriques. Lui aussi, comme Malraux, avait fait de l'art un antidestin.

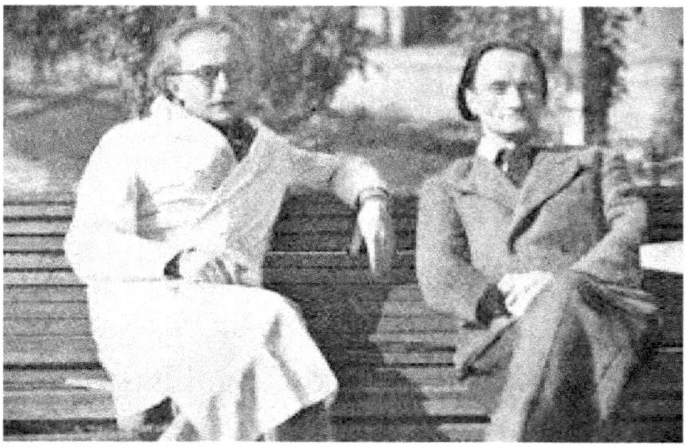

Gaston Ferdière et Antonin Artaud à Rodez

⁂

AUGUSTE MARIE

On se souvient du Docteur Auguste Marie, parce qu'un square porte son nom dans la commune de Dun-sur-Auron, là où se trouve un des sites du Centre hospitalier George Sand, qui fut l'établissement souche de ce qu'on nommait (et continue localement d'appeler) « la colonie », aujourd'hui « accueil familial thérapeutique », dispositif qu'il mit en place. Ceci cependant ne fut qu'un moment de sa riche carrière professionnelle et d'une vie bien remplie.

Né en 1865 à Voiron (Isère) et mort en 1937 à Clamart (92), il fit des études de médecine à Grenoble, en même temps que des études de droit, et s'inscrira même un temps comme avocat au barreau de Grenoble. Ceci lui permettra plus tard d'être régulièrement requis comme expert judiciaire. En 1888 il est reçu au concours de l'internat des asiles de la Seine. A l'issue de son internat, après avoir exercé à l'asile de Mayenne, puis à celui de Navarre, à Evreux, il est nommé en 1892 médecin-adjoint des asiles de la Seine, chargé de mettre en place une « assistance familiale » sur le modèle de ce qu'il avait étudié à Geel, en Belgique, pour des « malades tranquilles ». Dès décembre 1892, les premières malades femmes sont accueillies à Dun-Sur-Auron. Plus tard une annexe pour les hommes sera installée à Ainay-le-Château, commune du département de l'Allier, mais limitrophe du département du Cher. En 1896 il est nommé médecin-chef de ce service d'assistance familiale, avant d'être nommé en 1900 médecin-chef du service des hommes à l'asile de Villejuif, d'où il supervisera la mise en place de la « colonie agricole » de Chezal-Benoît. Le 30 juin 1908 il est victime d'une tentative d'assassinat, par revolvérisation, par un de ses anciens patients.

Ardent patriote il s'engage en 1914, lors du premier conflit mondial, et est affecté comme médecin-major au 95e régiment d'infanterie de ligne (le régiment du département du Cher). Le 26 novembre 1914 il est blessé à la tête. Transféré dans un hôpital militaire à Paris, on lui extrait une balle de la trempe droite. Il est sauvé. Après sa convalescence, il reste à Paris, dirigeant un centre pour traumatisés de guerre. Il fera en sorte qu'on accueille en convalescence des blessés de guerre sur le site de Dun-sur-Auron.

En 1920 il est nommé à Sainte-Anne, à Paris, succédant à Magnan, qui fut le psychiatre d'Adèle Hugo. Il y créera un centre organisé autour de la malariathérapie, injection du virus du paludisme, dont la fièvre qu'il causait était censée combattre le tréponème, agent de la syphilis, car le stade terminal de cette maladie, appelé paralysie générale, présentait des similitudes avec certaines pathologies psychiatriques, au point que ce modèle neurologique influença longtemps les conceptions théoriques des maladies mentales. A cette époque de nombreux aliénistes, dont Auguste Marie, publièrent sur cette pathologie. Auguste Marie a d'ailleurs un nombre important de publications à son actif, dont certaines montrant des intérêts pour des approches nouvelles : ainsi en 1928 un ouvrage intitulé : *« la psychanalyse et les nouvelles méthodes d'investigation de l'inconscient*[53] *»*. Il sera également l'auteur d'un *« Traité international de psychologie pathologique*[54] *»*. Il s'intéressa

[53] Marie A., *La psychanalyse et les nouvelles méthodes d'investigation de l'inconscient*
[54] Marie A., *Traité international de psychologie pathologique*

également à ce qu'on n'appelait pas encore art-thérapie, collectionnant les créations plastiques et picturales de ses patients, au point de posséder la plus importante collection d'art brut, acquise après sa mort par le peintre Dubuffet. On lui doit aussi un éphémère musée de la Folie, ouvert au public, dans l'enceinte de l'hôpital de Villejuif. Dans le même temps il réfléchissait à une amélioration de la qualité et des compétences des personnels, suscitant l'opposition de nombre d'aliénistes de son temps. Il fit sur ce thème, en 1898, une communication au congrès des médecins aliénistes et neurologues de Toulouse.

Il prit sa retraite en 1929, ayant à cette même date été élu conseiller général de la Seine, sur le canton d'Ivry, qu'il représenta jusqu'à son décès, sous l'étiquette Parti Radical Socialiste, et dès 1920 avait été élu maire d'Orly, fonction qu'il occupa jusqu'à sa mort.

⁂

BERTHE FIÉVET

D'une certaine manière le destin du Docteur Berthe Fiévet, qui fit presque toute sa carrière à Dun-sur-Auron, ressemble à celui du Docteur Auguste Marie, du point de vue de l'engagement politique, et des fonctions électives, même si, en ce qui concerne Berthe Fiévet, la réussite fut moins au rendez-vous.

Berthe Fiévet (09/04/1930 – 06/09/1999) est née dans le Pas de Calais, d'un père peintre et d'une mère modiste. Elle a un frère cadet, qui deviendra médecin généraliste. Après une scolarité secondaire au lycée d'Arras, elle suit des études de médecine à Lille, et sera interne en psychiatrie à l'hôpital d'Armentières. Elle est nommée le 1er novembre 1959 médecin-assistant à Dun-Sur-Auron (le docteur Masson étant médecin-chef), puis médecin-chef en 1973. Elle prendra sa retraite le 1er mai 1995, et restera à Dun, puisque n'ayant plus comme famille qu'un neveu. Célibataire, elle avait vécu avec sa mère, après le décès de son père. Engagée en politique au sein du parti Socialiste, elle est élue conseillère municipale de Dun-sur-Auron, puis maire en 1983, mais sera battue en 1989. Elle est élue députée en 1981, mais ne se représentera pas en 1986, afin de permettre l'élection d'Alain Calmat, ministre de la Jeunesse et des sports. A noter que, même lorsqu'elle était députée, elle voyageait toujours en seconde classe dans le train, moyen de locomotion indispensable car elle ne possédait pas le permis de conduire.

J'ai connu la psychiatre et l'élue, peut-être plus encore cette dernière lorsque, membre à l'époque du cabinet d'Alain Calmat, ministre de la jeunesse et des sports, j'avais pour tâche d'organiser, et si possible de réussir, (ce qui fut fait) le parachutage du ministre dans le département du Cher. Pas plus que Berthe Fiévet, ce chirurgien de profession, ancien champion olympique et champion du monde de patinage artistique[55], n'avait d'expérience politique, ni d'habitude des tribunes et meetings, mais la pratique sportive l'avait mieux armé pour la compétition, quelle qu'elle soit, que Berthe Fiévet, qui n'aimait pas l'affrontement.

La psychiatre, quant à elle, se plaisait à rendre service, quand elle le pouvait. On pourrait dire que la générosité était un de ses traits de caractère. J'ai souvenir qu'alors travaillant en région parisienne, nos établissements cherchaient encore à se débarrasser en province des patients pour lesquels aucune solution de sortie durable n'était envisageable, sans être trop regardants sur les moyens, la démarche éthique n'étant pas encore à la mode. Ou bien nous mettions le patient (surtout quand il ne disposait plus d'un domicile) dans le train, avec un billet jusqu'à une gare de transit (Vierzon, Limoges, Clermont-Ferrand, Fleury-les-Aubrais, Saint-Pierre-des-Corps), en espérant qu'un temps suffisant s'écoulerait pour qu'il puisse être considéré comme ayant un domicile de secours dans le département dans lequel il avait abouti ou bien nous cherchions à l'exfiltrer dans un service de province, si on arrivait à lui trouver une lointaine famille, ou encore on s'adressait aux établissements d'Ainay-le-Château, Chezal-Benoît, ou Dun-sur-Auron. En général les dossiers que nous présentions étaient expurgés d'informations pouvant faire supposer que les patients proposés étaient difficiles. C'est ainsi qu'une jeune adulte avait été reçue en consultation par Berthe Fievet en vue d'une admission ; l'interrogeant elle lui demanda les raisons de son admission en psychiatrie ; *« c'est que j'ai démonté le toit des voisins »* (elle avait effectivement enlevé des tuiles du toit) *; « pourquoi ? » ; « c'est des capitalistes ! ».* La réponse donnée ne pouvait complètement déplaire à l'ancienne députée socialiste qu'avait été Berthe Fievet, et la malade fut admise à l'essai. Elle revint cependant au bout de quelques mois.

[55] Qui alluma la flamme olympique aux jeux olympiques de Grenoble en 1968.

Cette générosité de Berthe Fievet se retrouve aussi dans le choix de sa sépulture, au sein du carré des malades admis en psychiatrie, et décédés dans l'isolement ou le désintérêt familial, carré qui se trouve dans un espace à part du cimetière de Dun-sur-Auron. Cet emplacement montre que même dans la mort une forme de ségrégation des malades mentaux demeure, et qu'ils continuent à être perçus comme différents, ségrégation contre laquelle Berthe Fievet avait toujours lutté.

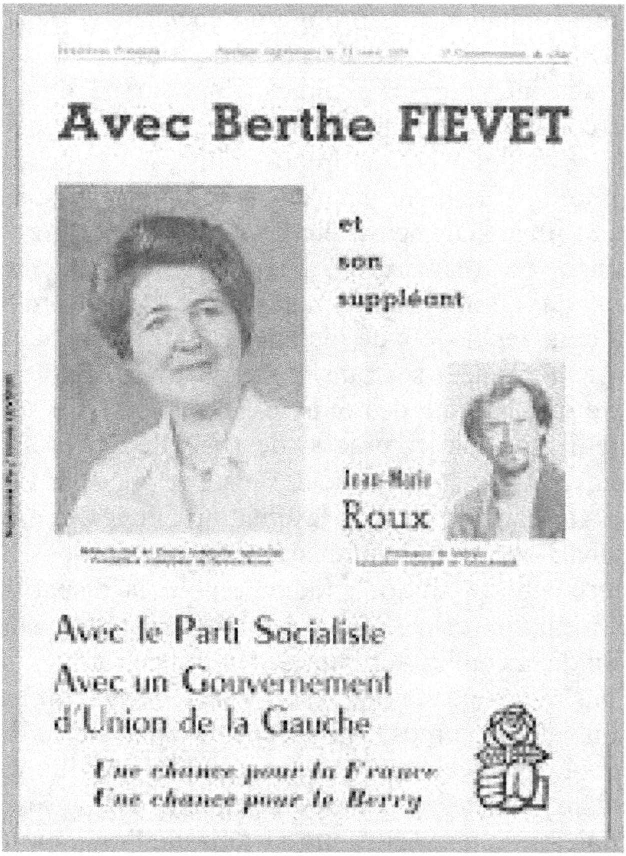
Avec Berthe FIEVET
et
son
suppléant
Jean-Marie
ROUX
Avec le Parti Socialiste
Avec un Gouvernement
d'Union de la Gauche
Une chance pour la France
Une chance pour le Berry

1tract électoral de Berthe Fiévet

⁂

AUTRES FONCTIONS HOSPITALIÈRES

On les désigna longtemps sous l'appellation de « personnel secondaire », ce qui en soi, déjà, montre le peu de considération qu'on avait pour eux. On les recrutait localement, et bien souvent ces emplois, malgré ce que l'image de la folie mobilisait de préjugés, d'inquiétudes, d'appréhension, de confrontation aussi à l'étrangeté, et même à la violence, représentaient une promotion sociale : et déjà la promesse d'une meilleure nourriture, et de ne pas être soumis à la toute-puissance du patron, surtout pour les femmes, dont on ne dira jamais assez combien la condition de bonne à tout faire s'accompagnait d'un risque d'agression sexuelle, avec une impossibilité, le cas échéant, d'avouer une maternité, la fille-mère étant mise au ban de la société. Il fallait donc donner l'illusion de ne pas être enceinte, d'où le port de vêtements amples, sinon on risquait le renvoi, et l'enfermement, dans la congrégation du « Bon Pasteur » notamment, et plus tard du « Nid », et auparavant dans les dépôts de mendicité, en quelque sorte afin d'être punie pour avoir cédé à ses pulsions et instincts, la responsabilité ne pouvant être que du côté des femmes. Dans ces états de grossesse il fallait travailler et agir comme si de rien n'était, et accoucher à la sauvette, en catimini, solitairement, sans être vue (par l'entourage qui guettait), et sans laisser traces de la situation : linges, et nouveau-né. On ne saura jamais combien d'enfants, dans ces conditions, furent jetés à dévorer aux cochons, solution radicale pour la disparition. Pour les femmes, être employées dans un asile d'aliénés, c'était à l'évidence une amélioration de la condition féminine.

Néanmoins ce personnel, souvent illettré, n'avait aucune qualification, et longtemps, les médecins aliénistes s'y opposèrent, même si, dès le 19e siècle, certains, comme Bourneville, la préconisait. On trouve dans les actes de leurs congrès, jusque dans les années 1930, des communications justifiant cette attitude, où l'on *« préfère de braves ruraux mal dégrossis, plutôt que des intellectuels vicieux*[56] *».* En face de ces résistances il est possible d'avancer que toute personne instruite dispose d'un logos, donc d'un savoir, d'un raisonnement, d'une distance critique, susceptible de questionner le logos des sachants, et

---

[56] Jaeger M., Aux origines de la profession d'infirmier psychiatrique : la constitution d'une profession, *Vie Sociale et* Jaeger *Traitements,* VST 2017-1 (N°133) & VST 2017/2 (N° 134)

donc le pouvoir médical, logos qui, à l'époque, alors qu'on ne dispose pas de thérapies très efficaces, est le seul savoir possédé par les médecins aliénistes qui n'ont guère envie de le partager. Il faudra attendre 1938 pour que s'ouvre la première école d'infirmier psychiatrique, le terme d'infirmier remplaçant celui de gardien. Des formations avaient cependant commencé à être dispensées par des pionniers à qui on devra la rénovation de la psychiatrie française : Balvet, Bonnafé, Le Guillant, Ey, notamment.

Qu'on songe à la puissance des mots (ce dont saura se souvenir la psychanalyse, mais que sauront aussi utiliser les grands manipulateurs de foules, spécialistes de la propagande) : ainsi le patient qui se plaint à son médecin d'avoir mal à l'estomac et qui s'entend répondre, « oui, vous avez une gastralgie » ; ce qui est exactement la même chose, mais dite en mots « savants », et qui fournit l'illusion d'une efficacité diagnostique et thérapeutique.

Ce « personnel secondaire », peu considéré, n'a pas un statut très enviable[57] : il vit au milieu des malades, sur site, et doit demander des permissions pour quitter l'établissement. La discipline est stricte. Il a un statut proche de celui des domestiques, par cet attachement au lieu de son service, mais aussi parce qu'il ne perçoit pas de salaire, sinon des gages. Ces personnels laïques vont progressivement, en tout cas à Bourges, remplacer les personnels congrégationnistes, en l'espèce les Sœurs de l'Immaculée Conception, puis les Sœurs de la Charité de Montoire. Les personnels congrégationnistes disparaitront rapidement après la loi de 1905, portant séparation des Eglises et de l'Etat. Avant cela il avait représenté au moins la moitié du personnel ; ainsi à Bourges, en 1906, pour 20 agents on comptait 10 à 11 religieuses.

Tout ceci a déjà disparu des mémoires en 1975, et même très rapidement après la Seconde Guerre mondiale, quand arrivent les premiers personnels formés. Il y a là un processus de refoulement, qui évacue cette histoire incompatible avec l'évolution des rapports sociaux résultant des programmes du Front Populaire et du Conseil National de la Résistance. La toute-puissance médicale n'a pas disparu, mais le statut des personnels a évolué, sans pour autant que les pratiques aient radicalement changé : on demeure avec les patients, mais seulement le temps de son service, avec une perspective occupationnelle : jeux de cartes (belote), et autres jeux de société (oie, petits chevaux, etc.).

---

[57] Jaeger M., op. cité

Certes ceci n'est pas très innovant sur le plan thérapeutique, et les jeunes et nouveaux professionnels tenteront de dynamiser ces fonctionnements, mais au moins les soignants parlent avec les patients, les connaissent, peuvent souvent établir avec eux des rapports de confiance, ce qui permet d'éviter, autant que possible, les situations d'affrontement et de violence ; qu'on verra revenir à partir des années 2000 ; quand les « transmissions ciblées » présentées comme objectives, remplaceront la connaissance empathique des patients. De même a disparu le souvenir de l'uniforme, remplacé par la blouse blanche, laquelle s'inspire plutôt des uniformes des femmes, et d'abord des tenues religieuses des personnels congrégationnistes. L'uniforme des hommes (avant qu'ils n'adoptent eux aussi la blouse blanche) ne diffère pas (souvent une sorte de bleu de travail) de celui des malades hommes, casquette en plus, ce couvre-chef étant un symbole du pouvoir, qui manifeste une distinction, une différence, un surplus de dignité. Il faut dire qu'à l'issue de la Première Guerre mondiale, beaucoup d'uniformes furent des récupérations militaires, y compris de toutes les armées belligérantes. Le terme de chef, pour désigner la tête, est déjà, en soi, particulièrement significatif, et ce qui le couvre indice de virilité, d'autorité, de pouvoir, depuis le béret basque, les képis et casquettes des militaires, portés jadis par tous les fonctionnaires, ce qui subsiste dans la préfectorale, la police, l'administration pénitentiaire, sans oublier les mortiers des magistrats et universitaires, pour ne rien dire de la mitre des évêques.

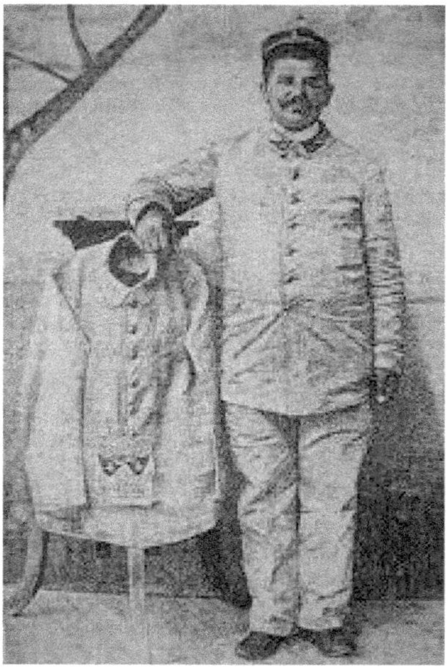

un gardien en uniforme

⁂

DU CÔTÉ DES SOIGNÉS

Au sein d'un établissement psychiatrique certains patients passent inaperçus, quand d'autres sont plus visibles, voire très visibles, soit qu'ils aient été admis plus récemment, soit qu'ils sollicitent plus, soit aussi parce que leur comportement interroge, soit enfin parce que leurs attitudes questionnent, inquiètent, et suscitent des difficultés, le plus souvent par suite d'une agitation, d'une hostilité, d'un passage à l'acte auto ou hétéro-agressif.

On s'efforce cependant de n'oublier personne, de lister les points importants concernant chacun, ainsi que de transmettre informations, consignes, conduites à tenir. Aujourd'hui on parle de transmissions ciblées. Avant il y eut des cahiers de rapport, qui avaient la même fonction, complétant ce qui pouvait être dit ou constaté lors de la visite, celle du chef de service ayant lieu chaque semaine, (parfois plusieurs fois par semaine, mais les visites s'étaient faites moins fréquentes à mesure que les traitements psychotropes se faisaient plus efficaces) celle de l'interne responsable d'une unité tous les jours.

Avec l'évolution de la psychiatrie s'accompagnant d'une plus grande pluridisciplinarité, les échanges, sous forme de réunions, ou de staff, se firent, eux, plus fréquents, et les cahiers de rapport, présentés par les responsables d'unité (aujourd'hui cadres de santé ; auparavant surveillants) servirent souvent de base de discussion. Ces cahiers décrivaient en langage simple et usuel des comportements, comme autant d'éléments sémiologiques, esquissant parfois une nosologie simpliste, mais pas inexacte, se résumant à 4 D : débile, détérioré, dépressif, délirant. Les deux premières catégories renvoyaient à des causes organiques, neurologiques, et les deux autres à des causes plus psychologiques, pour lesquelles on pouvait se mobiliser, tandis que les deux premières étaient pensées comme ne justifiant qu'un simple gardiennage. Par conséquent cette nosologie simpliste n'en débouchait pas moins sur une esquisse de mise en œuvre thérapeutique dont, avec le recul du temps, on peut tout de même se demander s'il n'eut pas mieux valu en rester à du simple gardiennage, car, à cause de cette psychopathologie approximative, il y eut bien des expérimentations (parfois largement partagées) hasardeuses, soutenues avec force arguments d'autorité, au nom de considérations scientifiques, dont les impasses devraient nous amener à rester modestes avec les suffisances actuelles, qui, toujours au nom de la science confondue avec le dogme, imposent de soi-disant « bonnes pratiques ».

Nos quelques situations exposent, bien évidemment, le cas de malades, visibles ou très visibles, au moins momentanément, pour une raison ou une autre.

Et pourtant longtemps on chercha à rendre ces malades invisibles ; invisibles parce qu'ils étaient reclus, enfermés, retirés du monde extérieur ; invisibles aussi car même à l'intérieur des murs ils ne devaient pas présenter de signes distinctifs, mais se comporter comme des mécaniques, des automatismes, des robots, identiques, démontrant par là même l'efficacité du traitement moral qui était finalement la seule thérapeutique, le seul mode d'action, évidemment bien peu individualisé. Ce traitement moral n'était rien d'autre qu'un conditionnement, peut-être même un dressage, qui visait à l'acceptation d'un système de règles, immuable, qui créait des habitudes régulatrices. Dans cette grisaille d'uniformité, ce temps sans aspérité, sans événement, les seuls moyens d'existence, d'affirmation d'une identité subsistante, se déclinaient dans et par des épisodes d'agitation, ou des comportements aberrants, proprement extraordinaires, que les médicaments, qui n'existaient guère, ou très peu efficaces (et c'est pourquoi il fallait souvent recourir à la camisole de force) ne sédataient pas encore, ne réduisaient pas (même s'il faut reconnaître que c'est la sédation, par suite de l'introduction des premiers neuroleptiques, qui permit le développement des approches psychothérapiques, donc d'une réflexion sur le sens des symptômes, une fois apaisée la bruyance de ceux-ci). Toutefois la mise en cellule relevait exclusivement d'une décision médicale.

Cette invisibilité se faisait à travers l'uniforme, qui subsista encore chez certains jusque dans les années 1970, cet uniforme étant souvent le bleu de travail, mais qui, plus globalement, était le vêtement des classes populaires[58], laborieuses, un vêtement de travail. Si l'on sait qu'après la Première Guerre mondiale on recycla dans les asiles d'aliénés et les hospices de vieillards le surplus des uniformes militaires (entre le bleu de travail et le bleu horizon, il y avait bien peu de différence), cette question de l'uniforme se posa cependant dès les débuts de l'enfermement (avec des vêtements de bure tels qu'en portaient les condamnés), et trouva sa consécration dans les asiles

---

[58] Qui était majoritaires au sein des asiles départementaux d'aliénés.

définis par la loi du 30 juin 1838, avec la description d'un trousseau type. On trouve dans les archives de l'asile d'aliénés de Beauregard à Bourges une note de service qui récapitule ce trousseau que l'établissement doit fournir aux indigents (5e classe), aux frais du département, si on les admettait comme indigents ; ainsi qu'aux patients de 4e classe (les autres catégories, plus nanties, dont les effectifs sont très restreints, fournissant leur propre trousseau, différencié par catégories). Il y a un trousseau pour l'hiver, un trousseau pour l'été, qui n'est pas exactement identique pour les hommes et les femmes. Le trousseau d'été est distribué le 15 mai, le trousseau d'hiver, le 15 octobre. On change le linge de corps toutes les semaines, mais les autres effets seulement tous les trois mois. On remarquera que la dotation, outre les vêtements standards, consiste, pour les uns comme pour les autres en une paire de sabots, un tablier, et, pour les femmes, été comme hiver, en un fichu, c'est-à-dire un grand foulard, faisant présumer qu'en toutes circonstances elles doivent avoir la tête couverte.

Ainsi vivre en psychiatrie, c'était en quelque sorte se fondre au sein d'une masse anonyme, hors des mesures communes, dans un ailleurs ayant son rythme propre, dans un espace-temps entre parenthèses. Seuls des comportements très aberrants, inhabituels dans ce monde de l'habitude, de la routine, de l'ordre organisé, étranges même dans l'étrangeté du lieu, pouvaient avoir une certaine visibilité dans ce monde clos sur lui-même. Il en fut toujours ainsi, même tardivement, et les quelques parcours de soignés rapportés en témoignent. Mais nul, à l'extérieur, n'en savait rien, car sortir de psychiatrie était rare, la mort étant l'achèvement du parcours pour la plupart des internés. En revanche entrer en psychiatrie avait été pensé avec un luxe de détails, fixés, détaillés, par la loi du 30 juin 1838, qui imposa ses modalités durant un siècle et demi, et qui, peu ou prou, reprenait des dispositions, procédures et pratiques remontant au siècle de Louis XIV.

⁂

L'INCENDIAIRE N'EST PAS CELUI QU'ON CROIT

Un feu s'est déclaré dans un tas de broussailles entassées sur un terrain faisant partie du site de l'établissement hospitalier, derrière des pavillons d'hospitalisation, d'où il est parfaitement visible par les fenêtres. L'apercevant les infirmiers ont, comme il est logique, alerté les pompiers, ainsi que le médecin-chef, puisque dans ce pavillon se trouve hospitalisé un patient, connu, notamment, pour ses antécédents d'incendiaire. Par conséquent chacun est persuadé qu'il est l'auteur de ce feu. Personne ne cherche à en savoir plus, ni même à interroger le patient, dont évidemment on n'écouterait, de toute façon, aucune des dénégations, chacun étant convaincu qu'il ne peut être que menteur. Comme en outre ce n'est pas un patient qui attire spontanément la sympathie, son sort est joué. Sans se déplacer le médecin-chef du service prescrit un neuroleptique sédatif en injectable, et voilà le patient « shooté », plus par effet de punition que de traitement car il n'était pas particulièrement agité ce jour-là, même s'il était connu pour son instabilité.

Les pompiers arrivent, interviennent, éteignent l'incendie, et chacun voit alors arriver en courant le jardinier qui se lamente : *« j'ai mis près d'une heure à allumer ce feu qui ne voulait pas prendre pour faire brûler ces crasses ; quel est le con qui vous a appelé ! »*.

Par conséquent il faut parfois écouter ce que disent les malades, et ne pas forcément penser les situations avec des idées toutes faites et des croyances insuffisamment critiquées. Et puis, un malade, quel qu'il soit, quelle que soit la misère de ses conduites et de ses conditions, on doit prendre le temps de l'examiner !

⁂

NICOLE, EN MAL D'AMOUR

Elle se déplace avec vivacité, courant parfois, nullement gênée par un physique qui, pourtant, eut pu être un handicap : édentée, depuis l'enfance, puisque, parce qu'elle mordait sa famille nourricière, on lui a arraché toutes les dents ; petite, courte sur jambes, plutôt enveloppée, aussi large que haute, quasi identique à la verticale et à l'horizontale, vaguement hommasse, avec une figure rebondie, une verrue sous le menton, un duvet qui ombre la lèvre supérieure, une allure décidée, un air souvent buté, elle déambule à longueur de journée dans toutes les cours de l'hôpital, les secrétariats des services, les différents bureaux, s'épanchant auprès de toutes les oreilles présentes, qu'elle veut compatissantes, ou qu'elle peut chercher à rendre intéressées ou attentives, lorsqu'elle les trouve trop distantes, ou indifférentes : *« ça va pas ; l'autre il a voulu m'enlever mon stériget ; c'était dans la cabane des jardiniers ; après il m'a donné une pièce ; pourquoi ? tu le sais ben ! Après il m'a emmené manger une omelette ».* On a là de ces moments de vie qu'on se refuse à voir, qu'on ne veut pas admettre : la misère sexuelle des patients hospitalisés en psychiatrie, surtout ceux qu'on appelle « les chroniques », stabilisés certes, dont les symptômes enkystés sont peu bruyants, sauf, parfois, au cours de bouffées épisodiques de décompensation, mais au sujet desquels on peut dire qu'ils ont cicatrisé sous une forme déficitaire, au prix d'un appauvrissement cognitif, et qui n'ont pas l'autonomie suffisante pour vivre en dehors de l'étayage apporté par le cadre de l'hôpital et ses habitudes, qui leur servent de colonne vertébrale. Isolés, délaissés par leur famille, quand ils en ont une, oubliés, comme au fond d'un « cul de basse fosse », on fait comme s'ils n'avaient pas de désirs et d'émois sexuels, qu'ils ne peuvent satisfaire que furtivement, à travers des relations tarifées (sans barème précis : une pièce, dont la couleur et la taille changent progressivement en fonction de son pouvoir d'achat dans la boutique de l'hôpital, ou quelques cafés d'alentour, où ils vont consommer en cachette), satisfaites à la sauvette, quand elles ne sont pas obtenues par la contrainte, ce qui est souvent le cas lorsqu'il s'agit de relations homosexuelles.

Peut-on penser qu'elle ressentait un abandon ? Situation qu'elle avait connue à sa naissance, dès la pouponnière, avant d'être placée, très jeune, dans une famille d'accueil du département de la Nièvre[59] (58), force de travail putative d'une bonniche à bas coût, qui, ne donnant pas satisfaction de ce point de vue, échoua rapidement en psychiatrie. En tout cas elle se montrait particulièrement adhésive, collante, avec tous les nouveaux arrivants, plus soignants que soignés ! N'était-ce pas là une attitude de recherche de l'intérêt de l'autre, un désir de

[59] Si les malades mentaux de région parisienne (stabilisés – on disait chroniques- étaient orientés dans le département du Cher, les enfants de « l'assistance » (on ne parlait pas encore d'aide sociale à l'enfance) étaient orientés dans la Nièvre ; comme les enfants de la Réunion étaient placés dans la Creuse. Comme quoi la rationalité bureaucratique est sans limite lorsqu'il s'agit de déshumaniser. Qu'on ne s'étonne donc pas si l'administration se montra efficace, durant la Deuxième Guerre mondiale, dans sa contribution à la déportation des juifs. Cette administration est un monstre froid, un processus, loin de toute posture idéologique, collaborationniste ou résistante, lesquelles, à l'époque, furent surtout des attitudes fondamentalement individuelles.

reconnaissance, une protestation d'existence, peut-être même une attente de considération ?

Ce qui est certain c'est qu'elle nous fait mesurer l'extrême solitude dans laquelle se retrouvaient nombre de malades, sans famille, ou abandonnés de leur famille, sans passé, sans avenir, sans histoire, à peine existant, happés par les ténèbres de l'oubli.

⁂

UN INFIRMIER DEMANDEUR D'EMPLOI

Il est encore jeune, guère plus de quarante ans, mais, quoiqu'il en pense, son avenir professionnel est bouché, alors qu'ancien infirmier il voudrait reprendre du service, retrouver un emploi, d'autant plus qu'il est convaincu qu'il n'est pas malade, s'accrochant, dans sa logique très personnelle, à tout ce qui pourrait démontrer qu'il en est bien ainsi. Il est en effet très interprétatif, fait des liens à lui seul évidents entre des événements et situations, que rien pourtant ne parait rassembler, et surtout est persuadé qu'il ne souffre d'aucune psychopathologie, ou, s'il veut bien admettre que ceci a pu être, se pense désormais totalement guéri. Pour affirmer cela il s'appuie sur une autorité, le Professeur Henri Baruk, qu'il iconise sans le connaître, l'avoir jamais rencontré, tout simplement parce qu'il a lu un de ses ouvrages. Mais comme Baruk s'oppose aux neuroleptiques (médicaments antipsychotiques [freinant l'excitation, l'agitation, tant du corps que le l'esprit, donc anti hallucinatoire et anti délirant]), et qu'il est soumis à cette thérapeutique, il ne peut qu'adhérer aux positions de ce dernier.

Parmi ses idées fixes il a celle de retravailler comme infirmier, et postule régulièrement dans l'établissement. Certes il faut un poste disponible, et jusqu'alors il se contentait de la réponse qu'aucun emploi n'était vacant. Mais n'étant pas dénué d'intelligence, et lassé d'attendre, il a fini par imaginer un scénario d'une logique imparable : si la surveillante générale (aujourd'hui on dirait cadre supérieur de santé) libérait son poste, un surveillant (cadre de santé) la remplacerait, un infirmier étant promu surveillant, libérant un poste qu'ainsi il pourrait occuper. C'est pourquoi il se présenta dans le bureau de la surveillante générale, en lui demandant de prendre la porte, ou plutôt de choisir entre la fenêtre et l'escalier (ce fut son choix), ce qui lui permit d'appeler du secours.

On ne s'étonnera pas que sur une activité d'atelier théâtre[60], il ait choisi de présenter « Le malade imaginaire » de Molière, pièce dans laquelle il se distribuera le rôle d'Argan, dans la scène où la servante, Toinette, se faisant passer pour un médecin des plus savants, veut convaincre Argan qu'il n'est pas malade, ou qu'en tout cas ses médecins n'y connaissent rien, souhaitant qu'il perde définitivement à la fois son aveuglément et la confiance totale qu'il a en eux, les Diafoirus père et fils ainsi qu'en son apothicaire, monsieur Purgon[61].

Quelques mots méritent d'être dits sur sa partenaire, même s'il lui laisse peu de place, occupant tout l'espace, même s'il n'est rien sans elle, qui lui sert de faire valoir, bien qu'en contrepartie il amène sur elle une forme de visibilité et de reconnaissance.

Ainsi, Georgette sera Toinette. C'est une femme âgée de cinquante-cinq ans, entrée à l'hôpital pour état dépressif, marqué par des tentatives de suicide répétées, avec des plaintes hypocondriaques multiples, bref une personnalité psychasthénique effacée derrière sa douleur, qui jouera Toinette, la servante vive, dynamique, haute en couleur et forte en gueule. Devant le public de ses pairs qu'elle amuse, accoutrée comme le valet de pique, remarquable et remarquée, elle constate qu'elle intéresse et qu'elle existe autrement que douloureusement, et mieux, puisque, ce faisant, elle accroit le nombre de ceux qui lui parlent, qui la félicitent, qui la complimentent et qui la considèrent. Voilà que celle qui s'ennuyait, promenant, si lasse, une existence qu'elle croyait inutile, offre du plaisir et de la détente, et qu'on lui en redemande. Voilà qu'au miroir des autres elle prend de l'épaisseur et de la densité, dans un autre registre, dans un autre discours que l'énoncé de ses maladies brandies comme un drapeau, mais qui ne ralliaient alors personne à ce qui n'était qu'absence de panache. Petit à petit, par l'effet – du moins acceptons-le – de ses séances de psychothérapie théâtrale, ayant moins besoin pour exister du regard médical, et donc de la maladie qu'elle lui donne à voir, elle pourra sortir de l'hôpital, moyennant une prise en charge ambulatoire, et une insertion dans un club d'activités, où elle se découvrira un talent d'amuseuse et de boute-en-train, s'investissant

[60] Vernet A., Pratique théâtrale et psychothérapie, *Pratique des mots*, septembre 1987, et Vernet A., Théâtre et psychothérapie, *Psychologie Médicale*, janvier 1986

[61] Molière, *Le malade imaginaire,* Acte III, scène 10

pour les autres, sans éprouver la nécessité d'un retour souffrant, ayant finalement inventé avant l'heure, et spontanément, sans le savoir, le rire-médecin, comme le *Bourgeois gentilhomme* faisait de la prose sans le savoir.

Quant à François, notre ancien infirmier, en proie depuis l'âge de vingt ans à un processus paranoïde, l'ayant empêché pour toujours d'exercer la profession pour laquelle il s'était formé, au délire de moins en moins efficace qui le laisse de plus en plus en tête à tête avec l'angoisse de morcellement, il est en pleine lumière et on ne voit que lui. S'il est toujours regardé, observé, ce que jusqu'alors il avait été comme un patient dont on analyse les expressions symptomatiques, le regard, toujours là, a changé de nature. C'est la vedette, excessif en tout, qui aurait pu vouloir concurrencer n'importe quel histrion célèbre, s'il en avait connu. Lui d'ordinaire sombre et renfermé s'anime, et obtient un triomphe. La persécution habituelle n'a pas lieu, au contraire ; la salle ne lui retourne que des impressions positives et valorisantes. Mais gardons-nous, dans cette euphorie, de la toute-puissance qui le guette, faisant d'une prestation où s'ébauchent des défenses névrotiques hystériques en place d'une construction délirante paranoïde, où s'esquisse une différenciation, où s'ouvrent la possibilité d'une comparaison, l'esquisse d'une rupture avec l'indivision psychotique un progrès durable ; comme de faire de cette situation limitée, trop vite ipso facto une guérison, même si la distance critique par rapport au délire, et la dérision sur soi-même, l'humour, sont toujours de bon augure, car montrant qu'un autre est possible face à soi, un autre soi-même, déjà un peu différent, un double un peu distancié, vecteur d'une possible autocritique.

ENTRER EN PSYCHIATRIE

C'est la loi du 30 juin 1838, dite « loi sur les aliénés » qui est le véritable fondement de l'organisation de la psychiatrie en France. Elle ne sera réformée, et encore ne sera-ce qu'un toilettage, ajoutant à l'édifice la possibilité de l'hospitalisation libre, à la demande du patient lui-même, que par la loi du 27 juin 1990. Le changement viendra essentiellement par la loi du 5 juillet 2013, modifiée par la loi du 27 septembre 2013, qui permettront qu'existent des soins contraints en ambulatoire, et surtout, par le recours systématique au Juge des Libertés et de la Détention, mettront fin à un régime d'exception. En effet restreignant la liberté du fait d'une décision administrative (le préfet), elle se catégorisait comme une loi d'exception (et il y en a peu), car, en principe, seule une décision d'une autorité judiciaire peut poser des limites à une liberté publique.

Elle repose sur l'internement, appelé placement, ce qui indique bien qu'on assigne à résidence, que, par conséquent, on est posé, déposé, dans un endroit, un espace, différent du commun, dans un cadre, qui, comme son nom l'indique, est circonscrit, limitatif, limité et limitant, et se trouve à distance, différent du reste du monde et de la société. Il existe deux types de placement : volontaire, c'est-à-dire à la demande d'un tiers, le plus souvent un membre de la famille ; c'est dire que s'il y a manifestation d'une volonté, c'est celle d'un autre, en forme de stipulation pour autrui, qui se substitue à celle du sujet, qui, dès lors, est contraint, dans l'impossibilité de manifester sa volonté ; et d'office, c'est-à-dire à la demande d'une autorité agissant au nom de l'Etat, de la puissance publique, par le fait d'un officier public, le préfet, confirmant par un arrêté, une décision provisoire prise par un maire, ceci souvent pour des troubles à l'ordre public, un état de dangerosité, le plus souvent pour les autres, et parfois pour soi-même. Chaque internement s'accompagnait d'un bulletin de renseignements concernant la personne placée, et surtout les risques qu'elle pouvait engendrer.

Cette loi était la manifestation d'une autonomisation de la psychiatrie, montrant aussi que la population des « fous » ou des « insensés » présentait des caractéristiques particulières, qui avaient été identifiées, identification qui fut progressive, accompagnant la construction d'une nosographie, d'un corps professionnel -celui des aliénistes-, et de lieux spécifiés : les asiles, devenus hôpitaux psychiatriques, puis centres hospitaliers spécialisés, puis dans un mouvement d'uniformisation centres hospitaliers (perdant même parfois progressivement leur spécificité, pour devenirs services, ou établissements annexes -même si ce mouvement est loin d'être achevé- intégrés au sein d'un hôpital général, ou d'un groupement hospitalier de territoire ; ce mouvement ayant finalement commencé avec la fin des formations spécifiques d'infirmiers psychiatriques, l'arrêté du 23 mars 1992 ayant fusionné cette formation avec celle d'infirmier en soins généraux, le corps des infirmiers de secteur psychiatrique devenant un cadre d'extinction). Ainsi ce qui aurait pu s'analyser comme un progrès, une inclusion, une déstigmatisation, se révéla être un abandon, une déconstruction, de la discipline. Les DSM[62] (Diagnostic and Statistical Manual – la 7e édition devrait paraître à la fin juin 2023, outils diagnostiques issus du courant pragmatique anglo-saxon) produisirent des effets de déconstruction de même nature. En effet ils ont défini des diagnostics à partir de corrélations et d'une analyse factorielle des correspondances, ont dégagé des entités à partir de nuages de points (correspondant à des symptômes), les catégories diagnostiques n'étant plus l'aboutissement d'une démarche logique, déductive, mais d'une démarche inductive, à caractère probabiliste, donc nécessairement évolutive, et, pour certains, approximative (selon la puissance des liens de corrélations, les catégories diagnostiques cadrant plus ou moins avec les réalités cliniques effectivement observées), avec de nombreux chevauchements et points d'intersection. D'une certaine manière ils ont contribué à modifier le paradigme d'une classification bien ordonnée, qui était celle de la psychiatrie française, et qui était le reflet pratique (diagnostique et thérapeutique) de l'organisation matérielle et juridique résultant de la loi de 1838. Cette loi plaçait la folie du côté de la maladie, comme un désordre certes, mais un désordre qui n'était plus le résultat d'une intentionnalité malveillante, changeant la conception qui prévalait depuis le 16e siècle, sans pour autant retrouver la tolérance qui avait été celle du Moyen-Age. Mais c'était une loi protectrice, donnant au malade mental un statut, qui certes limitait son libre-arbitre, le plaçait dans une situation de dépendance, mais en faisait tout de même un sujet titulaire d'un minimum de droits, qu'on lui reconnaissait et qu'on respectait, donc une personne.

---

62 Association américaine de psychiatrie, *Manuel diagnostique et statistique des troubles mentaux, 5e édition,*

Cette loi, qui fut longtemps incontournable, était une référence constante, un cadre d'exercice et d'organisation, comme une monade ayant pensé à tout : modes d'entrée, de garde, de sortie, organisation territoriale, dans un esprit d'efficacité et d'harmonisation des pratiques. Si on ne la connaissait pas dans ses détails, elle avait imprégné les esprits, ce que le temps, sa durée, avaient permis de faire, ainsi que sa grande cohérence.

L'inspirateur de cette loi fut Esquirol[63] (1772-1840), successeur de Pinel, en 1810, à la Salpêtrière, puis réorganisateur de la Maison Royale de Charenton, où il fut nommé en 1825, et qu'il fit reconstruire, selon un plan dont l'harmonie, la symétrie, une certaine rigidité, allait servir de modèle aux construction asilaires telles qu'elles émergeront sur le territoire national, puisqu'exigées par ladite loi du 30 juin 1838, laquelle reprendra en grande partie un règlement de la Maison de Charenton du 25 octobre 1814[64], promulgué par le Ministre-Duc de Montesqiou-Fezansac. Pour Esquirol, l'asile est une sorte de lieu utopique, dans lequel la raison est mise en acte contre la déraison, lieu de rééducation, d'apprentissage, et de mise en œuvre d'une harmonie et d'une fraternité universelles. Mutatis mutandis, si la population qu'ils reçoivent n'est pas la même, le but recherché n'est guère différent des phalanstères et autres familistères proposés à la même époque par des socialistes utopiques, comme Enfantin, Fourier, Saint Simon. L'asile obéit à des préoccupations rationalistes, scientistes, humanistes, et est conçu comme un lieu progressiste.

Cette loi, qui reste une loi d'ordre public, avec le rôle important du Préfet, représentant de l'Etat, et d'abord du ministre de l'Intérieur, montre clairement l'apparition des médecins aliénistes comme auxiliaires de la loi, mais aussi l'importance qu'ils ont prise dans la gestion et le traitement des désordres mentaux. On remarque aussi combien, dans cette société du 19e siècle, siècle scientiste et positiviste s'il en est, le médecin est devenu un personnage central, disposant d'une légitimité conférée par la connaissance scientifique, qui lui donne en outre un pouvoir et une surface sociale, qui contrastent avec les moqueries et dénigrements dont il avait pu être l'objet jusque-là (on se

---

[63] Esquirol J.E., op. cité

[64] Strauss S., *La maison nationale de Charenton*

souvient des médecins de Molière dans le « Malade imaginaire »). La motivation médicale devient en effet le pivot du dispositif, motivation initiale, puis motivation confirmative (le plus souvent) ou infirmative, de la part d'un médecin aliéniste. On doit à Esquirol cette importance prise par le Médecin aliéniste[65], qui va progressivement éliminer d'autres acteurs, jusqu'à confondre les fonctions de médecin et de directeur, situation qui sera la règle jusqu'aux années 1970 ; à partir de cette époque on reviendra à ce qui, mutatis mutandis, était la situation d'avant 1838, à savoir une direction non médicale. La direction par un médecin était légitimée par la maîtrise de la science, comme depuis 1970 c'est la maîtrise du droit, du management et de la gestion qui confère la légitimité à des directions administratives, situation qui ne résistera peut-être pas à la déshérence actuelle du système de santé français.

Cette importance reconnue à Esquirol est le résultat d'une sorte d'apostolat au sein de la Maison de Charenton (investissement total, constant, permanent, ce qu'on retrouvera dans la première moitié du 20e siècle avec Henri Baruk, également à Charenton), avec une vie, y compris de sa famille, 24h sur 24 au sein de l'établissement (ce qui restera la règle jusqu'après la Deuxième Guerre mondiale, pour les aliénistes, mais aussi une partie du personnel, logé et nourri , vivant, presqu'à temps complet, au sein des établissements ; ce qui évitait aussi de payer des salaires trop élevés, le personnel secondaire n'ayant que des gages comme les domestiques). Esquirol entretiendra par ailleurs un réseau actif avec ses anciens internes (agissant sans le savoir à la manière d'un lobby) qui propageront ses conceptions, et contribueront à renforcer l'influence des aliénistes. Parmi eux on peut citer ses élèves : Falret (1794-1870), qui fit carrière à la Salpêtrière, identifiant la « folie circulaire » (aujourd'hui troubles bipolaires), et qui développa des structures extérieures, « l'œuvre Falret », destinées à réinsérer les aliénés dans une vie sociale, lui-même ayant de nombreux élèves, dont Claude Bernard, Lasègue[66], Morel[67] (qui développa la conception de la

---

[65] Mesmin d'Estienne J., La maison de Charenton, du XVIIe au XXe siècle : construction du discours sur l'asile, *Revue d'histoire de la Protection Sociale*, 2008/1 (N°1), p 19-35

[66] 1816-1883, psychiatre et physiologiste, médecin-chef à l'hôpital de la Salpêtrière, il décrivit l'AVC, l'anorexie mentale et s'intéressa à la paralysie générale, forme avancée de la syphilis.

[67] Benedict Morel (1809-1873), né à Vienne, d'un père militaire et d'une mère austro-hongroise, abandonné aux bons soins d'un prêtre luxembourgeois qui le fit étudier à

dégénérescence, dont s'inspira Zola pour son cycle de romans, « *les Rougon-Macquart* »), Paul Gachet (surtout connu par le portrait qu'en fit Van Gogh) ; et Baillarger (1809-1890), notamment fondateur de la revue *« annales médico-psychologiques »*, laquelle allait diffuser la pensée psychiatrique. Au demeurant Esquirol, s'il fut novateur en ce qui concerne ses conceptions organisationnelles, le fut moins dans ses conceptions thérapeutiques, car il utilisait des méthodes qu'on pourrait considérer aujourd'hui comme brutales : hydrothérapie (bains d'eau glacée[68]), ou sangsues appliquées autour de l'anus, notamment chez les femmes diagnostiquées hystériques. Par ailleurs il s'opposera aux représentations théâtrales organisées par les patients (ce qu'aujourd'hui nous pourrions qualifier d'art-thérapie), sous la conduite du Marquis de Sade, qui fut plusieurs fois interné à Charenton[69].

Paris, on peut se demander si les aléas de sa propre histoire n'ont pas contribué à la formalisation de sa théorie de la dégénérescence (même s'il est un contre-exemple à cette théorie). Alors même que la théorie de la dégénérescence est profondément conservatrice, lui-même fut plutôt progressiste dans ses pratiques (il s'opposa aux pratiques de contention abusives des malades mentaux ; et milita pour l'expertise psychiatrique des criminels – au moins l'hypothèse de la dégénérescence fournissait-elle une possible base scientifique à la mise en jeu de l'article 64 du Code pénal d'alors – « *il n'y a ni crime ni délit lorsque le sujet était en état de démence au moment des faits* ».

[68] C'est un des griefs formulés par les parents d'enfants autistes contre la méthode du packing ; même s'il faut voir la méthode comme un prétexte, qui, au-delà de l'enveloppement humide par des draps – qui peu ou prou reconstituent un état fœtal, favorisant une régression – font enveloppement affectif par l'accompagnement humain mis en place (mais qui existait aussi, ou aurait dû exister, lors des sorties de coma hypoglycémique à l'occasion des cures de Sakel ; mais s'il ne s'agit que d'une transposition, d'une métaphore, à quoi sert l'enveloppement, sinon à créer un effet de surprise et d'étrangeté, un décalage qui suscitant interrogation met en mouvement la pensée, et donc un possible processus interprétatif ; pour autant que l'on accepte une autre hypothèse causale de l'autisme qu'une causalité neurobiologique ; mais même une objectivation neurobiologique serait-elle cause ou conséquence ? Encore une fois, au regard de l'histoire, et des thérapeutiques invalidées par le temps, et pourtant fortement justifiées à leur époque d'une manière théorique, il convient d'être prudent, et de ne pas afficher des certitudes qui pourraient se révéler fausses, à tout le moins inopérantes. C'est hélas la même suffisance qu'on trouve chez certains tenant des conceptions neurobiologiques, que celles qu'ils critiquent – à juste titre- chez certains psychanalystes. Les dogmatismes sont souvent des impasses. Qui aborde de manière simpliste ces domaines d'une grande complexité prend le risque d'être dans l'erreur.

[69] Charenton (comme Beauregard dans le département du Cher) peut être une métonymie, qui signifie interné en psychiatrie, mais aussi atteint d'une maladie mentale, et par extension présentant un comportement aberrant, anormal, inhabituel ; on disait, et dit encore, « il est bon pour Beauregard » ; à Auxerre c'était encore plus

Cette loi qui place l'aliéniste comme pivot du dispositif est à la fois nomos, une norme, en même temps qu'une assignation sociale et une appellation (et elle va conférer un statut juridique au malade, qui dès lors conserve une personnalité et un patrimoine juridiques, restant titulaire de droits, même si ceux-ci sont restreints par un certain nombre d'interdits -on dirait aujourd'hui incapacités ; à la fois de jouissance, mais surtout d'exercice- constituant un progrès en ce qui concerne le respect des individus) ; elle est aussi un topos, puisqu'elle décide de la construction de lieux dédiés ; et en même temps elle est liturgia (étymologiquement service pour le bien commun des citoyens, par conséquent organisation) à la fois par l'organisation des modes d'entrée en psychiatrie (par le biais de l'internement, volontaire, de par la volonté d'un tiers, ou d'office, sur décision de la puissance publique, quand l'ordre public risque d'être compromis à bref délai), et les modalités de financement des séjours des aliénés (qui restent à leur charge s'ils disposent des moyens financiers, ou à la charge des collectivités -conseil général et commune- s'ils sont reconnus indigents), selon des tarifs fixés par l'autorité publique (le préfet), mais qui souvent sont très faibles, d'où la grande misère des établissements accueillant les aliénés. Cette liturgia est aussi un logos (un discours, un savoir, une connaissance, ce qu'on appellera la nosologie, car elle est la conséquence des conceptions qu'on se fait de la maladie mentale, en même temps qu'elle en constitue certaines formes, ce qu'on appellera la chronicité.

Cette loi du 30 juin 1838 n'est donc pas le produit d'une génération spontanée, et s'appuie sur différents acquis pratiques, mais aussi normatifs qui, progressivement, vont glisser d'une logique purement répressive, punitive, sécuritaire (avec mise hors d'état de nuire, c'est-à-dire empêchement de créer du désordre) à une logique correctrice, réadaptative (c'est-à-dire passer d'un refus des contraintes à une adhésion à celles-ci, même passive, une soumission plus qu'une acceptation) ; par conséquent d'une préoccupation policière à une préoccupation sanitaire. La fin change, l'intention diffère, même si les moyens demeurent identiques (l'exclusion, l'enfermement, l'isolement, la mise à l'écart). Dans un cas on cherche à préserver du désordre, d'une manière purement mécanique, coercitive, dans l'autre on cherche à

---

personnalisé, le médecin-directeur étant la quintessence de l'établissement : « tu vas aller chez Scherrer ».

convaincre des bienfaits de l'ordre, à le faire imiter, à produire un effet de transformation. On pourrait y retrouver des thèmes développés par Rousseau : l'homme est naturellement bon, mais corrompu par la société ; soustrayons-le aux influences pernicieuses de celle-ci, montrons-lui des exemples édifiants, et il retrouvera le sens de l'ordre, de l'harmonie, de l'équilibre ; ce sera là la base de ce qu'on appellera le « traitement moral ». En même temps c'est une manière de le ramener à sa vraie nature, qui doit aussi être en harmonie avec la nature, d'où des constructions (et Charenton en est un exemple) qui se trouvent à flanc de colline, à mi-pente (comme beaucoup d'asiles : par exemple La Charité sur Loire dans la Nièvre, mais Bourges également), afin de profiter d'une ventilation naturelle. C'est aussi la raison pour laquelle de nombreux établissements psychiatriques furent bâtis dans de petites villes ou des villages : Monbert, en Loire Atlantique, Eygurande en Corrèze, Saint Vaury, dans la Creuse, Picauville, dans la Manche, La Charité sur Loire, dans la Nièvre, Prémontré dans l'Aisne, Fleury-les-Aubrais, dans le Loiret, Brienne le Château, dans l'Aube, Mayenne, en Mayenne, Rouffach dans le Haut-Rhin, Thuir dans les Pyrénées-Orientales, Cadillac en Gironde, etc.

Cette loi se veut donc protectrice de la liberté individuelle, et en opposition à l'arbitraire qui avait été jusqu'alors la règle, à travers la lettre de cachet, et notamment ce qu'on appelait les « lettres de petit cachet », qui émanaient de demandes de particuliers, un bureau des placets (des demandes) ayant même été ouvert dans les services du lieutenant de police au Chatelet. Ces « lettres de petit cachet » devaient être revêtues de la signature d'une autorité (Secrétaire d'Etat, Intendant de Police, justice, finances, en province, ou lieutenant de police), mais étaient préremplies (devenant de simples formulaires administratifs) à partir du règne de Louis XV, sont à différencier des « lettres de grand cachet » revêtues de la signature du Roi, et qui, elles, correspondaient à des mesures dictées par ce qu'on pourrait appeler la « raison d'Etat ». Ce recours à la lettre de cachet était ce qu'on appellerait une mesure de sureté, et était différente d'une peine. En effet les seules peines qui valaient la prison s'appliquaient aux débiteurs (aux condamnés pour dettes). Ce n'est pas que les prisons n'existaient pas, mais, outre ce cas, elles étaient réservées à ceux qui étaient dans l'attente d'un jugement. Celui-ci prononcé, c'était soit la peine capitale, appliquée sans délai, soit la condamnation aux galères (donc aux bagnes situés dans les ports, avec la chaîne, c'est-à-dire le transport à travers le pays des condamnés enchaînés), soit la détention dans un lieu d'enfermement : l'hôpital général (hôpital au sens d'accueil, et non de soins – lesquels restaient de la compétence des Hôtel-Dieu -). Si à l'Hôtel-Dieu s'appliquait la charité, c'était la contrainte qui s'appliquait à l'Hôpital Général (dont le terme même de général indique qu'il recevait une population diversifiée et mélangée, considérée à travers ses actes, ses comportements, toujours analysés comme des désordres, à punir, réprimer, et non par rapport à leurs causes, leurs déterminants, ce qui aurait alors motivé une action de réadaptation, de correction (même si ce mot a un double sens, incorporant aussi l'idée de punition)..

Cette cohabitation apparut progressivement difficile à gérer, mais surtout fut considérée comme néfaste, dans la mesure où elle opposait ce qu'on considérait comme de possibles mauvais exemples (en tout cas des situations rebelles aux résultats que l'on cherchait à obtenir par le « traitement moral ») à l'exemplarité recherchée dont l'objectif était de faire imiter un ordre équilibré, perceptible, afin qu'il se substituât au déséquilibre intérieur. C'est pourquoi diverses propositions avaient été formulées en vue d'une évolution de cette situation, dont celle de Jean Colombier (1736-1789), chirurgien-major, Inspecteur Général des Hôpitaux Civils et Maisons de Force, qui, à la demande de Necker en 1785, avait établi un rapport intitulé *« Sur le gouvernement des insensés »*[70], dans lequel il préconisait des établissements spécifiques pour ceux-ci, ce qui, finalement, sera mis en œuvre par la loi du 30 juin 1838. Il faut souligner qu'un arrêt du Parlement de Paris du 6 septembre 1660 imposait un traitement spécialisé pour les insensés, et leur transfert de l'Hôtel-Dieu vers un autre établissement (ce qui aboutira à l'Hôpital général). A vrai dire cet arrêt, s'il était protecteur des malades accueillis à l'Hôtel-Dieu, ne l'était pas pour les insensés. Cet arrêt imposait aussi que l'hébergement (qui ne pouvait être que temporaire) des criminels et des insensés à l'Hôtel-Dieu se fit dans des locaux séparés, d'où souvent la construction de cellules (par exemple on en retrouve des traces à l'Hôtel-Dieu de Bourges, même si une légende tenace considère qu'on y admit des insensés, dont des femmes hystériques, ce qui, certes, a pu se produire, mais ces admissions, si elles furent durables, ne le furent qu'en raison d'une carence des autres structures).

[70] Bollotte G., Les projets d'assistance aux malades mentaux avant la loi de 1838, *L'information psychiatrique,* 2015/6 (volume 91), pp 499-503

Cette différenciation entre les populations accueillies au sein des hôpitaux généraux, allait progressivement séparer les criminels et délinquants des autres catégories, et conduire à une distinction juridique entre peines (sanctionnant un fait commis, avéré, relevant du passé) et mesure de sureté (préservant pour l'avenir d'une récidive ou d'une dangerosité). De ce point de vue le cas de la mendicité est exemplaire, qui associe une peine initiale à une mesure de sureté consécutive à l'exécution de la peine, avec enfermement dans un dépôt de mendicité. La mendicité comme le vagabondage furent en effet qualifiés de délits jusqu'en 1994.

On perçoit, à travers la sévérité de cet arrêt du parlement de Paris, bien que, le temps passant, de moins en moins appliqué (même si notre époque a vu revenir des arrêtés anti-mendicité), combien la mendicité, et son corollaire, l'errance, l'absence de domicile fixe, étaient considérées comme des facteurs de désordre, de mise en cause de l'harmonie de la société, des fondements sur lesquels elle s'appuyait, à savoir une morale méritocratique, morale de l'enrichissement, étayée sur la parabole des talents[71], glorification de ce qui permet de faire fructifier son avoir, soit par le travail, soit par les mécanismes du capital, qui, pour Marx, ne sont que du travail incorporé et accaparé. Ce primat de la valeur travail rend insupportables (et par voie de conséquence dangereuses) l'oisiveté, et toutes les manifestations qui pourraient y être associées. Cette morale méritocratique (qui est toutefois facteur d'égalité pour le plus grand nombre) s'est imposée progressivement, mais s'est installée en position dominante à partir de la Révolution française quand la bourgeoisie (le Tiers Etat, c'est-à-dire ceux qui produisent, qui créent la richesse) a conquis le pouvoir politique, remplaçant ainsi l'aristocratie, qui s'accommodait mieux d'une forme d'oisiveté. Elle est l'aboutissement du remplacement de la noblesse d'épée, par la noblesse de robe (ce qu'on pourrait qualifier d'ascenseur social de la bourgeoisie vers l'aristocratie, vers le pouvoir), sorte de haute fonction publique, ceci conduisant en parallèle au développement d'un corpus juridique et administratif, ayant vocation à porter la volonté royale sur l'ensemble du territoire, manière de dire qu'en France l'Etat (et ses serviteurs) construisit la Nation. De ce point de vue on constate une propension à un traitement général, uniformisé, impersonnel, des situations, ce qui sera la vocation de la loi,

[71] Matthieu 25,14-30 & Luc 19,12-29 (Les Evangiles).

l'importance de la loi ayant acquis valeur sacramentelle avec la Révolution française. Dès lors le nomos de la loi du 30 juin 1838 est parfaitement représentatif de cette morale méritocratique ayant remplacé la morale aristocratique de l'Ancien Régime, qui n'avait pas la même révérence envers le travail productif, réservé au Tiers Etat, et quelque peu méprisé par les ordres dominants : ceux qui combattent et ceux qui prient, noblesse et clergé. Compte tenu du remplacement progressif (dans les mentalités d'abord, avant de l'être dans l'organisation politique) de cette morale aristocratique, qui ne mettait pas au centre de ses préoccupations un processus de transformation (le travail productif), mais un processus de conservation (le respect des hiérarchies établies par le caractère immuable des trois ordres) par la morale méritocratique, l'oisiveté, et son pendant, la mendicité, associées à cette morale aristocratique, ne pouvaient qu'avoir une représentation péjorative. De ce point de vue l'hôpital général, puis le dépôt de mendicité, s'inscrivent dans ces modifications des cadres moraux.

Cette loi sur les aliénés s'appliqua durant 152 ans, et ne fut remplacée que par la loi du 27 juin 1990, qui, à vrai dire, ne fut guère qu'un toilettage le plus souvent sémantique, et n'en modifia guère l'économie. Il est remarquable qu'un tel texte ait pu résister aux deux secousses majeures que furent les première et deuxième guerres mondiales, qui eurent pourtant d'importants impacts (surtout la deuxième) sur les établissements psychiatriques. Durant ce long intervalle l'essentiel de la production juridique concernant la psychiatrie fut le fait de circulaires, c'est-à-dire de textes explicatifs, interprétatifs, voire de textes d'orientation, qui, en théorie, ne sont pas créateurs de normes juridiques.

Les différentes circulaires (portant sur des sujets plus ou moins extensifs) furent nombreuses. Cependant quelques-unes furent déterminantes : ainsi la circulaire du 15 mars 1960 qui permit le développement de la psychiatrie de secteur (laquelle n'aura une base légale que par la loi du 25 juillet 1985, modifiant l'article L326 du code de la Santé Publique – cette reconnaissance législative arrivant au moment où l'esprit militant et innovant s'est épuisé-), en recommandant diverses alternatives à l'hospitalisation, implantées sur des zones géographiques précisées, correspondant à des niveaux de population identiques, mises en œuvre par une équipe pluridisciplinaire assurant aussi bien la prévention, que la cure (c'est-à-dire le temps d'hospitalisation nécessaire au traitement d'un épisode fécond), que la postcure et les soins de suite ; la circulaire du 24 janvier 1969, sur la bisexualisation (mixité au sein de chaque secteur de psychiatrie) ; la circulaire du 16 mars 1972, sur l'organisation de la psychiatrie infanto-juvénile, et la mise en place des intersecteurs de pédopsychiatrie (couvrant le territoire de plusieurs secteurs de psychiatrie adultes). Mais deux circulaires vont également modifier l'entrée en psychiatrie et compléter les dispositions de la loi du 30 juin 1838, en créant la possibilité d'être admis en service libre, dans le régime commun (et non pas dans des services à part, comme les pensionnats ; lesquels, de fait, fonctionnaient comme des maisons de santé privées) : les circulaires du 1er mars 1949 et du 28 février 1951. Un arrêté et une circulaire du 4 février 1958 organiseront le travail thérapeutique et le travail des malades mentaux. Par ailleurs la loi du 3 janvier 1968, sur les incapables majeurs, et la circulaire du 2 avril 1969 portant application de celle-ci vont entrainer de profondes modifications (plus dans la lettre que dans la pratique quotidienne) dans le statut des malades hospitalisés sous contrainte, qui ne vont plus systématiquement être dans un régime d'incapacité généralisée. On ne peut omettre la loi du 30 juin 1975, sur le handicap, portée par Simone Veil, Ministre de la Santé, qui transformera la vie matérielle des malades mentaux, en instaurant l'AAH (Allocation Adulte Handicapé), œuvre majeure de déstigmatisation, en faisant du handicap psychique un handicap comme les autres, favorisant ainsi les sorties d'hospitalisation.

La loi du 27 juin 1990, qui remplacera la loi du 30 juin 1838 ne modifiera pas sensiblement l'équilibre de cette dernière, se contentant d'être un toilettage, tenant compte des pratiques installées, du fait en partie des évolutions introduites par ces différentes circulaires. Elle ne reprendra pas le mode d'organisation des soins psychiatriques, qu'on peut considérer comme fixé par la loi du 25 juillet 1985 avalisant la notion de secteur, encore que cette séparation des textes ait pu enlever une certaine force à la loi du 27 juin 1990, même si on peut la considérer comme une loi générale, la loi du 25 juillet 1985 n'étant alors qu'une loi spéciale. En général les dispositions d'une loi spéciale s'insèrent dans les dispositions d'une loi générale (la loi spéciale l'emportant sur la loi générale[72]), le fonctionnement de la sectorisation psychiatrique ne devant être impacté qu'à la marge par cette dernière loi, qui, puisqu'elle donnait désormais une base légale à l'hospitalisation libre, aurait dû

[72] C'est une règle de droit.

renforcer encore les dispositifs et structures extrahospitaliers, la loi se contentant de définir les modes d'entrée en hospitalisation à temps complet, en renforçant la protection des malades contre d'éventuels arbitraires, avec notamment la mise en place d'une commission départementale des hospitalisations psychiatriques, devant assurer un contrôle plus étroit de celles-ci. Mais cette loi conservait l'hospitalisation comme pivot central du dispositif, en contradiction avec les principes qui avaient guidé la sectorisation psychiatrique, cherchant à remplacer un topos matérialisé par des murs par un espace mental construit autour de relations et d'interactions, et non via un cadre fixe et rigide, autocentré. Cette loi, finalement, restait dans une logique hospitalo-centrique.

C'est la loi du 5 juillet 2011 qui, en mettant en place un dispositif de soins en ambulatoire, sans consentement, va rompre avec l'hospitalisation comme pivot central du dispositif, la remplaçant par la notion de soins, dont l'hospitalisation n'est plus alors qu'une modalité parmi d'autres, et n'associant plus obligatoirement le traitement avec l'internement, rompant par conséquent avec l'idéologie de l'isolement, et du traitement moral, qui était au cœur de la loi du 30 juin 1838, qui, si elle peut contribuer à imprégner encore les pratiques et les mentalités, devrait progressivement cesser d'influencer les conceptions. Ceci, qui s'est accompagné de l'intervention systématique du juge de la détention et des libertés comme instance de contrôle, met en même temps fin, en partie, au régime d'exception qui conditionnait l'hospitalisation en psychiatrie sans consentement à une décision administrative. Seul le juge judiciaire, gardien des libertés, peut restreindre une liberté. Ainsi se rapproche-t-on du droit commun.

Cette loi a été proposée et adoptée après que le Conseil Constitutionnel eut censuré certaines dispositions de la loi du 27 juin 1990, à la suite d'instances juridictionnelles ayant invoqué une QPC (Question préalable de constitutionnalité[73]) devant les juridictions saisies, les 26 novembre 2010 et 9 juin 2011, prétendant que ladite loi ne respectait pas l'article 66 de la Constitution, qui dispose : ***« Nul ne peut être arbitrairement détenu****. L'autorité judiciaire, gardienne de la liberté individuelle, assure le respect de ce principe dans les conditions*

[73] Recours introduit par la révision constitutionnelle du 27 juillet 2008, entrée en vigueur le 1er mars 2010 ; ce recours avant jugement doit être introduit devant les juridictions saisies qui l'examine, et qui, s'il apparait recevable, le transmettent ensuite au Conseil Constitutionnel. Ces recours constituent désormais 80% des décisions du Conseil Constitutionnel, 30% de celles-ci aboutissant à une censure.

prévues par la loi ». Par ailleurs cette loi du 5 juillet 2011 fera elle-même l'objet d'une QPC en date du 20 avril 2012, aboutissant à une loi complémentaire du 27 septembre 2013, désormais codifiée dans l'article 3211-2-1 du Code de la santé publique. On peut constater un nombre de recours non négligeables par ce moyen de la QPC, à propos d'hospitalisations psychiatriques sous contrainte, aboutissant à des censures totales ou partielles des dispositions législatives. Ces censures ont porté essentiellement sur l'insuffisance du contrôle par le juge judiciaire (Juge des libertés et de la détention), sur les hospitalisations sous contrainte faisant suite à une reconnaissance d'irresponsabilité pénale, à l'absence de sorties d'essai (rétablies par la loi de 2013), aux unités pour malades difficiles (UMD), les dispositions les prévoyant ayant été censurées, et ces services ramenés dans un fonctionnement de droit commun, aux mesures d'isolement et de contention (qui, il est vrai, connaissaient une inflation telle qu'on pouvait se demander si elles avaient un caractère thérapeutique, ou si de mesures de sureté elles ne devenaient pas des punitions déguisées, ou tout simplement des modes de management dégradés, permettant de pallier au manque d'effectifs soignants).

Malgré toutes les imperfections qui ont conduit à des censures partielles ou totales de certaines de ses dispositions, la loi du 5 juillet 2011 a cependant bouleversé l'équilibre ancien, et sans renoncer à l'idée de la visée téléologique que l'équilibre et l'harmonie sont le but, l'objectif final poursuivis par la psychiatrie, elle a cependant modifié le pivot du dispositif, remplaçant l'hospitalisation par le soin, c'est-à-dire un topos par une liturgia et un logos, un bâtiment par une organisation, une construction par une institution, c'est-à-dire un espace mental structurant auquel on cherche à faire adhérer, même sous la contrainte, espérant que cette contrainte finira par devenir acceptation. Cette loi postule une rationalité, un retour au bon sens, une réorientation, que les soins doivent contribuer à obtenir. Dans ces conditions où la rationalité est présupposée, le consentement, et la recherche de celui-ci, deviennent centraux, et l'autonomie de la volonté, ce qu'on appelle le libre-arbitre, l'essence de l'individu, ce qui constitue la norme, et en même temps sa raison d'être. C'est la primauté de l'intention, dont la contrepartie est la responsabilité, dans un rapport de réciprocité, qui met en scène la relation contractuelle. C'est cette théorie du contrat qui est aussi à la base des constructions juridiques, que ce soit en droit civil, qui encadre les systèmes d'échanges, mais aussi en droit pénal, qui postule l'existence d'un quasi-contrat entre l'individu et la société, les uns et les autres se plaçant dans un cadre vertueux, vers le Bon et le Bien, par conséquent vers l'ordre et l'harmonie. En tout cas il est sous-entendu que les hommes sont tendus (en tension, intention) vers cette perspective par un effort sur eux-mêmes, cet effort étant au cœur de la morale méritocratique qui postule une amélioration de soi-même et de son environnement, idéaux parfaitement incarnés par la Révolution française, qui est l'aboutissement d'une transformation de fond des mentalités, en quelque sorte triomphe de Prométhée sur Epiméthée, et qui correspond aussi à une laïcisation des esprits.

⁂

En accompagnement d'un internement, d'office (du fait du représentant de l'Etat) ou volontaire (du fait d'un tiers), il fallait un bulletin de renseignements établi par la mairie du lieu de résidence de l'interné (le maire de la commune étant le plus souvent celui qui prenait l'arrêté provisoire (initial, avant confirmation par le préfet) d'internement.

A Bourges, les bulletins de renseignement remplis par les mairies pour chaque interné évoquent souvent des risques de comportements pyromanes. Les archives judiciaires ne montrent pourtant pas que ces comportements aient été particulièrement fréquents, mais dans une société peu équipée pour y faire face, le feu représentait sans doute la calamité la plus redoutable. De plus toute atteinte aux biens, et surtout aux récoltes, et à ce qui les permettait, était ce qu'il pouvait y avoir de pire dans une société rurale, encore imprégnée des spectres de la disette et de la famine.

Les motifs d'entrée les plus fréquents consistent en *« agitation, « méchanceté », gâtisme, alcoolisme »*. L'alcoolisme représente environ 15% des entrées, mais il est très inégalement réparti selon les sexes : ainsi c'est le motif d'entrée pour 28% des hommes, et seulement 6% des femmes. L'alcoolisme est d'ailleurs une cause fréquemment mentionnée comme étiologie des troubles, avec la syphilis et la dégénérescence.

Il apparait certain qu'avec la loi du 30 juin 1838, les entrées se feront toujours plus nombreuses, toujours un peu plus d'hommes que de femmes, même si l'effectif de femmes sera toujours plus important que l'effectif d'hommes, la durée de séjour des femmes étant beaucoup plus longue. L'asile de Beauregard, prévu pour 250 patients (125 hommes et 125 femmes) sera très vite saturé, en sureffectif, si bien qu'il faudra placer des paillasses dans les couloirs, et que la distance de 50 cm recommandée entre chaque paillasse ne pourra pas être respectée. Dès 1900 la prévision est dépassée. En 1910 l'établissement accueille 196 femmes. Cette inflation s'était déjà manifestée au sein du dépôt de mendicité Saint Fulgent, puisqu'on y décomptait 40 malades en 1839, pour 234 en 1873. Cette inflation allait se poursuivre, puisqu'on dénombrerait un peu plus de 500 malades en 1939, chiffre qu'on retrouvera en 1953 avec 510 malades (pour 2 médecins et 4 internes). La surmortalité causée par la famine qui sévit dans les hôpitaux psychiatriques français durant la Deuxième Guerre mondiale, et qui fit baisser les effectifs, tandis que le nombre d'entrées diminuait, en raison, en particulier, de la baisse de la consommation d'alcool, toujours en raison des restrictions et privations dues au second conflit mondial, ne fit diminuer les effectifs que d'une manière toute temporaire. C'est la politique dite du secteur psychiatrique qui contribua ensuite à la baisse des effectifs ; parfois peut-être à l'excès ; en effet certains SDF, et certains passages à l'acte homicides, qui peuvent faire l'actualité, correspondent à des personnes qui, jadis, auraient été internées durablement dans un établissement psychiatrique.

⁂

Cette diminution des effectifs doit nous faire s'interroger sur les motifs et circonstances de sortie, car, même si la surpopulation montre un flux d'entrées supérieur au flux de sorties, il est nécessaire, pour permettre à l'institution de continuer à fonctionner, qu'existent des possibilités de sorties. Le décès est le mode de sortie le plus fréquent : en effet 60% des entrants meurent à l'asile (hors période de surmortalité), fréquemment de tuberculose, et plus souvent encore de *« cachectisation »*, diagnostic fourre-tout s'il en est, mais qui n'est pas sans évoquer un affaiblissement démentiel terminal. Un nombre non négligeable de sorties se font par réintégration des patients, traités pour un épisode de crise aigu, vers leurs établissements d'origine : Dun-sur-Auron, Chezal-Benoît, Ainay-le-Château. Le reste des sorties concerne principalement des alcooliques sevrés - temporairement -, ce qui explique que si le nombre d'entrées d'hommes est plus important que celui des femmes, l'effectif des femmes sera toujours plus important que celui des hommes. Ce constat pourra encore être fait dans les années 1950-1960, les alcooliques sevrés restant le plus fort contingent de sorties, surtout après la fausse sécurité qu'apportait le Disulfirame (Espéral), utilisé en cure de dégoût en raison de ses effets antabuse : bouffées de chaleur, dilatation des vaisseaux, rougeurs, nausées, vomissements. On mettait sous la peau les comprimés de Disulfirame, en pensant qu'ils se dissoudraient progressivement (ce qui, à l'usage, ne se manifesta que de manière très imparfaite) ; ce qui, acte de petite chirurgie, permit aussi de maintenir fonctionnelles les salles d'autopsie qui existaient dans tous les établissements psychiatriques.

Les suicides, toujours redoutés, mais pas plus, pas moins qu'aujourd'hui, représentent environ 5% des causes de décès répertoriées, pour environ 15% de tentatives. Il est dommage de ne pas disposer du nombre d'évasions dont on sait qu'elles furent nombreuses, puisqu'elles motivèrent un rehaussement du mur d'enceinte, vivre en psychiatrie n'étant pas toujours facilement accepté, surtout en début d'hospitalisation.

VIVRE EN PSYCHIATRIE

Ces vies, qu'elles soient celles de malades ou de soignants, se sont déroulées dans des espaces dédiés, au moins à certaines époques, à la fois physiques, avec des architectures spécifiques, qu'on retrouvera peu ou prou à l'identique dans toute la France, ce qu'on peut appeler un topos, topos déterminé par un nomos, c'est-à-dire un cadre juridique, et dans lequel s'exerce un logos, c'est-à-dire d'une part une organisation, une gestion quotidienne, et d'autre part dans lequel se construisent dreprésentations, présentées comme un savoir et des connaissances, en même temps qu'un vocabulaire, qui sert à les exprimer, et qui sera la nosologie : la description, et la classification des maladies mentales, qui serviront de base à diverses pratiques thérapeutiques. Ces discours et ces pratiques, réservés à des spécialistes : les aliénistes, puis les psychiatres, puis tous les professionnels de la santé mentale, et un cadre bien tracé, bien défini, dans des espaces physiques et mentaux organisés, repérables, feront en quelque sorte une liturgie, façons de faire et modes d'existence, qui fixera la vie quotidienne de tous en psychiatrie, lui servant de fondement, de justification, comme un étayage indiscutable.

Cette vie quotidienne est par définition l'affaire de chacun, vécue individuellement, d'une manière très localisée, mais en même temps elle sera identique pour tous, quels qu'ils soient, et en quelque lieu qu'ils se trouvent, ce qui est le caractère d'une liturgie, d'avoir une visibilité semblable pour tous et qui fait sens commun et partagé. Elle aura pour fonction de témoigner d'une harmonie, d'un ordre, dont l'extériorité devra se refléter dans l'intériorité, dans l'intimité de chacun, voulant faire passer l'individu désordonné, déséquilibré, ce qui est synonyme de maladie mentale, du chaos qu'elle représente, à l'harmonie qu'il doit retrouver, que tout lui suggère, et d'abord la symétrie, l'équilibre des architectures physiques, ainsi que la régularité de l'architecture mentale dans son organisation immuable, et d'une telle précision qu'elle n'autorise aucune incertitude, hésitation, initiative personnelle.

Cette finalité de la vie en psychiatrie : passer du chaos à l'harmonie, ne fut pas toujours absolue à toutes les époques, mais domina les esprits la plupart du temps, et notamment après l'invention de la psychiatrie

« moderne » résultant de la loi du 30 juin 1838 sur les aliénés, monument symbolique s'il en est. La notion de santé mentale, qui se substitue dans le discours dominant au vocable de psychiatrie, reste imprégnée de l'idéologie de l'ordre et de l'harmonie, qu'elle a en quelque sorte généralisée, étendue à toutes les dimensions de la société.

La vie en psychiatrie fut assez semblable, quel que soit le lieu où elle se déroulait, même si ce qui l'illustre est toujours d'un endroit précis et identifiable. Mais chaque particulier n'est, le plus souvent, que le reflet d'un global, universel pourrait-on dire, et en cela inscription parfaite d'un nomos général dans un topos spécifique, dans lequel se déploie un logos partagé. Les exemples situationnels ne diront donc, n'illustreront, que des fonctionnements reproduits d'une manière extrêmement répétée (de nombreuses thèses, en particulier pour le doctorat de médecine, sont consacrées à ces thématiques[74],[75]).

⁂

La psychiatrie française s'est structurée, comme on l'a dit, avec la loi du 30 juin 1838, dite loi des aliénés, créant le même cadre juridique pour l'ensemble du pays[76], et le déclinant par département, à travers la construction d'asiles départementaux d'aliénés, présentant des similitudes architecturales et organisationnelles, espaces desservis par un personnel dédié (des gardiens – autrement nommés, en langage administratif de l'époque : personnel secondaire – et médecins aliénistes), et au sein desquels s'inventa une taxinomie, à partir d'observations et de descriptions systématisées, taxinomie à la fois sémiologique et nosographique, à la manière, et peut-être en s'inspirant, des classifications faites par des naturalistes comme Buffon au 18e siècle. La psychiatrie publique peut donc être considérée selon l'axe d'un nomos, (des règles de droit) d'un topos (une architecture), et d'un logos (un vocabulaire et, pourrait-on même aller jusqu'à dire, un patois). Cette obligation de construire dans chaque département un asile départemental d'aliénés était cependant moins impérative que la loi semblait le prescrire : en effet les départements pouvaient

---

[74] Baroin F., *Un asile d'aliénés au XIXe siècle, architecture et histoire* : Saint Gemmes sur Loire

[75] Bonati M., *Histoire de l'asile au XIXe siècle,* d'un lieu unique de soin aux premières alternatives à l'hospitalisation

[76] Romeas A., *L'hôpital Saint Luc (Pau), ancien asile d'aliénés,* Mémoire de Master 1 (Histoire).

conventionner avec un établissement d'assistance hospitalière, public ou privé, voire un établissement d'un autre département. Une construction nouvelle n'était pas absolument nécessaire. Dans un certain nombre de départements il y eut ainsi des conventions avec des congrégations catholiques, notamment en Bretagne ou en Auvergne. Le département de Seine-et-Marne passa des conventions avec les départements voisins : Seine, Seine et Oise, Oise. Le département du Cher choisit de ne pas choisir, et après bien des hésitations, fondées sur un souci d'économie, ayant conduit à rechercher d'autres solutions, fut contraint de recourir à une construction nouvelle, à l'économie, laquelle finalement se révéla dispendieuse, plus coûteuse que si le choix d'une construction neuve avait été fait d'emblée.

Il est intéressant d'observer que ces établissements asilaires seront la première série de constructions qui irrigueront le pays (comme au XIe siècle, le « blanc manteau d'églises » romanes, en réaction à la « grande peur de l'an mil », cette dernière notion étant d'abord une création de Michelet), avant que la IIIe[77] République agisse de même avec la construction des écoles, et dans une moindre mesure, des hôtels de ville, des palais de justice, et des maisons d'arrêt. Certes un certain nombre de bâtiments publics s'installeront aussi dans un bâti construit durant les siècles précédents : hôtels particuliers, locaux épiscopaux, abbayes et monastères. En effet il y eut peu d'architectures civiles nouvelles abritant des lieux d'exercice d'un pouvoir administratif ou de direction jusqu'à une époque récente ; ce qui laisse penser que les Empires Napoléoniens et Républiques, parangons d'un jacobinisme centralisateur, adoptèrent facilement – et symboliquement – ce qui avait été l'expression d'un absolutisme royal, d'un chef -tête- fonctionnant d'une manière centrifuge vers des niveaux inférieurs de puissance et de dignité.

Si ce nomos, cette loi fondatrice qu'est la loi du 30 juin 1838 n'est plus aujourd'hui la norme de droit positif, elle a longtemps imprégné les modes de pensée, et sans doute, de manière inconsciente (au moins dans les mentalités populaires) continue à le faire. En effet certaines réactions de l'opinion publique face à des faits divers impliquant

[77] Ce qui va structurer l'espace comme au XIème siècle. Au XIème siècle l'église organise autour d'elle l'espace physique et mental, et la troisième République fera de même autour de ses bâtiments mairies-écoles. On structure un ordre par l'inscription du symbolique et du mental dans la pierre, le subjectif s'incarnant dans l'objectif, qui a son tour redonne force et vigueur au subjectif.

possiblement des personnes supposées présenter des troubles psychiatriques, montrent que les esprits restent très influencés par les dispositifs, prérequis et présupposés de cette loi de 1838 , et que le souci d'ordre public s'affirme très fortement dans l'opinion, avec d'une part désir de mise à l'écart (dans un renfermement) des malades mentaux, mais aussi refus d'admettre de tels diagnostics (ce qui réintroduit l'idée d'une intentionnalité malveillante comme moteur principal des comportements), et en même temps - ce qui est pour le moins paradoxal - hypothèse d'une incapacité évolutive, d'une impossibilité d'amélioration (ce qui somme toute est un retour à la théorie de la dégénérescence de Morel[78], imprégnée d'un biologisme absolu qui ne peut qu'interdire toute perspective thérapeutique - c'est le fond idéologique qui nourrira les théories eugéniques -). Cette théorie de la dégénérescence s'inscrit dans les explications biologiques des troubles mentaux, auxquelles s'opposent des explications culturelles et sociales, le trouble mental étant pensé comme manifestation d'un désordre interne, physiologique, ou comme conséquence d'un désordre externe, social, ces explications étant plus ou moins dominantes selon les périodes historiques. Une telle théorie est parfaitement illustrée en littérature, par le cycle des Rougon-Macquart, de Zola, quand les tares initiales, vont souvent en s'aggravant et se retrouvent de générations en générations, illustrant l'adage *« les parents boivent, les enfants trinquent*[79] *»*. Elles vont alimenter les thèses notamment de César Lombroso, du « criminel-né » ; et plus généralement toutes les thèses déclinistes. On peut se demander aussi si les hypothèses généalogiques (recherche de causes explicatives d'une psychopathologie, dans la parentèle, et l'attitude de celle-ci -par exemple la mauvaise mère[80]-) ne sont pas des avatars de cette théorie de la dégénérescence.

On observera à la fois quelques grandes ruptures dans les manières de penser ces espaces psychiatriques, ce contenant, la forme, le moyen, en quelque sorte, et le contenu, la fin, à savoir ce que pouvaient être les objectifs de tels espaces physiques et mentaux, et les effets sur ce contenu : les malades et la maladie. Ces grandes ruptures se sont opérées à la bascule entre, d'abord, le Moyen-Age et l'Epoque Classique ; entre, ensuite, cette très longue période – et qui dépasse

[78] Postel J., Quetel C., *Nouvelle histoire de la psychiatrie*

[79] Ce qui est la trame fondamentale du mythe d'Œdipe.

[80] Dont on a fait une sorte de vulgate explicative de l'autisme, d'une manière mécanique et idéologique.

habituellement les limites reconnues à celle-ci par la doxa historique – classique, et la période moderne dite des « Trente Glorieuses », années d'après la Deuxième Guerre mondiale ; entre, enfin, cette période qu'on pourrait considérer de créativité majuscule, et la période post-moderne, au cours de laquelle parait s'opérer un retour au classicisme. Ces différentes périodes ne sont pas strictement superposées dans le temps avec les dénominations successives qu'on put avoir ces espaces : hôpital général, maison de force, dépôt de mendicité, asile d'aliénés, hôpital psychiatrique, centre hospitalier spécialisé, avant qu'aujourd'hui, ils disposent souvent d'une appellation faisant référence à une personnalité locale (ou s'intégrant dans une tradition locale), ou connue dans la discipline psychiatrique, ou d'une simple appellation administrative du type établissement public de santé mentale, etc. Dans le Cher, à Bourges, on eut l'Hôpital Général, la Maison de Force, puis dépôt de mendicité Saint Fulgent, puis l'asile d'aliénés de Beauregard, devenu hôpital psychiatrique, puis centre hospitalier spécialisé Beauregard, enfin centre hospitalier George Sand, fusion du centre hospitalier spécialisé de Bourges, avec les établissements de Dun-sur-Auron et Chezal-Benoît.

Cette structuration de la psychiatrie française est sous-tendue par une idée de l'ordre, un désir d'équilibre, lesquels sont devenus des valeurs centrales de la société, un idéal moyen, dont tout ce qui s'écarte apparait constitutif d'un danger, par rapport auquel il est nécessaire de se protéger d'abord, mais dont l'écart à la moyenne doit ensuite être réduit. Cette idée d'équilibre et de mesure semble être un héritage de l'époque classique, laquelle, grosso modo, correspond à ce qu'on pourrait appeler le siècle de Louis XIV. Cette idée de l'ordre va imprégner les représentations de l'espace, mais aussi les manières de penser la société, les comportements collectifs, mais aussi de concevoir les comportements individuels. Cette Idée[81] d'équilibre, d'harmonie, d'ordre, va chercher à s'imposer comme modèle des fonctionnements humains, et comme idéal à retrouver lorsque ceux-ci s'écarteront du modèle. Ainsi une physique (un ordre naturel des choses), voire une cosmologie, seront en correspondance avec une éthique (une manière

[81] On peut utiliser ici le terme dans son acceptation platonicienne, comme étant un a priori, indépendant de tout contexte (on pourrait aussi parler de structure, voire d'infrastructure idéologique), un élément fondateur intrinsèque des organisations sociales et des systèmes de pensée, une forme qui va modeler, informer, perceptions et représentations.

individuelle de vivre et de se comporter d'une manière raisonnable), mais aussi avec une politique (une organisation collective harmonieuse), et une esthétique[82] (le reflet artistique et architectural de cet équilibre, métaphore et représentation de ce qui doit être). Toutes ces déclinaisons pratiques, dans les champs du concret, seront des objectivations d'une abstraction, d'une Idée platonicienne, d'un schème agissant, d'une structure, d'un concept central : celui d'équilibre. On pourrait dire également qu'il s'agit d'une incarnation du concept aristotélicien de phronesis, de prudence, de juste milieu, par conséquent de moyenne, rassemblant dans un habitus commun (ce qui n'exclut pas la possibilité d'écarts marginaux à la moyenne) la plupart des composantes d'une société. On pourrait assimiler cet habitus commun à ce que nous nommons consensus, mais aussi universalisme (cet habitus commun se voulant le plus général et le plus partagé possible). Dans ces conditions il parait exister un lien particulier entre la psychiatrie et le droit (et la loi du 30 juin 1838 est comme une quintessence de ces relations de proximité[83]), l'un comme l'autre recherchant à préserver, ou retrouver, un équilibre et une harmonie des comportements. C'est pourquoi, contrairement à l'idée reçue que la psychiatrie est un espace de non-droit, je fais l'hypothèse qu'elle est au contraire un espace du trop-plein de droit, mais d'un droit qui fut longtemps un droit d'exception, excluant le contrôle du juge judiciaire, gardien de la liberté[84]. Cette importance du droit (en tout cas de la norme, de la procédure se voulant anticipatrice de toute situation rencontrée et d'application générale) transparait dans les multiples notes de services et instructions, parfois très détaillées, et réglant par le

---

[82] L'esthétique cependant a un caractère pluraliste, comme la politique, avec des différences entre le fond et les formes, la fins et les moyens, alors que physique et éthique ont un caractère binaire (présent-absent / Bien-Mal, Bon-Mauvais).

[83] Que renforce aujourd'hui l'intervention du juge des Libertés et de la détention, dans les procédures de soins sous contrainte.

[84] La loi du 5 juillet 2011 a introduit le contrôle du Juge de la détention et des libertés. Notons que le contrôle juridictionnel s'était progressivement introduit dans les espaces psychiatriques, avec les juridictions administratives, mais contrôle qui ne concernait que la légalité de l'hospitalisation sous contrainte, et non son opportunité ; et puis qu'avait été institué en 2007 l'autorité administrative indépendante « CGLPL » (Contrôleur Général des Lieux de Privations de Liberté). Pour dire les choses simplement une loi d'exception est un dispositif privant de la liberté d'aller et de venir du fait d'une autorité administrative (ministre – préfet), et non judiciaire : on a eu le cas de l'internement psychiatrique, de la suspension administrative du permis de conduire, de la rétention des étrangers entrés illégalement sur le territoire français.

menu les divers aspects de la vie quotidienne et de l'organisation de l'asile - et ce fonctionnement retrouvé dans les archives de Bourges est identique dans les autres établissements -. Mais ceci a pour effet une production -même une inflation- d'archives, qui permettent de restituer une mémoire historique, de ramener au présent des événements anciens, qui d'ailleurs, sur le moment, étaient passés inaperçus, ou avaient été considérés comme sans importance. Tout travail historique en effet est un parti pris, qui s'exprime dans une hypothèse, à travers laquelle, comme avec une loupe grossissante, on veut mettre en valeur une problématique, qui n'est qu'une sélection dans la réalité, un découpage de celle-ci, sans que pour autant des mises en perspective différentes soient dénuées de pertinence. Cette écume que sont les archives est le résultat de l'activité de toute administration ; en ce sens la centralisation française, concentrant le pouvoir sur un chef (absolutisme royal) exercé par l'intermédiaire de bureaux centraux et de représentants locaux (intendants, préfets), a renforcé cette importance de l'écrit, du rapport, du compte-rendu.

Après avoir fait un rappel général de cette mise en place d'une idéologie de l'ordre, et de ses déclinaisons concrètes, notamment à partir d'informations tirées des archives de l'asile départemental d'aliénés de Bourges (18), on en fera l'illustration par des exemples considérés comme particulièrement illustratifs, à partir de ces mêmes archives retraçant des moments de la psychiatrie dans le département du Cher.

ENTRE CHAOS ET HARMONIE

L'APPARENT CHAOS DU MOYEN ÂGE

Seuls les puissants ont une histoire qui arrive à se transmettre, un peu, par-delà les mémoires immédiates qui s'estompent souvent après une ou deux générations, quand disparaissent les souvenirs sensoriels, visuels comme auditifs. Elle demeure parfois dans des archives subsistantes, quand ceux qui possédaient l'écriture, les clercs, ont inscrit leurs traces, avec une perspective de durée, de transmission. Car, même pour qui maîtriserait l'écriture, il faut, pour qu'une trace subsiste, le plus souvent, qu'elle ait été pensée, voulue, anticipée, pour demeurer, quels que soient les aléas et les vicissitudes du temps. Aussi la grande masse des populations ne possède pas d'histoire (comme les animaux si l'on en croit Rousseau), et l'on ne peut appréhender son existence quotidienne qu'à travers un faisceau d'indices et d'interprétations, en ayant souvent recours à un raisonnement par analogie. Il en est ainsi pour les malades mentaux, les fous, les fols, pour utiliser une terminologie sans doute plus en phase avec ces époques, dans l'antiquité et le Moyen-Age. A l'évidence cette remarque vaut également pour l'Antiquité, malgré quelques textes décrivant ce qu'on peut lire comme des symptomatologies psychiatriques.

Au Moyen-Age, avec toutes les prudences et réserves qui s'imposent en raison de l'absence d'évidences et de preuves objectives, il semble que le fou (bien que différent) ait été admis (sinon inclus) dans la collectivité, car à l'image et à la ressemblance de Dieu (sans pour autant être nouvelle réincarnation divine), ou victime de la tentation de Satan, mais alors nullement responsable de son état, au moins, autant qu'on puisse en juger, du 10e siècle jusqu'au 13e siècle, où l'on voit progressivement s'opérer une bascule, beaucoup plus évidente à partir du 14e siècle, quand le ralentissement économique, en partie provoqué par la guerre de 100 ans, et la perturbation des circuits commerciaux (les grandes foires) qui en découle, rendent moins populaire l'idée de charité, tandis que les ravages provoqués par la peste et les mouvements des armées, comme ceux provoqués par les « grandes compagnies », ces mercenaires livrés à eux-mêmes entre deux campagnes, font redouter l'errance et l'itinérance. Ceci amène à se méfier désormais du fou, car c'est un chemineau, ce qui constitue un renversement d'attitude. Cette crainte du chemineau existe encore aujourd'hui focalisée sur la figure du gitan, et du migrant.

En effet on imagine le Moyen-Age[85] comme une période sombre, obscurantiste, violente, période marquée par une absence totale de considération pour les individus, période caractérisée essentiellement par des rapports de force, par la toute-puissance du droit du plus fort, dont le parangon était la féodalité. Il est vrai que l'espace féodal était un espace segmenté[86] et conflictuel, sans référence à une Idée plus générale et plus universelle, en quelque sorte un centre irrigant ses périphéries, ce qu'avait su faire le monde romain[87], qui, pour mieux percevoir sa centralité, son universalité, s'était pensé par opposition à ses marges, au-delà du limnes[88], au-delà de ses frontières, marges constituées de barbares, étranges et étrangers, avec lesquels existaient certes des points de contacts physiques, guerriers souvent, mais aussi plus pacifiques, comme les contacts commerciaux, mais qui demeuraient différents par leurs systèmes de pensée, alors même que le monde romain agrégeait au sien, dans une volonté intégrative, sous-tendue par l'usage d'une langue partagée : le latin. Sans doute restait-il à chacun des peuples progressivement conquis, et même assimilés, des particularités, notamment religieuses, mais ces particularités n'interféraient pas avec l'espace public, avec les fondamentaux de l'organisation romaine, christianisme mis à part, qui se voulait aussi un système global[89] : physique, éthique, politique, prétention que n'avait su manifester aucune des autres religions. C'est pourquoi le christianisme n'était pas soluble dans l'Empire romain, sauf à devenir

---

[85] Le Goff J., *Pour un autre Moyen-Age*

[86] Duby G., *Les trois ordres ou l'imaginaire du féodalisme*

[87] Ce qui s'imposera à nouveau lors de la croissance des villes qui reprendront progressivement la fonction de centre organisateur de sa périphérie.

[88] C'est-à-dire la ligne, la frontière, matérialisé par un mur (mur d'Hadrien), ou des palissades et des tours de guet ; en Asie, ce sera – plus tard – la Grande Muraille de Chine ; après on ne fortifiera que les villes et les places fortes ; même Vauban ne construira qu'un réseau de places fortes, de citadelles ; il faut retrouver l'époque moderne pour redécouvrir des constructions à visée d'étanchéité globale, contre les armées (ligne Maginot, ligne Siegfried – encore qu'il s'agisse plus d'une juxtaposition de forts, certes avec champs de mines, que d'une véritable continuité -), et les peuples (frontières Israël/ Bande de Gaza, et USA/Mexique) Mais on peut observer que c'est quand les empires faiblissent qu'ils se préoccupent de cette étanchéité des frontières.

[89] Duby G., *Le temps des cathédrales*

son unique référence, remplaçant l'ancien modèle idéologique, basé sur les conceptions de la philosophie antique, théorisées en Grèce, et qui avait développé un système organisé autour des valeurs d'équilibre et d'harmonie. Ce système a été parfaitement exposé par divers mythes qui l'ont illustré, comme autant de métaphores, mais qui, par leur aspect légendaire, rattaché à une origine historique, à un argument d'autorité, l'ont légitimé, avant d'en faire un outil prescriptif, un modèle à respecter, norme implicite qui allait devenir explicite avec le développement de la cité. S'il est un mythe, parmi leur foisonnement dans le monde gréco-romain antique, qui symbolise ce système de valeur, c'est bien le mythe d'Ulysse[90], mythe poursuivi par le récit du Troyen Enée, fondateur mythique de Rome, tel que raconté par Virgile dans l'Enéide[91], qui lui aussi, comme Ulysse retournant à Ithaque, cherchera à retrouver l'harmonie après le chaos absolu que fut la guerre de Troie. Rome se voudrait l'épicentre de l'harmonie, même si sa fondation légendaire débute aussi par un chaos : le meurtre de Rémus par Romulus.

La chute de l'Empire romain allait entrainer la transformation d'un monde pensé comme ordonné, harmonieux, équilibré, vers un monde segmenté, clivé, conflictuel, marqué du sceau du chaos avec ce qui le symbolisera le plus fortement : les invasions barbares. L'affaiblissement du centre organisateur, unipolaire, allait céder place à un monde multipolaire, dans lequel tout redevenait périphérie. En quelque sorte on assistait à une disparition de l'Etat et du droit, et donc de l'abstraction organisatrice, au profit d'un concret de proximité : le château et le seigneur féodal. Ceci n'allait pas sans modification des conceptions qu'on se faisait de l'Homme. Si le monde gréco-latin avait pensé l'Homme comme un citoyen, fragment d'un ensemble, dont il était un élément qui en permettait le fonctionnement, le général étant plus important que le particulier, la féodalité allait penser l'Homme comme inscrit d'abord dans une relation de particulier à particulier, possiblement toutefois un rapport de dominant à dominé. On peut faire l'hypothèse que la charité, concept abstrait par lequel s'obtenait le salut individuel pour l'éternité, et qui étaya la relative acceptation sociale des « fols » au moyen-âge (au moins aux 12e et 13e siècles) fut, dans le même temps que la renaissance des villes, l'effacement de ce lien voulu comme particulier, spécifique, des puissants avec le Ciel, qui les

90 Homère, *L'Odyssée*

91 Virgile, *L'Enéide*

faisaient, à l'heure de leur fin, vouloir une sépulture dans le chœur des édifices religieux : églises, et plus encore abbatiales, en communication directe de la terre au ciel. Le monachisme (de monos, seul), dont ce fut la grande époque, avant le siècle des cathédrales, reflète également cet importance du lien personnel, direct, avec le Dieu Pantocrator, tout puissant, en aucune façon semblable au commun des mortels, ce qui sera cependant la règle à partir du 13e siècle, le fils crucifié, souffrant comme les mortels, devenant alors une référence, accessible à tous, et non à quelques privilégiés[92].

On fait donc l'hypothèse[93] que les malades mentaux furent assez bien acceptés au temps du moyen-âge, au moins à partir du 13e siècle[94], comme autant d'images de la condition du Christ. A vrai dire on dispose d'assez peu de renseignements, notamment archivistiques, (qui permettraient de valider nettement cette hypothèse) pour mettre au jour ce que fut l'existence des gens de peu, sans importance et sans écriture (on ne conserve une trace que des puissants, et des clercs, ces derniers étant quasi les seuls à maîtriser l'écrit, donc à pouvoir faire et laisser un souvenir d'eux-mêmes comme des puissants dont ils se faisaient le

---

[92] Vauchez A., *La spiritualité du moyen-âge occidental.*

[93] A vrai dire il s'agit d'un raisonnement a contrario, à partir de ce qu'on sait de ceux qui mobilisaient les attitudes répressives, parce qu'ils fragilisaient l'Eglise. En légitimant par le sacre du roi la puissance de ce dernier, l'Eglise en faisait en quelque sorte son débiteur, et, lui en étant redevable, il mettait à son service son bras séculier contre ceux qu'elle désignait comme hérétiques, qui ne reconnaissaient pas la pertinence de son organisation cléricale, et ce qui la fondait : son interprétation du dogme religieux, et les célébrations qui les rendaient visibles, compréhensibles, opérantes. Les « fous » par ailleurs, du fait de leur folie, ne pouvaient guère s'organiser de manière cohérente, pour apparaître constituer un danger. Car ce qui faisait le danger des hérésies, c'était moins leur contenu, que le partage de celui-ci par un collectif organisé, cherchant à le diffuser, et à mobiliser des approbations et adhésions favorables à celui-ci ; raison de plus quand l'hérésie gagnait les sphères d'influence ou de pouvoir, comme ce fut le cas de l'hérésie cathare (encore que l'hérésie servit de prétexte à une opération d'annexion – mutatis mutandis, comme il en est avec la guerre d'Ukraine aujourd'hui).

[94] Dans le monde musulman cette acceptation parait avoir été habituelle, notamment au sein de Bîmâristâns, institutions charitables, mais orientées vers une compréhension clinique, et de véritables traitements avec médecins et pharmaciens, et dans lesquels on est à la fois accueilli et hôte, ce que le mouvement de psychothérapie institutionnelle réinventera au 20e siècle, avec l'insistance sur la vie collective, ainsi que les responsabilités exercées par les patients, comme vecteurs de mieux-être, voire de (ce qu'on ne nommait pas encore ainsi) de réhabilitation psychosociale.

porte-voix, le porte-parole, le porte-plume). Certes il n'est pas impossible de supposer que certains de celles et ceux qui se plaçaient hors des mesures communes, pouvaient se retrouver emmurés, ou discrètement supprimés. Mais la répression s'abattait d'abord sur ceux qui s'écartaient de la norme religieuse : les hérétiques, et plus globalement tous ceux s'éloignant des commandements de l'Église, plus que sur ceux qui présentaient une étrangeté comportementale. Si bien que ceux qu'on ne désignait pas encore comme malades mentaux, sinon peut-être comme possédés, voire fous, et dont les conduites et attitudes pourraient les désigner aujourd'hui comme tels, furent relativement bien tolérés, leurs comportements, dans l'ensemble, n'apparaissant pas particulièrement scandaleux, et même dignes de l'amour et de la charité du Christ, de la mise en œuvre à leur sujet des vertus théologales que sont la foi, l'espérance et la charité.

Pourquoi pouvait-il en être ainsi ? Parce que la conception[95] du Christ, vrai homme et vrai Dieu[96], avait imposé l'idée que tout homme est à l'image et à la ressemblance de Dieu, surtout s'il est pauvre, souffrant, rejeté ; et que, par conséquent s'il est dans l'errance et vit de la charité, chacun se doit d'accueillir le mendiant, possiblement Christ en personne ; comme le Christ, et ceux qui, au 13e siècle, s'efforçaient de vivre comme lui, de lui ressembler : les ordres mendiants, et plus particulièrement les Franciscains, qui, à l'inverse de l'ordre de Saint-Benoît, et d'abord de l'expression qu'en manifesta la toute-puissance clunisienne, ne cherchaient pas à affirmer un Dieu en gloire, en majesté, mais un Dieu en pauvreté, serviteur des serviteurs, plus proche des misérables que des puissants. L'errance, la déambulation, la mendicité, la conversation avec quelques autres invisibles (Saint François d'Assise parlait aux oiseaux) pouvaient, par suite de cet habitus franciscain, être des modalités d'accès à la sainteté, signes d'élection divine, en tout cas permettant de rapprocher de Dieu ceux qui se conduisaient de la sorte, dont les fous, pour qui c'était souvent une manière d'être. Par ailleurs les conduites d'errance ne choquaient pas à ce moment du Moyen-Age, et même étaient valorisées, à travers notamment les pèlerinages, dont les croisades ne furent qu'une des modalités[97]. On ne peut dissocier les

---

95 Façonnée par la spiritualité franciscaine.

96 La « querelle du Filioque » a d'ailleurs montré qu'il y eut hésitation pour que la figure du Christ, le Fils, s'imposât comme vrai Dieu, à égalité avec le Père.

97 Peut-on penser que ces déambulations multiples (non limitées aux pèlerinages) correspondent à une augmentation de la natalité, avec des ressources naturelles

pèlerinages de « l'invention des reliques », qui justifient leur existence et constituent le but des déplacements. Le pèlerinage ramène à Dieu, et constitue un mouvement vers Dieu, témoignant en tout cas de cette intention pour celui qui s'y astreint. C'est dans la Jérusalem terrestre une esquisse de cheminement en direction de la Jérusalem céleste, ce que symbolise aussi l'élévation des cathédrales qui se bâtissent à cette même époque. C'est la mise en pratique d'une parole de Saint Paul : *« Qu'il se fasse fou pour devenir sage car la sagesse de ce monde est folie devant Dieu*[98] *».*

C'est pourquoi les pèlerinages pouvaient être considérés comme des moyens susceptibles de réduire les éventuels comportements trop aberrants, traitements de ceux qui ne s'appartenaient plus, puisque possédés par un Autre : le démon, dont il fallait les débarrasser. Dès lors ces comportements n'étaient pas considérés (pour autant qu'ils n'aient pas été assimilés à des symptômes d'hérésie, d'irreligiosité – et c'est le regard, donc le jugement d'un tiers extérieur, d'un sachant – ici un clerc – qui l'établira ou non, qui fera ou non la distinction entre une possession malgré soi, et un choix volontaire d'hérésie) comme intentionnels et volontaires, ce qui leur valait l'indulgence des autorités religieuses, à condition de respecter les pénitences imposées pour entrer en voie de rédemption (donc de guérison). Les aliénistes, puis les psychiatres (notamment dans la pratique de l'expertise psychiatrique) se substitueront presque terme à terme à cette cléricature distinguant entre l'intentionnel et le volontaire, ce qui est symptôme psychiatrique, et ce qui ne l'est pas. C'est bien pourquoi on peut qualifier leur pratique – et toute l'organisation asilaire – de liturgie. Il est à noter qu'au 17e siècle cette distinction ajouta un critère de genre : ce sont les femmes (accusées de sorcellerie) qui furent considérées comme suppôts préférentiels d'hérésie (et de sorcellerie).

Qu'à la fin du Moyen-Age Erasme ait pu écrire « Eloge de la folie[99] » et Sébastien Brandt la « nef des fous[100] » voilà qui confirme cette relativement bonne acceptation, en tout cas dans certains milieux lettrés. C'est par la voix et le regard de cet autre, de cet étranger, qu'on

---

(alimentaires) insuffisantes pour satisfaire les besoins d'une population accrue, ou à une fuite devant les fléaux (guerres, épidémies – peste-) ; en tout cas des errances de misère (comme nos actuelles migrations) ?

[98] Saint Paul, 1re lette aux Corinthiens, 18/19

[99] Erasme, *Eloge de la folie*

[100] Brandt S., *La nef des fous*

perçoit le monde tel qu'il est. Il en est de même avec la figure du « fou du roi », ce double (ici double de la société) qui dit (ou mi-dit, voire médit) ce qui est mal et pourrait être mieux. Si ceux qui étaient considérés comme fous, insensés, et pas encore malades mentaux (et la nomination assigne à une place, définit un habitus, et finalement peut stigmatiser, c'est-à-dire rendre visible une différence, et une étrangeté, donc permettre un éloignement de la communauté, une relégation) pouvaient bénéficier d'une relative tolérance, ce n'étaient pas le cas des lépreux qui, eux, étaient véritablement exclus de la communauté. De ce point de vue le langage populaire, tel qu'il exprimera plus tard ces situations, est assez juste qui dit que ces personnes « sont à l'ouest – c'est-à-dire ayant perdu le chemin de Jérusalem -, ou « ont perdu le nord (c'est-à-dire le repère de l'étoile polaire, de l'étoile du berger qui guida les rois mages, la direction qui permet d'aller vers Dieu), mais ils ne sont pas encore étiquetés malades (c'est-à-dire comme ayant passé, tel le Docteur Faust, un pacte avec le mal, le Malin, le Diable). Leurs attitudes, pour discordantes et étranges qu'elles soient, ne sont pas encore perçues comme intentionnelles. Ce qui deviendra la règle à l'époque classique.

En revanche c'était le cas pour les lépreux dont on interprétait les marques corporelles de leur maladie comme de possibles contrefaçons des stigmates du Christ, ce qui, peu ou prou, était une manifestation d'hérésie suffisant à les exclure de la communauté, à laquelle ils cessaient d'appartenir. Ils subissaient l'office des morts, cachés sous un drap noir, avant d'être obligés de s'écarter des lieux d'habitation[101] (ils habitaient des cabanes en périphérie, - espaces alors appelés bordes -, de prévenir de leur passage en agitant une crécelle, et d'avoir une marque sur leur vêtement les désignant, permettant de les identifier - une patte d'oie rouge[102] -).

Les lépreux, dans leurs bordes, leurs marges, peuvent être considérés comme les représentants de la marginalité au Moyen-Age. Etaient-ils les seuls marginaux ? Sans doute pas, puisqu'on fait parfois référence à

---

[101] Dans certaines régions (Occitanie, Languedoc, Catalogne) on va les appeler « cagots », dans d'autres (Bretagne) « caquins » ; à partir d'un radical cac (qui signifie sale) et qui désigne la matière fécale.

[102] L'oie est une messagère ; dans la tradition romaine elle prévient des dangers (les oies du Capitole), et dans la tradition celtique elle est messagère de l'autre monde, celui des morts.

la « Cour des Miracles[103] », espace de non-droit, lieu de rassemblement de divers marginaux, qui pourrait, mutatis mutandis, s'apparenter à nos modernes squats, dans laquelle, sous une apparence de chaos, peuplé de personnes différentes par leur situation, dont certainement des fous, des handicapés, des prostituées, mais aussi des criminels, pouvait tout de même exister un ordre, une organisation, peut-être fondée sur le droit du plus fort. La poésie et la personne de François Villon montrent qu'un même comportement (errance, oisiveté, déambulation, etc.) n'est pas considéré d'une manière identique selon les époques, mais aussi selon les espaces dans lesquels il se déroule, et selon l'habitus associé à ces espaces. Ainsi l'espace de déambulation à proximité d'un couvent, pour un comportement relativement semblable, fait présumer d'un habitus acceptable, et dans une cour des miracles, d'un habitus suscitant la méfiance et le danger. Dans ces conditions l'Etre d'une personne apparait moins défini par ses étants, ses rôles, attitudes, comportements, que par les personnages que leur construisent nos représentations, par ce qu'un groupe voudrait qu'il soit. De ce fait, le fou, l'insensé, semble d'abord une construction sociale, un logos, avant d'être un individu singulier, logos construit et appliqué d'abord pour comprendre, donc maîtriser, l'étrangeté, donc la distance que nous percevons comme nous différenciant de lui, et qu'on fera plus ou moins grande, degrés d'acceptation ou de refus, de tolérance ou de stigmatisation.

⁂

A Bourges la toponymie nous permet de savoir où se trouvaient les lépreux : en dehors de la ville, séparés d'elle par la rivière l'Yèvre, et les marais, au niveau d'une élévation de terrain au-dessus d'une zone de marais et de rivières, dite Butte d'Archelet, ce que rappelle, sur le site, la voie « chemin de Saint Ladre », et le cimetière « Saint Lazare », dénominations qui indiquent que s'y trouvait un lazaret, qui, après les lépreux, accueillit aussi ceux qui furent atteints de la peste. En 1172 on

---

[103] Popularisée par Victor Hugo, dans son roman « Notre-Dame de Paris » ; il en existait sans doute plusieurs à Paris, vers la rue Réaumur, dans l'actuel 2e arrondissement, dans le faubourg Saint Marcel, peut-être aussi à l'emplacement du boulevard Bonne Nouvelle, ainsi nommé à cause de la bonne nouvelle que fut sa suppression par le lieutenant de police La Reynie. En ce qui concerne Bourges, sans avoir de certitudes absolues, certaines architectures peuvent faire présumer que pouvaient exister de tels espaces dans des faubourgs : aujourd'hui avaricum, Saint Privé, rue Gambon.

y édifia une maladrerie, dont les traces disparurent lorsqu'on traça la rue de Turly. La Butte d'Archelet, en soi, est un tumulus, c'est-à-dire un lieu de sépultures datant de la haute antiquité, par conséquent déjà séjour des morts, qui pouvait donc accueillir ces morts civils qu'étaient les lépreux. Mais ce tumulus est situé sur une colline qui surplombe la rivière, constituée d'affleurements calcaires, qui permirent, dès l'époque romaine la culture de la vigne. On retrouvera cette culture de la vigne, sur un terrain semblable, une colline calcaire, un topos similaire là où s'édifiera, bien plus tard, l'asile d'aliénés.

⁂

Il existe plusieurs lieux de pèlerinage identifiés comme ayant été des lieux où pélerinaient des « fous », sans doute conduits par leurs familles, mais où devaient s'agréger nombre de mendiants et d'errants. Mais il est probable qu'en ces temps de piété populaire, « d'invention » des reliques, il y eut d'autres lieux, dont la trace comme le souvenir ont été perdus. Il n'est pas impossible de penser que certains de ces lieux de pèlerinage, ont christianisé des croyances plus archaïques, ou même les ont détournées, en raison de leur aspect métaphorique suggestif : il en est ainsi à Bourges de la confrérie Saint Loup, qui inscrivait les enfants baptisés pour les préserver des peurs, le loup étant l'animal qui, dans les campagnes, mobilisait et cristallisait toutes les peurs, mécanisme évident de résilience et de maîtrise des anxiétés. Ceci fonctionnait par pure métaphore, et même pure analogie. (comme on peut penser que Saint Ursin, saint évangélisateur du Berry, est la christianisation de l'ours, animal disant le caractère sauvage de la contrée. Cette métaphorisation signifiait aussi un recul du paganisme, accompagnant l'évangélisation qui accompagnait, pensait-on, un moindre degré d'ensauvagement ne pouvant se faire qu'au prix de quelques concessions à de possibles divinités païennes ; en effet l'ours, double animal de l'homme [qu'on trouve dans nombre de légendes, dont les légendes arthuriennes, - en Gallois Arthur vient de Arth : ours, et Ur : homme -], était l'objet d'un culte, célébré, croit-on, à une date proche de ce qui deviendra le 11 novembre, où l'on fête Saint-Martin, évangélisateur de la Gaule.

Ces lieux de piété populaire étaient nombreux., et tous n'ont pas été répertoriés. Citons en Belgique la ville de Geel, qui garda sa tradition d'accueil des malades mentaux au sein de la société, jusqu'à inspirer ce qui deviendra l'accueil familial thérapeutique, c'est-à-dire ce qui fut mis en place par le Docteur Auguste Marie à Dun-sur-Auron et Ainay-le-Château, sous le nom de « colonie familiale ». Pour les pays de langue d'Oc (grosso modo, le sud de la Loire), on a identifié Saint Menou, dans le département de l'Allier, (sur des terres qui dépendaient de l'abbaye de Chezal-Benoît) où, dans l'église du village du même nom, se trouve la châsse de Saint Menou, appelée « débeudinoire », débreudinoire, car les insensés et faibles d'esprit, dans ces contrées, étaient appelés « beurdins[104] », avec les variantes « berdins », « bredins », « berlot », « berlodiot », un « berlodiot » étant un naïf, quoique souvent doué de bon sens. Sur cette châsse des orifices sont ménagés de manière à y glisser la tête afin de contempler les reliques du saint, car Saint Menou était en ces contrées considéré comme le saint protecteur des « fols », et peut-être aussi des faibles. Menoux, ou Menulphe, était un évêque irlandais, connu comme protecteur des pauvres, et pour sa grande charité.

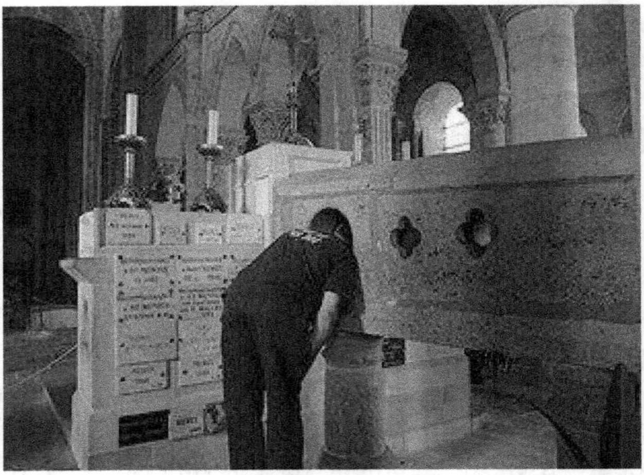

debredinoire -Saint Menoux

En pays de France, le saint protecteur est Saint Mathurin, et le lieu de pèlerinage se trouve à Larchant, près de Nemours, en Seine-et-Marne,

104 Ce mot s'est formé à partir du latin brittus, qui donnera Breton, Britannique, Bredouiller (c'est-à-dire qui parle une langue qu'on comprend mal ou ne comprend pas.

près de la basilique Saint Mathurin[105], connue par un tableau de Baltus, daté de 1939, également célébrée en son temps par le poète Pierre-Jean Jouve[106].

Ces pèlerinages aux Saints Patrons relèvent de la piété populaire, et associent dévotions, pratique religieuse, avec, sans doute, des manifestations plus festives, plus profanes, et probablement des expressions de la charité, pour les donneurs comme pour les receveurs. Ces manifestations de piété populaire se sont transformées au fil du temps, et jusqu'à nous, s'agrégeant en figures plus universelles, plus généralistes, représentant, derrière un comportement individuel des éléments spirituellement plus abstraits, dans lesquelles la dimension strictement utilitariste (encore qu'on ne sache rien des représentations mentales des pèlerins du Moyen-Age) semble s'effacer au profit d'un objectif plus strictement religieux.

⁂

DU CHAOS A L'HARMONIE

L'HÔPITAL GÉNÉRAL

C'est un paradoxe qu'au moment où le Moyen-Age cède la place à cette période intermédiaire qu'on va appeler la Renaissance, c'est-à-dire au retour à un ordre ancien, l'antiquité gréco-romaine considérée comme un modèle de perfection antérieur au désordre s'installant avec ce qu'on nommera les invasions barbares, alors même que la folie apparait comme un double susceptible d'incarner une forme de vérité, même codée, ce dont peut témoigner cette espèce d'institution qu'est le « fou du roi », la situation réelle des fous se dégrade, au point qu'ils vont remplacer les lépreux comme représentants du mal, par conséquent à mettre à l'écart, à retirer du monde des vivants, à enfermer. Le « fou du roi » est un simulateur, qui va remplacer le « fou de cour », vrai malade qu'on trouvait dans certaines cours princières à partir du 12e

---

105 Un tableau de Balthus, œuvre de 1939 – collection particulière - (lequel était lié à Antonin Artaud) de 1939 représente l'édifice. Balthus était très lié avec le couple Jouve-Reverchon.

106 Jouve P.J.,Mémoire de Larchant, *Les cahiers du Rhône,* avril 1942.

siècle. Il incarne le double, l'ombre par rapport à la lumière, rappelant que « la Roche Tarpéienne est proche du Capitole », rappelant aussi à l'envoyé de Dieu sur terre qu'est le Monarque qu'il doit toujours se défier des tentations du Malin. Mais si le « fou de cour » peut être victime du Malin, il n'en est pas une contrefaçon, et reste une créature de Dieu, qui bénéficie de la sollicitude et de la compassion de la Vierge Marie, ce que peut indiquer ce pendant du sceptre qu'est la marotte qu'il tient à la main, (marotte, marionnette, Marion, Marie), qui dit qu'il est la partie petite, pauvre, fragile, de la puissance, mais que celle-ci n'est pas en dehors de la vérité. Ce double, c'est finalement la part étrange de nous-mêmes ; on pourrait presque dire l'inconscient par rapport à la conscience. Mais celui qui le remplace, ce « fou du roi » simulateur n'incarne plus une vérité, n'est plus qu'une coquille vide, et parce que simulateur, rien qu'un décor, un faire semblant. Du faire semblant au faire exprès, il n'y a plus alors qu'une différence de degrés. Ce simulacre de folie, qui en singe les travers, en les montrant sous l'angle du ridicule et du grotesque, indique que la folie ne bénéficie plus de la même considération ; acceptée, puis moquée, et donc par ce fait stigmatisée, elle va, progressivement, connaître le rejet. Aussi la situation de ces anormaux (fous) va progressivement se modifier à partir de la Renaissance, et plus encore à partir du 17e siècle. Pourquoi ? Peut-être parce qu'on va progressivement faire le lien entre croisade et lèpre (et retour de croisade du croisé atteint de la lèpre, ou resté mort en Terre Sainte et l'ayant contracté, et plus encore, atteint comme Saint Louis de la peste), faisant apparaître un paradoxe : ce qui doit guérir peut augmenter le mal[107] ! Dès lors c'est qu'il y a résistance, qu'on ne se laisse pas toucher suffisamment par la miséricorde de Dieu ; et possiblement intentionnalité, désir hérétique ! Probablement aussi parce que la Renaissance retrouve l'antiquité Gréco-Romaine, ce qui va amener progressivement une modification des cadres de pensée, des paradigmes idéologiques étayant les représentations sociales, en remettant l'accent sur une Idée de l'ordre, de l'harmonie, de l'équilibre (cette phronesis – prudence – aristotélicienne), à travers la philosophie grecque qu'on redécouvre. Peut-être aussi que l'Homme commençait à se percevoir au centre du monde (dans une perspective Prométhéenne), du fait de certaines découvertes, comme sujet de lui-même, se sentant moins sous la dépendance divine, inaugurant ainsi, sans en avoir encore pleine conscience, un mouvement de laïcisation de la société, ce que

[107] Soit un dilemme éthique évident.

Descartes formalisera comme l'homme *« comme maître et possesseur de la nature »,* l'homme comme responsable d'actes intentionnels, comme titulaire de sa volonté et disposant d'un libre-arbitre. Dès lors tout comportement déviant, s'écartant d'une moyenne, ne pourra qu'être considéré comme intentionnel, malveillant, donc difficilement acceptable. Cette époque sera celle de la maîtrise, maîtrise de la nature, et maîtrise de sa nature. Peut-être y a-t-il des causes profondes à cette modification des mentalités (et donc des conceptions idéologiques, reflétées dans la pensée, la culture, la création), en particulier un long cycle économique marqué par la récession. On ne peut pas négliger non plus, rappelons-le, les effets de la peste, qui a décimé, successivement un bon tiers de la population, assez indistinctement, si bien qu'il est impossible de l'expliquer par la punition divine des pécheurs éventuels, puisque bons et méchants sont pareillement frappés, obligeant à trouver d'autres explications, non pas internes, personnelles, sui generis, mais extérieures : l'errant, le chemineau, celui qui se déplace, qu'on accuse d'empoisonner puits et sources, et, bien sûr, ces autres boucs-émissaires de toujours que sont les juifs. Comme on ne peut pas ignorer les séquelles de la guerre de Cent Ans, associant déplacements et dangers : armées, bandes armées, grandes compagnies. Le pèlerinage, la pérégrination, le déplacement, d'encouragés deviennent redoutés, et le pèlerin, de modèle de vertu à imiter devient repoussoir. Toute déambulation est pensée comme facteur de désordre, tandis que l'ordre est recherché comme idéal. Dans une population décimée par la peste et les guerres, la pérégrination ne s'impose plus, et même se révèle facteur de désordre, associée à une représentation de fénéantise, inacceptable dans une société qui considère de plus en plus les hommes comme autonomes dans le choix de leur destin, pourvu qu'ils acceptent leur roi et sa religion. Il faut donc tout maîtriser ; nature, et corps, et esprits.

On va rencontrer le souci de maîtrise en de nombreux domaines : en architecture, avec l'architecture classique ; dans l'art des jardins, avec les jardins à la française ; dans la création picturale avec la perspective ; au théâtre, la règle des trois unités ; dans le gouvernement des hommes, avec la centralisation, et l'absolutisme royal, création de la lieutenance de police, etc. C'est pourquoi l'errance, la pauvreté, l'oisiveté, ne vont plus être acceptées, et vont être assimilées à des troubles à l'ordre public, à du désordre, qu'il convient d'endiguer, au même titre que le vol, la prostitution, le meurtre, etc. Ce sera l'objectif de diverses ordonnances royales, qui vont servir de base juridique à ce que Michel

Foucault désignera comme « le grand renfermement », un nomos, qui s'exercera dans un topos[108] : l'hôpital général, la Salpêtrière[109] pour les femmes et Bicêtre pour les hommes, dispositif étendu en 1662 à l'ensemble du royaume de France par une ordonnance royale. Plusieurs ordonnances royales vont se succéder : ordonnance de 1612 de Marie de Médicis créant l'hospice de la Pitié (sis à l'emplacement de Jussieu), ordonnance de Colbert de 1656, créant l'Hôpital Général de Paris, ordonnance de 1665 sur les galères, grande ordonnance criminelle de 1670. Les effectifs de Bicêtre (hommes) -environ 1500 personnes- correspondent à 10% de l'effectif de la Salpêtrière (femmes) ; car les femmes ont certainement plus de difficulté à échapper à la répression, mais les galères règlent – souvent définitivement – l'incarcération des hommes. La population féminine de la Salpêtrière, se répartit de la manière suivante, en 1670 : 1894 enfants de moins de 15 ans, 329 filles de moins de 16 ans estropiées ou teigneuses, 594 vieilles aveugles ou paralytiques, 262 vieux couples de plus de 70 ans, 380 prostituées, 465 vagabondes, 330 gâteuses, 300 folles violentes, 92 épileptiques.

En même temps une stricte discipline : une liturgia, va régler la vie quotidienne de ces lieux, appelés à vivre d'aumônes (on en reste tout de même à l'idée de Charité, en tout cas dans un aspect strictement utilitariste, économique, et non plus moral), toujours plus en diminution, et de leurs propres ressources, dans une perspective autarcique, les revenus du travail devant se substituer à ceux de la charité, en nette diminution.

Les hôpitaux généraux ne remplaceront pas les Hôtel-Dieu (bien que l'un comme l'autre aient la même étymologie, à savoir un lieu d'accueil et d'hébergement). Il y a dans la notion d'Hôtel-Dieu un aspect compassionnel, charitable, d'amour de l'humanité souffrante, à l'image et à la ressemblance de Dieu, où il faut aimer les hommes comme Dieu nous a aimé, jusqu'à sacrifier son fils pour nous, l'Hôtel-Dieu étant à la fois un sentiment et un bâtiment, un sentiment fait bâtiment ; alors que

---

108 Comme il y avait des sentiments faits bâtiments (La Charité, La Pitié), l'hôpital général est aussi un sentiment (quoique dénué d'empathie) fait bâtiment.

109 Par conséquent à l'emplacement d'un arsenal, d'une fabrique de poudre pour les munitions (on est proche de l'Arsenal et de la Bastille, où on entreposait armes et munitions) ; on désigne le lieu par un critère géographique ou utilitariste (ce qu'on y fait), et non plus par un critère théologique (le sentiment qui s'y exerce) ; c'est un indice de laïcisation de la société.

si l'hôpital général est également un bâtiment, il n'exprime pas le même sentiment[110] : il ne s'agit plus d'un sentiment compassionnel, basé sur l'amour et la charité, mais d'un désir d'ordre et de protection de qui, du fait d'un comportement assimilable à un vice, a refusé de se laisser atteindre par l'amour du Christ. D'une certaine manière l'hôpital général se veut un espace beaucoup plus rationnel (préfigurant l'organisation technocratique) que l'Hôtel-Dieu, qui reste imprégnée des représentations du Moyen-Age

⁂

A Bourges, comme ailleurs, le représentant royal (ce préfet avant l'heure représentant de l'Etat) : l'intendant de police, justice et finances, à l'époque Dey de Séraucourt, va mettre en œuvre les ordonnances royales établissant un hôpital général dans chacune des généralités du royaume, circonscriptions administratives de l'ancien régime. Les espaces en périphéries de ville du Sanitat, sur les terrains de l'abbaye Saint Ambroix, sont disponibles, par suite de la raréfaction des pesteux, comme des lépreux, mais le délabrement des constructions qui les hébergeaient (qui avaient toujours eu un caractère provisoire, et, qui plus est, peu rationnel) exigent une construction nouvelle : celle de l'hôpital général. Cette installation des hôpitaux généraux dans les espaces auparavant dédiés aux lépreux puis aux pesteux fut acté juridiquement, à Bourges, mais aussi dans le reste du royaume, puisque deux ordonnances royales, en 1664 et 1692, décidèrent de la suppression des léproseries et maladreries, et la dévolution de leurs biens aux hôpitaux généraux, hôpitaux généraux progressivement dégagés de la tutelle religieuse, monastique ou épiscopale, en quelques sorte laïcisés, les plaçant dans l'esprit d'une ordonnance de 1559 du roi Henri III, dont les articles 65 et 66 attribuaient l'administration des hôpitaux aux *« bourgeois, marchands, laboureurs »,* à l'exclusion du clergé et de la noblesse, réforme poursuivie par Henri IV en 1606, avec la création de la Chambre de la charité Chrétienne, puis par Louis XIII en 1612 avec la Chambre de la réformation générale des Hôpitaux. On notera que Bourges, ville royale, avait anticipé le mouvement dès 1657. On commencera par édifier la chapelle de ce nouvel hôpital général, dédiée à Saint Roch.

---

[110] Fiat E., *Grandeurs et misères des hommes,* petit traité de dignité

Considéré comme saint patron des pèlerins, médecins et apothicaires, mais aussi saint guérisseur de la peste, il n'est pas surprenant que les échevins de Bourges aient souhaité qu'on édifiât sur le lieu du sanitat une chapelle à Saint Roch, autour de laquelle, ensuite, vinrent s'ajouter les bâtiments de l'hôpital général, sur cet emplacement appelé aujourd'hui « Taillegrain » entre les marais arrosés par la rivière l'Yèvre, son faux bras : le Beaujouan (marais des Prés Fichaux) et les marais arrosés par la rivière le Moulon (marais des Prés le Roy), près d'une fontaine dont on considérait que les eaux avaient un pouvoir curatif : la fontaine Saint Ambroix[111] (sise devant la Chapelle Saint Roch), Ses eaux alimentées par le ruisseau le Beaujouan grâce à un aqueduc souterrain, considérées comme ferrugineuses, étaient censées guérir de la jaunisse, de la pierre (calculs rénaux et au niveau de la vessie), de la stérilité, et des maladies de langueurs[112]. Le médecin de Louis XIV les considérait comme plus efficaces que celles de Pougues les Eaux, et on dit que Louis XV, à la veille de sa mort, en réclama. On dit qu'à la veille de sa mort Louis XI aurait également demandé qu'on lui en fit porter.

Il en fut à Bourges comme ailleurs, on enferma, dans ces hôpitaux généraux, hommes et femmes dans des pavillons séparés, tous ceux dont l'oisiveté faisait craindre qu'ils soient facteurs et fauteurs de désordre, ou qui s'étaient déjà comportés comme tels, ainsi les condamnés, et plus généralement ceux qui n'exerçaient pas un travail, quelle qu'en soit la cause : condamnés, vieillards, estropiés (on ne disait pas encore handicapés), fous, orphelins, vagabonds, mendiants, prostituées, et même femmes enceintes, surtout les femmes du peuple, dont les maternités, trop visibles, témoignaient qu'elles n'avaient pas su résister à leurs instincts, passions, pulsions, continuant même à les exhiber. Ainsi s'explique que jusqu'à l'aube des années 1970 les services de maternité et de pédiatrie de l'hôpital de Bourges resteront situés sur ce site, et non au sein du centre hospitalier, appelé toujours Hôtel-Dieu.[113]

---

[111] Dans les années 750, évêque de Cahors, il se fit ermite et acheva sa vie en Berry, au bord de l'Arnon.

[112] Cette acédie redoutée dans les communautés religieuses.

[113] Jusqu'à la construction d'un nouvel hôpital dans les années 1990 nommé centre hospitalier Jacques Cœur.

Comme ailleurs il fallait que cet établissement soit le plus possible autonome, autarcique, vive de sa production, et des aumônes. A cette époque les aumônes se faisaient plus rares, et s'orientaient plus vers l'Hôtel Dieu que vers l'hôpital général. La proximité des marais permettait certes des cultures vivrières, ainsi que la culture du chanvre, cardé, filé, tissé par les femmes, tandis que le réseau des rivières et canaux irriguant les marais facilitait la pêche. De plus il faut souligner combien ce réseau de rivières et de canaux permettait une sécurisation du site, limitant les risques d'évasion. Quant aux hommes ils empierraient le mail, qu'on appela plus tard esplanade Séraucourt, avec les pierres et gravats provenant de la démolition de la grosse tour de Bourges, une forme de Bastille, que le pouvoir royal ordonna de démolir après les troubles de la Fronde. L'intendant Dey de Séraucourt, dans un rapport, se plaignait toutefois que le travail des hommes et des femmes enfermés rapportât peu, *« pas même le sel pour la soupe »*. Par ailleurs les effectifs d'enfermés ne furent jamais très importants si bien qu'on peut, avec Claude Quetel[114], contester l'appréciation de Foucault sur le « grand renfermement », qui se produisit, mais, plus tard, au 19e siècle, après la mise en œuvre de la loi du 30 juin 1838 sur les aliénés.

C'est dire qu'économiquement le modèle n'était pas très viable, à Bourges comme dans le reste du pays ; cela malgré un édit du 20 octobre 1693 qui taxait chaque propriétaire d'un sou par livre de bien possédé, sans exemption possible, ce qui signifie que les privilégiés y étaient également assujettis, taxe destinée à l'entretien des malades et des estropiés, mais qui favorisa surtout les Hôtel-Dieu. A tel point qu'en 1780 un édit de Louis XVI demanda aux hôpitaux de vendre la plupart de leurs biens et de les remettre à la caisse centrale des domaines qui leur verserait un intérêt, ceci afin de fournir des liquidités. En outre il aurait fallu un véritable corps policier pour arrêter, interner, surveiller, garder, les enfermés, les effectifs municipaux du guet, se révélant incapables de le faire. Qui plus est les effectifs des congrégations religieuses qui avaient en charge ces établissements commençaient à pâtir d'une crise des vocations, à l'exception de celles qui avaient directement un but charitable (et encore !), ce qui n'était pas complètement le cas des hôpitaux généraux.

L'expérience des hôpitaux généraux fut donc un échec. Le 18e siècle, siècle des Lumières et de la raison aborda le problème autrement, avec un souci philanthropique, mais aussi prophylactique, en mettant moins

---

[114] Quetel C., *Histoire de la folie*

l'accent sur la défense sociale, la protection de la société, que sur le traitement des patients. Rien ne changea vraiment dans l'architecture, l'organisation, la vie quotidienne, mais on passa d'une périphérie (les murs protecteurs) au centre (ce qui se passait dans les murs), et l'on inventa le traitement moral (théorisé par Pinel), c'est-à-dire qu'on espérait désormais une action sur les reclus, susceptibles d'évoluer et de se transformer, et non un simple enfermement, un simple retranchement du monde et des autres. C'est ce que symbolise cette métaphore, devenue mythique, de Pinel libérant les aliénés de leurs chaînes. Des lieux nouveaux ou transformés : les dépôts de mendicité, pouvaient prendre la suite des hôpitaux généraux.

⁂

LE DÉPOT DE MENDICITÉ

En effet cette expérience des hôpitaux généraux se révéla être un échec, d'abord sur le plan économique : ils ne sont pas autosuffisants, et sont même déficitaires, ne recevant plus assez d'aumônes, ce qui ne leur permet pas de vivre en autarcie. Il faut dire qu'une récession économique durable (dont les effets se font d'abord sentir avec les guerres de religion, ensuite avec les troubles de la Fronde, puis avec les décisions politiques de Louis XIV [guerres, révocation de l'Edit de Nantes, assèchement de la monnaie en circulation, à cause du coût représenté par la construction de Versailles, ainsi que des dépenses somptuaires plutôt que productives de la Cour]) s'associe à un désinvestissement sotériologique, cet attachement pour son salut (qu'on achetait ainsi) dont bénéficiaient les fondations religieuses agissant dans le domaine de la charité. L'investissement dans la vie future, pour l'au-delà passe désormais par le mécénat artistique, qui laisse une trace visible d'un avoir été, d'un passage sur la terre. Le Bien doit se faire visible, et on retrouve, dans cette prétention, la grande époque de l'antiquité qui voulait que l'éthique comme la politique eût des représentations esthétiques les reflétant. Ces hôpitaux généraux, qui vont regrouper indifféremment (la seule distinction étant celle du genre) délinquants, fous, indigents, prostituées, orphelins, infirmes, etc., vont, du fait même de cette cohabitation, faire apparaître des différences, et ainsi progressivement conduire à des séparations et à d'autres regroupements, établis sur des critères différents. En même temps le 18e siècle, siècle des Lumières, siècle de la raison et de la connaissance, va procéder sur ces populations avec un souci de classification, d'organisation, mais aussi de distinction, de séparation, à une taxinomie, sur le modèle de ce que fera Buffon dans le domaine de la zoologie et des sciences naturelles. La première séparation interviendra entre délinquants et criminels[115], et tous les autres. Et aux hôpitaux généraux (qui s'étaient le plus souvent installés à l'emplacement des lazarets) qui garderont une population d'infirmes et de vieillards, d'orphelins, vont succéder des dépôts de mendicité[116], créés par arrêt du Conseil du Roi du 21 octobre 1767, confirmant une déclaration royale du 3 août 1764. Une ordonnance royale sur les dépôts de charité du 27 juillet 1777 en précisera le fonctionnement, notamment les modalités économiques, y imposant une forme de travail obligatoire (souci d'autarcie et d'autosuffisance, mais aussi idée que le travail est un moyen de rééducation, de reconstruction d'une personnalité et d'une situation sociale, soit une conception ergothérapeutique avant l'heure) avec ateliers de cardage de la laine et de tissage de toiles. Napoléon Ier décrètera qu'il en faudra un par département (les futurs asiles départementaux d'aliénés n'auront plus qu'à s'installer dans ce cadre normatif et organisationnel). Le code pénal de 1810 érige d'ailleurs la mendicité en infraction (ce qui donne toute sa force à la valeur travail[117]), d'abord punissable de détention, tandis qu'à l'issue il y a transfert vers un dépôt de mendicité, où s'effectue ce qu'on pourrait définir comme une peine complémentaire, qui est aussi une peine de correction, permettant de faire évoluer la personne. Ce code pénal Napoléonien apparait donc en retrait par rapport à l'esprit philanthropique de la Révolution Française, puisqu'il sanctionne la mendicité, considérée comme un délit, et plus seulement un fléau social causé par un contexte économique, ce que, en substance, l'Assemblée Nationale avait reconnu en créant en 1790 un Comité de mendicité, la

---

[115] Avant leur jugement, car après le problème était réglé de manière définitive par l'élimination immédiate ou différée avec la condamnation aux galères.

[116] Perry C., *Les dépôts de mendicité sous l'ancien régime et les débuts de l'assistance aux malades mentaux (1764 – 1790).*

[117] Valeur bourgeoise par excellence, issue de la Révolution française, qui substitue les valeurs du negotium à celles de l'otium (pas simple loisir, mais service de la cité : pour les clercs, prier, pour les nobles, faire la guerre, défendre, moins le sol, que leur suzerain [le Roi], ce qui deviendra assurer le service du Roi [à la Cour notamment). C'est le remplacement de la morale aristocratique par une morale méritocratique.

faisant prendre en charge par la Nation, avec les moyens provenant de la vente des Biens Nationaux (forme de solidarité nationale). Cependant il y a comme une tentative de réintroduire le pauvre dans une économie mercantiliste, le travail devenu valeur méritocratique, fondatrice d'une morale de la progressivité, en rupture avec la morale aristocratique, segmentée, de l'ancien régime, qui faisait du travail une punition, une tâche originelle, n'épargnant que quelques élus : ceux qui combattent et ceux qui prient. Avec les dépôts de mendicité s'impose l'idée d'un lieu de détention carcéral, ajoutant à la simple relégation, protectrice de l'ordre public, une visée correctrice, rééducative, à la fois l'amélioration de l'homme et de la société. En 1781 un rapport de l'inspection des hôpitaux et maisons de force préconise la sortie des *« guéris »,* tandis qu'une ordonnance de 1785 contenant une *« instruction sur la manière de gouverner les insensés et de travailler à leur guérison »* associe enfermement et soins à prodiguer. D'une certaine manière le geste mythique de Pinel libérant les fous de Bicêtre et de la Salpétrière de leurs chaînes (geste imité de Pussin, son surveillant, à Bicêtre, puis à la Salpêtrière) le symbolise : de la chaîne à la camisole, la contention demeure, mais la liberté d'aller et venir est plus grande, la camisole n'empêchant pas la mobilité et les déplacements. A ce propos on peut considérer que la psychiatrie va se construire sur deux mythes : ce geste de Pinel, et plus tard, l'épopée de Saint Alban sur Limagnole. Le mythe a conféré au geste de Pinel une puissance magique. Mais ce ne fut pas si simple, en cette période de la Terreur, et en 1794, l'autorisation donnée par le conventionnel Couthon ne le fut pas sans réticence : *« Malheur à toi si tu nous trompes et si tu recèles des ennemis du peuple parmi les insensés ».*

L'époque était à l'optimisme. Les prisons allaient devenir des « maisons d'arrêt et de correction », et l'élimination devint moins la règle, le Code pénal fixant une gradation des peines ; et c'est d'ailleurs la population délinquante et criminelle, facilement identifiable à partir des définitions du Code pénal (effet aussi de l'organisation napoléonienne, sur le modèle, quoique moins abouti, du Code civil ou Code Napoléon), donc sur la base d'éléments objectifs, qui sera la première séparée du reste des internés, et placée dans des lieux de détention spécifiques : les prisons. Ainsi s'esquissait une possible démarche thérapeutique, (ce qu'on appellerait aujourd'hui de réhabilitation psychosociale) dans des lieux qui ne seront plus seulement pensés comme des lieux de détention, de relégation, de mise à l'écart, mais comme des lieux d'assistance et de réinvestissement de son humanité, de reconquête d'un ordre intérieur, par l'effet positif de l'ordre extérieur, servant de guide, d'assise, d'étayage et de modèle prescriptif, vertu par conséquent de l'exemplarité, ce que Pinel théorisera comme « traitement moral ». Un esprit philanthropique, une charité non plus sous-tendue par des motifs uniquement religieux, mais aussi par des motifs humanistes, va cohabiter avec la persistance d'un esprit répressif. C'est donc au sein des dépôts de mendicité, plus qu'au sein des hôpitaux généraux que va se déployer l'idéologie de l'harmonie, laquelle se voudra ordre intérieur, imitation, introjection, de l'ordre extérieur, portée par ces trois dimensions du nomos, du topos, du logos, préfiguration de l'édifice abouti constitué par la loi du 30 juin 1838. Cette taxinomie, ce souci descriptif et classificateur, ordre mental, harmonie intérieure, par rapport au seul souci de l'harmonie extérieure de la période précédente, sont portés par le développement d'un regard clinique, observation de symptômes regroupés en syndromes, identifiés comme des maladies, des désordres, des déséquilibres, explicables par des causes, une étiologie, et amendables par des thérapeutiques. L'encyclopédie de Diderot et d'Alembert sera une parfaite illustration de cette attitude. L'Homme n'est plus soumis aux seuls caprices de la nature, au destin, aux déterminations divines, et il peut, tel Prométhée, modifier le cours des choses, pour autant qu'il dépasse par l'analyse (Descartes est passé par là !), et l'exercice de la raison les simples constats effectués, à articuler selon une méthode, un dénominateur commun. Claude Bernard théorisera cette démarche dans son « introduction à l'étude de la médecine expérimentale[118] », qui allait devenir la démarche scientifique par excellence, dont le 19e siècle, siècle positiviste, ferait, sous l'influence d'Auguste Comte, comme une nouvelle religion, mais qui trouve son origine dans le Siècle des Lumières. La loi du 30 juin 1838 sur les aliénés donnera un corpus global, définitif, hiérarchisé, à ce qui, cependant, n'est encore qu'essais et erreurs.

Nombre de dépôts de mendicités se sont installés, au 18e siècle, dans des institutions religieuses désertées par une crise des vocations[119], (certains bâtiments menaçant même ruine), espaces vacants et disponibles, mais aussi parce que les bases topographiques et

[118] Bernard C., *Introduction à l'étude de la médecine expérimentale*

[119] Avant même le décret de l'Assemblée Constituante du 13 février 1790, qui supprima les vœux monastiques et abolit les ordres religieux, autres que ceux ayant une vocation hospitalière.

organisationnelles sur lesquelles se développeront lesdits dépôts de mendicité étaient en place, prêtes à resservir pour d'autres situations ; ces bases se trouvaient déjà au niveau du topos, tandis qu'on pouvait s'inspirer de leur logos, de leurs organisations et réglementations particulières, et ces lieux où l'on cherchait le retour vers Dieu dans l'oubli de soi devinrent des lieux où l'on cherchait le retour à soi, à sa vraie nature, dans la perspective (quoique lointaine, incertaine, souvent purement théorique), de retrouver le monde, à travers une démarche en quelque sorte spinoziste. A l'inverse les monastères cherchaient l'oubli du monde, par suite d'un choix personnel de mise à l'écart, contrairement aux hôpitaux généraux qui visaient une mise à l'écart du monde imposée à ceux qui en étaient retranchés. Quant aux dépôts de mendicité ils chercheront à permettre de retrouver le monde extérieur, d'une manière adaptée, en utilisant pour corriger les inadaptations, le temps de la mise à l'écart. On pourrait dire que si les fins furent différentes, même opposées, les moyens furent semblables. On réutilisa des lieux monastiques en grande partie désaffectés, et, de la même façon qu'on en gardait l'architecture physique, on en garda l'architecture mentale, une règle, minutieuse, précise, détaillée, immuable, comme l'était la liturgie des heures. On se coula dans un moule existant. Ceci permet de percevoir combien, même quand ils ont physiquement disparu, les murs de l'asile restent présents dans les têtes. Tenon[120],[121] écrivait d'ailleurs que *« les murs des hôpitaux sont eux-mêmes des remèdes »*. Nomos, topos, logos, ont formé, informé, formaté, les architectures juridiques, physiques, mentales, de la psychiatrie d'une manière durable, et, oserait-on même dire, presqu'indélébile, tant il est vrai que, malgré des évolutions plus ou moins abouties, plus ou moins avortées, il y a toujours comme un éternel retour du même, cette structure schématique d'un passage du chaos à l'harmonie.

Ces dépôts de mendicité étaient très contrôlés par le préfet, qui en nommait le directeur, même après que celui-ci devînt obligatoirement un médecin (comme ce sera la règle dans les établissements psychiatriques, même publics, jusqu'en 1960), mais ils étaient administrés par une commission de surveillance, composée de notables, eux-mêmes désignés par le préfet, et renouvelables annuellement par

---

[120] Tenon J., *Mémoire sur les hôpitaux de Paris,* 1785, consultable sur le site Gallica, Bibliothèque Nationale de France

[121] 1724-1816, chirurgien, il fut élu député de la Seine-et-Oise, à l'Assemblée Législative en 1791

cinquième, souvent des conseillers généraux ou des anciens conseillers généraux.

⁂

A Bourges, le dépôt de mendicité s'installa en 1765 dans l'ancienne Abbaye Saint Fulgent, devenu couvent des Minimes, en lisière du quartier d'Auron, (à l'emplacement du Parking Fulton, là où sera érigé plus tard, au 20e siècle, le dispensaire, puis Centre Médico-Social Fulton). La toponymie des rues alentour nous l'indique (rue des Minimes, rue de la Bienfaisance, rue des Vertus). Un dépôt de mendicité avait déjà été fondé en 1758 à Saint-Amand-Montrond, au lieu-dit « Le Petit Vernet ».

Le couvent des Frères Minimes de Bourges s'installa en 1617[122]. Il s'agit d'un ordre fondé en 1436, par Saint François de Paule, ermite calabrais, sous-ordre des franciscains, déjà eux-mêmes considérés comme frères mineurs, nommés « les tout petits », d'où le nom de Minimes, donc mineurs minorum, moines franciscains encore plus petits, faisant vœux de pauvreté, d'humilité, et se consacrant à la charité. Passant pour faire des miracles, François de Paule fut appelé par Louis XI mourant, et fonda un couvent à Plessis les Tours, où il mourut le 2 avril 1507. Le couvent des Minimes de Bourges s'installa sur le site de l'Abbaye Saint Fulgent, retrouvant en partie son patrimoine foncier, et sur les terres duquel le futur asile départemental d'aliénés sera, plus tard, construit ; là aussi où le dépôt de mendicité exploitait une ferme, dite de Beauregard, car située sur une colline, dominant le confluent de plusieurs rivières : l'Yèvre, l'Auron, le Moulon, donc des vallées vertes : lieu-dit également Vauvert ; confluent où s'installèrent les premiers peuplements de la ville, dans une cité lacustre rudimentaire, le marais favorisant la protection naturelle, mais aussi la nourriture (pêche, chasse), comme les débuts d'une agriculture vivrière.

---

[122] A peine 150 ans plus tard, il était vide, ce qui donne une idée de la crise des vocations, au moins pour le clergé régulier, à cette époque. L'abbaye cistercienne de Noirlac, dans le Cher, connut la même désaffection.

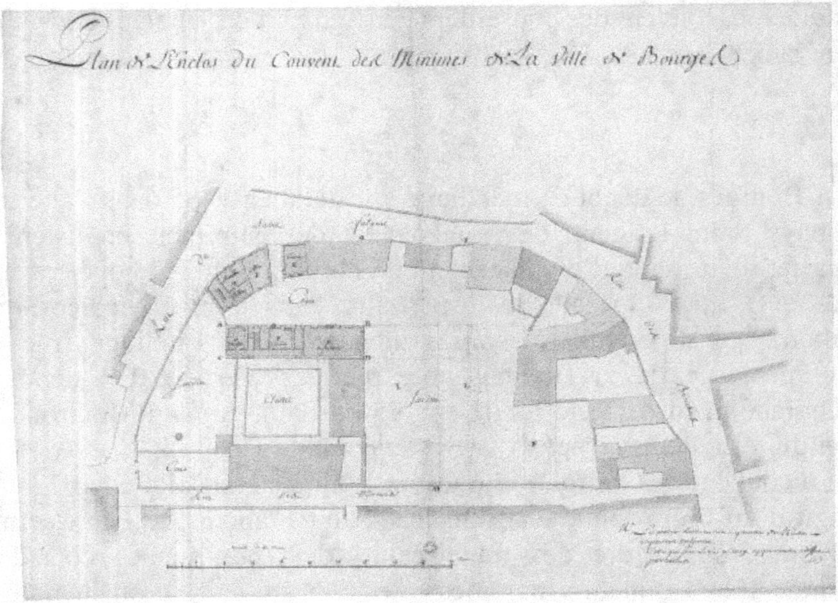

Couvent des Minimes- Bourges

Maison de force jusqu'à ce que les condamnés soient séparés du reste des hébergés pour investir des prisons situées dans les remparts de Bourges, de l'ancienne muraille de Philippe Auguste, au niveau des portes d'Auron et Saint Privé, le dépôt de mendicité va accueillir (à partir de la loi du 30 juin 1838) jusqu'à 300 personnes de deux sexes. Il s'organise selon les recommandations de Tenon pour ce type d'établissements, qui préconise un plan symétrique à 2 quartiers : hommes et femmes. A l'asile Saint Fulgent, on va tenter d'associer ces recommandations avec les contraintes du lieu. La chapelle va servir aussi d'ouvroir (lieu où l'on travaille) pour les femmes, en dehors des offices, tandis qu'en symétrie de l'église on va construire une nouvelle aile pour servir d'atelier aux hommes. On construit également des préaux, pour protéger des intempéries, ainsi que des cellules (appelées loges) pour les agités, et deux cachots (c'est une maison de force, qui, si elle se veut correctrice, est aussi punitive). On ajoute deux infirmeries (une pour les hommes, une pour les femmes), ainsi que des logements pour les religieuses (au nombre de 5 : 3 pour le service des aliénés, 2 pour le service des incurables), les gardiens, l'aumônier, le chirurgien. On aménage également une salle pour les gâteux, avec séparation entre les hommes et les femmes, ainsi que des dortoirs avec des couchettes, séparées les unes des autres de 50 cm et équipées de paillasses, dont on ne change la paille que tous les six mois environ, mais dans les infirmeries à chaque fois que *« la salissure l'exige »*. L'éclairage se fait avec des lampes à huile et des chandelles. Le chauffage est au bois, sauf pour les locaux des religieuses et des malades, qui sont chauffés avec de la houille (nommé charbon de terre). On utilise aussi des fagots (nommés bourrées) pour allumer les poêles et les fourneaux. On installe aussi des réservoirs pour recueillir l'eau de pluie.

.

Les religieuses entendent la messe tous les jours à 09h00 (ou à une autre heure pour celles occupées au service des malades ou de la cuisine). Les dimanches et jours fériés, à la même heure, tous, malades, comme personnels, doivent assister à l'office divin.

On se lève, l'été entre 05h00 et 06h00, et l'hiver entre 07h00 et 08h00. L'ouverture des portes est strictement encadrée : à l'intérieur du dépôt de mendicité à 09h00, et vers l'extérieur, à 10h30. Les portes d'ailleurs ne sont ouvertes que pour les besoins de la maison, et non pour le personnel qui, s'il peut bénéficier d'autorisations d'absence, est interdit de découcher.

La nourriture est la préoccupation centrale, à tous les niveaux : coût, quantité, qualité. Les religieuses en particulier se plaignent de la mauvaise qualité de la nourriture, ce qui est source de conflits entre la mère supérieure et l'économe. Il faut dire que lors des appels d'offres, les fournisseurs font des propositions trop basses, par rapport à leurs prix de revient, afin d'obtenir le marché, et tentent ensuite de se rattraper en livrant des produits de mauvaise qualité. Si la qualité de la nourriture ne fait pas l'objet d'un soin particulier, en revanche les quantités font l'objet d'une attention scrupuleuse : par exemple, la quantité allouée aux malades, si elle est moins importante que celle allouée aux valides, doit en revanche être plus diversifiée ; on entre dans la précision et la minutie des détails : ainsi les enfants valides (on est reconnu enfant jusqu'à 13 ans) ont droit à 55 décagrammes de pain par repas, et les enfants malades à 50 décagrammes, auxquels s'ajoutent 12 décagrammes dans la soupe.

Dans son rapport général sur les asiles d'aliénés, établi par le Docteur Constans, inspecteur général des asiles en 1865, après une inspection effectuée sur l'ensemble du territoire français afin de vérifier la mise en œuvre de la loi sur les aliénés du 30 juin 1838, ce dernier retrace l'évolution du dépôt de mendicité de Bourges. Il décrit une population marquée par l'errance et la précarité, l'asocialité et l'étrangeté : vagabonds, mendiants, voleurs, aliénés, épileptiques, des deux sexes, auxquels s'ajoutent les suspects en 1788, et en 1790 les condamnés des départements du Cher, de l'Indre et de la Nièvre, ce qui deviendra le ressort de la Cour d'appel de Bourges, avant même que cette circonscription territoriale judiciaire ne soit créée. Il a alors un statut de maison de force, avant qu'en 1817 les condamnés ne soient transférés à Limoges, et les suspects retenus dans des édifices de la muraille de Philippe Auguste, à Bourges, en particulier les portes d'Auron et Saint Privé. Le 29 mars 1817 le Préfet, par arrêté, transforme alors le dépôt de mendicité en Maison du refuge, accentuant son caractère d'hébergement de handicapés : physiques, mentaux, sociaux, donc lui reconnaissant un aspect s'orientant vers le sanitaire, le thérapeutique. La même année s'y installe une école d'accouchement, qui fermera en 1837. On peut penser que, pour justifier une école d'accouchement, le lieu fit office de maison maternelle, (d'où la présence d'enfants en nombre significatif) accueillant des femmes seules en état de grossesse, qu'on n'allait pas tarder à stigmatiser sous le nom de filles-mères.

L'espace est restreint, à peine un hectare (77 ares), pour accueillir 300 pensionnaires[123]. C'est dire que les conditions d'hébergement sont spartiates, dans des locaux trop exigus, et des bâtiments menaçants ruine. C'est reconnaitre qu'ils ne sont guère adaptés aux prescriptions, en matière d'accueil, contenues dans la loi du 30 juin 1838. Cependant le département du Cher, pour des questions de coût, ne donna pas suite au projet d'une nouvelle construction, étant, ainsi qu'on peut le lire dans le rapport du Docteur Constans[124], effrayé par le coût du devis proposé par l'architecte départemental. C'est pourquoi, lit-on encore, *« il se contenta d'approprier la maison de refuge et de séparer les aliénés. La maison prit dès lors, en 1840, le nom d'Asile départemental. (...) Nous n'essayerons pas de donner une idée de la constitution matérielle de l'asile de Bourges : comme presque toutes les anciennes constructions remaniées avec plus ou moins d'intelligence et de soin, cet établissement, malgré les travaux relativement importants qui y ont été effectués depuis une trentaine d'année, n'aurait jamais répondu qu'imparfaitement à sa destination ; aussi est-il heureux que le conseil*

---

[123] Certes rapidement dans les années qui suivirent la promulgation de la loi du 30 juin 1838.

[124] Il se trouvait dans les archives disparues dans l'incendie sus-évoqué. Constans A. et all., *rapport général à Monsieur le Ministre de l'Intérieur sur le service des aliénés,* 1878

général du Cher se soit décidé, il y a quelques années, à construire un nouvel asile sur le domaine de Beauregard agrandi, et que, dans la session de 1874, il ait voté une première subvention de 25 000 francs ». Avec des expropriations nécessaires cette ferme, et donc ce terrain, d'une surface initiale de 3 hectares 11 ares passera à 5 hectares et demi. On perçoit que le souci initial d'économie (qui se répètera) sera finalement un mauvais choix, puisqu'il ne fera que reculer, et retarder, ce qui était indispensable, augmentant finalement le coût total très au-delà du coût initial figurant dans le devis de l'architecte départemental. A Bourges, tant la commission de surveillance, composée de 5 membres, à laquelle s'ajoutaient le directeur, l'économe et la mère supérieure, que le Conseil général, firent preuve de résistance, malgré deux relances fortes du Ministre de l'Intérieur en 1854 et 1865. Le docteur Constans, inspecteur général des asiles dut même se déplacer en personne le 18 janvier 1865 afin de participer aux travaux de la commission de surveillance. Le projet définitif d'une construction nouvelle ne fut acté qu'en 1871. Il faut dire que le département du Cher était parmi les trois départements qui consacraient le plus faible budget[125] à l'entretien des aliénés, renforçant le caractère misérable des asiles, qui, toujours, ne disposèrent que d'un budget de survie. C'est pourquoi, en comparaison de l'asile départemental d'aliénés de Beauregard à Bourges, les établissements de Dun-sur-Auron, et Chezal-Benoît, qui dépendaient du Conseil général de la Seine, apparurent (lorsqu'ils furent opérationnels) richement dotés en moyens matériels et en personnel.

Il est intéressant de considérer que de travaux en travaux, et de projet de réaménagement en projet de réaménagement, la structure architecturale du lieu recherchera une idée d'harmonie, de symétrie, et qu'il en sera de même des règles fonctionnelles, ainsi qu'on le retrouvera dans toutes les organisations asilaires.

---

[125] Le département était pauvre ; les engrais n'avaient pas encore transformé la Champagne berrichonne en terre propice à la céréaliculture, et elle restait un espace de mauvaises pâtures pour les moutons ; l'industrie métallurgique ancienne (dans les vallées de l'Aubois et du Cher s'était effondrée, par suite de l'absence de gisements de charbon, mais plus encore de l'épuisement des couches de minerai de fer, qui étaient très superficielles et localisées ; quant aux poteries et tuileries, leur effet industriel était négligeable. Il faudra la guerre de 1870 et l'annexion de l'Alsace-Lorraine pour qu'une industrie d'armement s'implante dans le département, assez loin des frontières de l'est, et l'arrivée du chemin de fer, pour qu'existe une certaine industrialisation.

Dans la vie quotidienne tout n'allait pas pour le mieux entre l'économe et les religieuses congrégationnistes, qui appartenaient à l'ordre du Très Saint Sacrement et de La Charité de Montoire, ordre fondé en 1671 par Antoine Moreau, curé de Montoire-sur-le Loir, dont le couvent, construit entre 1877 et 1899, domine les marais de Bourges.

Pour tenter de limiter le pouvoir des religieuses une instruction ministérielle du 20 novembre 1836, valable sur tout le territoire, avait créé un poste d'économe, qui devait être pourvu dans tous les dépôts de mendicité. A Bourges il existait un traité entre l'administration et la congrégation, en date de 1856, recopiant un traité de 1840, en vue de régler leurs relations. Un avenant du 14 janvier 1858 avait confié la gestion de la pharmacie à une sœur pharmacienne. Les religieuses cependant irritaient la direction par leurs demandes nombreuses ; le 18 février 1891, le directeur répondait au préfet, à propos d'une refonte de ce règlement proposée par les religieuses : *« les garanties qu'il donne me semblent insuffisantes, et certaines des parties paraissent avoir été plutôt dictées par la supérieure de la congrégation que par un esprit laïc et libéral »*. En fait il s'agissait d'un conflit de pouvoir, le directeur trouvant que les religieuses s'arrogeaient *« trop de pouvoirs de police »*, et voulaient prendre le pas sur le directeur ; en particulier elles disposaient des clefs de l'établissement et il demandait qu'elles les lui remettent, ce qu'elles refusaient. Dans un procès-verbal de la commission de surveillance en date du 26 novembre 1842, il se plaint que, ne disposant pas des clefs, il ne peut accéder à son bureau après 21h00 ; mais ceci ne semble être qu'un prétexte. Il lui est donc conseillé de traiter discrètement avec une autre congrégation : les Sœurs de Saint Vincent de Paul, ou les Sœurs de la Sagesse, congrégation fondée à Poitiers en 1701 par Saint Louis Grignion de Montfort. Mais ceci ne se fera pas. Il faut dire que longtemps les personnels congrégationnistes furent quasiment seuls à administrer les dépôts de mendicité ; il n'y avait guère qu'un aumônier, un économe, un greffier, qui était le secrétaire de la commission de surveillance, composée de notables désignés par le Préfet, et qui administraient l'établissement dans ses moindres détails, et un concierge. Ce n'est qu'en 1856 que sera nommé le premier médecin-directeur, François Loiseau Dubeney, ancien économe de Saint Fulgent, auquel succéda en 1869, venant de Blois, le docteur Jacques Renault du Motey, car un arrêté du ministre de l'Intérieur du 29 juin 1869 exigeait que désormais les fonctions de directeur soient exercées par des médecins. D'ailleurs la commission de surveillance, installée pour la première fois le 28 avril 1840, soutiendra les religieuses : *« ce pouvoir ne saurait être confié à des mains plus dignes d'en faire usage »*. Elle confie même à la supérieure un pouvoir de police, même si, postérieurement à son usage, cette dernière doit en rendre compte à l'économe : *« La supérieure doit réprimer le désordre et l'insubordination par une punition instantanée. C'est le seul moyen efficace pour les sœurs de se faire obéir et respecter par les individus placés sous leur surveillance »*. Cela ne saurait trop surprendre quand on sait que ces établissements cherchaient à fonctionner à l'économie, maximisée si possible, et que le personnel congrégationniste représentait toujours un coût bien moindre qu'un personnel laïque, et qu'en outre il était considéré comme plus sûr. De ce fait on cherchait à ménager les susceptibilités des congrégations et de leurs membres, du moins tant que subsistèrent des mentalités « d'Ancien Régime ».

⁂

Ce dépôt de mendicité eut un destin tragique puisqu'il fut détruit par un incendie le 4 août 1925. Le quotidien local, « le Journal, du Cher » titrait dans son édition du lendemain *« un désastre départemental »*. Le 4 août vers 16h, des malades donnèrent l'alerte en criant *« au feu »*, puis vers 16h15 des voisins virent s'échapper une épaisse fumée de l'endroit, puis des flammes jaillir du plafond de la chapelle. C'est le bruit fait par la chute d'un lustre du toit de la chapelle qui, cependant, attira l'attention du personnel, au demeurant peu nombreux. A 16h30, Monsieur Merlin, économe de l'asile donna l'alerte. Un voisin, Monsieur Dagois, distillateur rue d'Auron, dont les chaix se trouvaient à proximité, inquiet pour son stock d'alcool, la donna également. Les religieuses qui composaient l'essentiel du personnel sauvèrent d'abord le Saint Sacrement, avant d'évacuer les malades, aidées des voisins. Les femmes furent hébergées dans les dépendances, et les hommes dans les cours du voisinage.

Il n'existait pas encore un corps de sapeurs-pompiers à Bourges, mais une autopompe stationnée à la mairie. Pour alerter les pompiers, tous des volontaires, un agent municipal sillonnait à bicyclette les rues de la ville en soufflant dans une trompette. Ce n'est qu'après l'incendie du grand magasin « Les Nouvelles Galeries » en 1928 qu'un corps permanent de sapeurs-pompiers fut créé. Il faut dire qu'il y avait eu d'autres incendies au long du 19e siècle et en ce début du 20e siècle : collège Sainte-Marie, abbaye Saint-Sulpice, théâtre municipal, palais archiépiscopal (pas encore hôtel de ville), petit séminaire. Ce risque n'est d'ailleurs pas écarté, puisque plus près de nous, on dénombre les incendies du palais du Duc Jean, de la maison dite du « Grand Argentier » de l'immeuble abritant la maison des Forestines, sans oublier l'incendie du pavillon « Les Glycines » au Centre hospitalier Spécialisé Beauregard, et l'incendie du pavillon administratif à Chezal-Benoît.

Il faut noter que le quartier d'Auron avait déjà subi un incendie dévastateur en 1730, qui, bien que les moines eussent apporté les reliques de Saint Fulgent, ne fut pas stoppé par cette seule invocation. Décidément Saint Fulgent, qu'on pense avoir été un ermite vendéen du VIe siècle après J.C., manquait d'efficacité face aux feux ! Pourtant son nom, Fulgentius, lumière, aurait pu faire croire l'inverse. Faut-il penser que ce saint était la christianisation d'anciennes croyances gauloises, au soleil, au solstice, possiblement proche du dieu Egyptien Amon-Ra ?

A 17h, l'autopompe municipale arriva, avec à son bord le maire ; Henri Laudier, conduite par le propriétaire du music-hall « Le Grand Palais », sis rue Pelvoysin, car on n'avait pas réussi à trouver le chauffeur du véhicule. Il fallut 20 minutes pour la mettre en action, tandis qu'à 18h30 arrivait l'autopompe de la Pyrotechnie, l'usine des poudres, située dans le quartier de Pignoux, qui se mettait en batterie au parc Saint Paul (en face, aujourd'hui parc des expositions). A 20h30 le feu était maîtrisé, sans avoir fait de victime. Les malades furent transportés sur des prolonges d'artillerie fournies par le régiment cantonné à Bourges : 95e régiment de ligne, pour partie vers l'asile départemental d'aliénés de Beauregard, et pour partie vers l'hospice départemental de Bellevue qui n'était pas encore achevé.

⁂

L'ASILE D'ALIÉNÉS

Le 19e siècle, siècle positiviste par excellence, même scientiste, s'il accepte l'importance du traitement moral, le considère cependant comme un pis-aller, faute de mieux, même s'il le mettra en pratique, dans les asiles d'aliénés, sur une grande échelle. Pour autant il y a revendication d'une plus grande scientificité, et le désir d'expérimenter des démarches et des méthodes thérapeutiques, qui imposent d'identifier encore mieux les populations, d'où la naissance de la clinique, de la nosologie, et le souhait d'espaces dédiés mieux adaptés à des populations bien spécifiées. Par ailleurs demeurent un esprit philanthropique, et l'idéal de liberté porté par la Révolution Française, en même temps que la conviction, basée sur la philosophie kantienne que l'homme est un Être moral, susceptible d'évoluer, de s'amender, de progresser. C'est pourquoi le caractère de Maison de force des dépôts de charité va s'atténuer, et que la contrainte va cesser d'être l'unique objectif. C'est ce que recommande une note de service classée « très confidentielle » du 11 février 1889, qui constate que, dans les asiles (où l'on doit protéger -éventuellement contre soi-même-, plutôt que contraindre), asiles d'aliénés d'une part, asiles de vieillards et d'incurables d'autre part, on utilise *« trop de cellules destinées aux malades atteints d'affections mentales* (qui) *sont privés d'air, de lumière, de chauffage et de mobilier (...), placés près du dépôt des morts ou relégués dans les dépendances à côté des étables, (...) plusieurs de ces cabanons sont dépourvus la nuit de surveillance ».*

Ainsi le dépôt de mendicité de Bourges est renommé « asile départemental d'aliénés » en 1855, conformément aux directives de la loi du 30 juin 1838. Certes on est dans le performatif absolu : rien ne change dans la pratique, mais tout change dans le logos, et dire devient faire, cette importance du logos étant essentielle à cette psychiatrie des origines, car, quand on ne sait pas guérir, on décrit, on classe, on nomme, ce qui deviendra la nosologie, qui cependant, finalement, fera que la psychiatrie deviendra une discipline autonome, et que les malades mentaux ne seront plus situés dans un fourre-tout populationnel, avec des condamnés, délinquants et autres. Aussi après que les condamnés eurent quitté les lieux, en 1856, les malades vénériens sont transférés vers l'Hôtel-Dieu, et en 1862, les filles publiques (prostituées), qui réintègrent l'ancien hôpital général.

La loi du 30 juin 1838, loi sur les aliénés, est donc le dispositif central organisant la psychiatrie française pour un siècle et demi, survivant à de multiples aléas conjoncturels, permettant à la fois l'ordre public, mais aussi l'ordre thérapeutique, ainsi que l'émergence de professions nouvelles, comme aussi d'un logos permettant description, classement, repérage, donc mise en sens et catégorisation des phénomènes et des personnes qu'elle avait pour objectif d'encadrer.

Loi d'ordre public elle veut protéger la société d'un certain nombre de désordres, et de ceux qui les suscitent. C'est une loi d'exception, qui longtemps restera imprégnée des pratiques d'arbitraire de l'ancien régime, de la toute-puissance de l'absolu administratif, l'entrave à la liberté d'aller et de venir ne résultant pas, comme dans le cas général, de la décision d'une autorité judiciaire, agissant au nom du Peuple français, expression du pouvoir souverain du peuple, mettant en cause une responsabilité, contrepartie de l'autonomie de la volonté, ce qui s'était imposé dans l'ordre de la raison, avec le siècle des Lumières, et dans l'ordre des systèmes politiques avec la Révolution Française qui faisait dépendre toute décision de l'élection. En ce sens elle est un nomos qui démarque terme à terme les anciens textes, et spécialement les ordonnances d'ancien régime créant l'hôpital général. Mais loi d'ordre public, loi d'exception, elle n'est pas pur arbitraire puisqu'elle appuie ses décisions sur une motivation médicale -un certificat descriptif, circonstancié, obligatoire, au moins a posteriori- (que la compétence technique et scientifique, la connaissance médicale, donc l'exercice de la raison, doivent préserver de l'arbitraire), montrant qu'elle prend aussi en considération l'intérêt de la personne, qu'elle se veut également protectrice de la personne. Ceci résulte de la prise en compte d'une dimension thérapeutique qui s'esquisse au sein des dépôts de mendicité, avec un souci de rééducation, d'évolution, de transformation, d'amélioration, perspective qui sera celle du « traitement moral » souhaité par Pinel et Esquirol, lequel supposera des lieux et un personnel dédiés, et une organisation, cet aspect organisationnel doublé d'une fin, organisation téléologique faisant institution.

La loi dite des « aliénés » du 30 juin 1838 peut être considérée comme l'aboutissement de cette double évolution : à la fois le triomphe de l'ordre et le triomphe de la raison ; ou la raison au service de l'ordre ; du raisonnable ; et l'ordre comme découlant d'une analyse rationnelle de la situation ; du raisonné. Si elle reprend presque terme à terme les ordonnances définissant le « grand renfermement », elle les reformule en des procédures standardisées, qui vont renforcer leur efficacité, et en établissant clairement un corps professionnel pour les appliquer : gardiens et aliénistes, garants de la rationalité desdites procédures et applications. Cette loi met en place l'internement psychiatrique, mais avec des conditions de forme précises et généralisées, dans une perspective excluant l'arbitraire et se voulant respectueuse de la liberté individuelle tout en garantissant l'ordre public. C'est donc une loi d'équilibre, au sens aristotélicien du terme, recherchant un juste milieu, une harmonie entre de possibles contraires, selon un modèle juridique qui lui-même tend vers un équilibre, une harmonie, dont l'illustration parfaite est le contrat. Il faudra attendre 1920 pour que la tutelle des asiles d'aliénés passe du ministère de l'Intérieur au ministère de l'hygiène, de l'assistance et de la prévention, créé cette année-là.

Ce nomos (en Grèce antique conception du droit émanant des sophistes faisant de l'homme l'origine et la mesure de toute chose, de toute règle) va s'accompagner de la généralisation, et de l'unification d'un topos, qui va le refléter, et l'inscrire dans un espace, une géographie physique, une architecture, par la construction, dans chaque département, d'un « asile départemental d'aliénés », qui sera un démembrement, et une parcellisation, des dépôts de mendicités. Ces asiles d'aliénés présenteront, pour la plupart, des architectures similaires, marquées par la symétrie et le souci d'équilibre. Déjà ils se trouveront souvent écartés des villes, pour n'en pas subir les influences corruptrices.

Assez fréquemment ces constructions asilaires s'installeront dans de petites communes, rarement chefs-lieux de département ni même d'arrondissements[126], à la campagne, là où l'air est « revivifiant ». Le nom d'asile indique un souci de protection, protection de la société contre l'aliéné (insensé, qui n'est plus maître de lui-même), mais également de l'aliéné contre la société (d'où l'éloignement des lieux trop urbanisés, possiblement corrupteurs), mais aussi contre lui-même. Cette loi de 1838 est donc à la fois une loi d'ordre public (ce que permettra le placement [l'hospitalisation] d'office [par demande d'un représentant de la puissance publique]), mais aussi une loi de préservation de la liberté individuelle, car elle s'oppose à l'arbitraire (ce qu'était la lettre de cachet) puisqu'elle s'appuie sur des constatations médicales (une motivation établie par un sachant), ainsi qu'à l'éventuelle cupidité des familles, pouvant chercher à préserver leur patrimoine des dérapages d'un oisif, ou, dans les milieux plus populaires, à se décharger sur la collectivité du fardeau d'un improductif. Ces asiles vont présenter des architectures similaires, avec une séparation genrée, mais aussi une symétrie de construction entre les

[126] Par exemple, Nièvre (58) : La Charité sur Loire ; Creuse (23) : saint Vaury ; Corrèze (19) : Eygurande ; Manche (50) : Picauville ; Aisne (02) ; Prémontré ; Aube (10) : Brienne le Château ; Lozère (48) : Saint Alban sur Limagnole ; Haut-Rhin (68) : Rouffach, etc.

secteurs hommes et femmes. Grands et petits asiles (en fonction de la population des départements concernés), aussi bien qu'asiles situés en zone urbaine ou en zone rurale, auront la même organisation (seul différera le nombre de pavillons, et, parfois, dans les grands asiles des services spécifiques, destinés aux enfants, convalescents, tuberculeux). Ce seront des espaces clos de murs, protégés contre l'évasion par un fossé appelé « saut de loup », et un mur d'enceinte, avec des pavillons reliés entre eux par des galeries, permettant des déplacements à l'abri des intempéries, et disposant de préaux et de cour attenantes, permettant aux aliénés de prendre des temps de « récréation », à l'extérieur, y compris les jours de pluie. A l'entrée on trouve une conciergerie (qui veille aux entrées encore plus qu'aux sorties), qui assure un filtrage entre l'intérieur et l'extérieur, entre deux mondes qui finalement n'ont que des points de contact limités. On trouve aussi une cour d'honneur, avec un pavillon administratif, qu'encadrent deux maisons de maître, avec un jardin, voire un parc : celle du médecin-directeur avec un parc arboré, clos de murs, empêchant les regards, un peu plus luxueuse que celle de l'économe. Le nombre de pièces affectées aux uns et aux autres est rigoureusement déterminé, en fonction du statut et du grade, de même que le mobilier (fourni). A l'origine des asiles le directeur ne sera pas un médecin, mais un fonctionnaire nommé par le Préfet du département, et relevant du Ministère de l'Intérieur ; ainsi, à Bourges, des deux premiers directeurs. Rapidement toutefois la fonction de directeur sera exercée par un médecin. Au début il sera souvent l'unique médecin, avant, au fil du temps, à cause de l'augmentation des effectifs de malades et de l'accroissement des connaissances médicales, de se voir adjoint un ou deux internes, puis un autre médecin, l'un alors se consacrant au service des hommes et l'autre au service des femmes. En général, pas toujours, le médecin-directeur (qui donc cumule des fonctions administratives avec la chefferie d'un service) est le médecin-chef du service des femmes, les femmes étant considérées comme plus tranquilles, moins sujettes à l'agitation ; et même si leur nombre est souvent supérieur à celui des hommes, le taux de rotation des hommes, qui sortent, et reviennent plus fréquemment (par suite de rechutes) du fait de l'alcoolisme étant plus important, elles sont réputées fournir une moindre charge de travail. On trouvera ensuite le pavillon des malades tranquilles (ils ne causent pas de nuisances sonores aux habitants des pavillons directoriaux), une infirmerie, le pavillon des gâteux, le pavillon des malades agités, le pavillon des épileptiques et médico-légaux (qui ont commis divers délits, ou qui ont été reconnus irresponsables de leurs actes sur le fondement de l'article 64 du Code Pénal), qui peut aussi faire office de pavillon disciplinaire. Au centre, à équidistance des services des hommes et des femmes, et derrière le pavillon administratif, on trouve d'une part la cuisine, et d'autre part la chapelle. On remarquera l'importance donnée à la cuisine (y compris dans les détails organisationnels et dans la minutie du calcul des rations comme on peut le percevoir dans certaines archives), mais ceci s'explique par la population accueillie (souvent carencée, dénutrie, pauvre, indigente, dont l'alimentation pouvait être insuffisante, peu équilibrée, compte non tenu d'un possible alcoolisme), pour laquelle un équilibre alimentaire pouvait s'avérer bénéfique, contribuant à une évolution favorable.

A l'exception des services généraux, tous les pavillons de tous les asiles de France présenteront des aménagements identiques : pavillons à un ou deux étages (deux étages pour les malades tranquilles, aux effectifs plus importants) avec au rez-de-chaussée, chauffoir (salle commune, sur le pourtour de laquelle les malades sont alignés) et réfectoires ; aux étages, dortoirs, entre 6 et 20 personnes, selon que l'on est agité, gâteux, tranquille, meublés d'un lit de fer et d'un vase d'aisance par pensionnaire, de paillasses (changées tous les 6 mois), et de draps changés tous les mois ; sauf pour les gâteux[127], dont la paillasse, changée plus régulièrement, ne l'est pas cependant à chaque fois qu'ils se souillent, et qui, par conséquent, pourrit rapidement. Les pavillons des malades agités et médico-légaux comportent des cellules. En fonction des effectifs (ainsi à l'hôpital d'Allonnes, près du Mans), certains pavillons peuvent être doublés, mais les effectifs par pavillon restent assez semblables d'un établissement à l'autre. La standardisation est grande, tant dans le bâti, que dans l'organisation, qu'également dans les conceptions cliniques (un organicisme, avec recherche d'atteintes cérébrales sur le modèle du stade terminal de la syphilis), et tout ceci aboutira (sauf là où des personnalités plus originales, innovantes, contestataires, transgresseront les règles établies, normes administratives comme habitudes quasi rituelles) à la catastrophe sanitaire que sera la famine durant la Seconde Guerre mondiale. C'est pourquoi l'effectif théorique (qui sera rapidement dépassé, entrainant une surpopulation psychiatrique, laquelle ne sera pas non plus sans effet sur la surmortalité des années de la Deuxième Guerre mondiale, avec les ravages de la tuberculose sur des corps

[127] Aujourd'hui on dirait déments.

dénutris) est de 66 malades « tranquilles », 27 malades « gâteux », 22 malades « agités » et 22 malades « épileptiques et médico-légaux », 25 malades à l'infirmerie, dont 9 en surveillance. Ceci renforçait des conditions de vie souvent misérables, dénoncées déjà, dès 1925, par le grand journaliste Albert Londres[128].

Ces asiles devaient être en grande partie (comme les institutions qui les avaient précédées : hôpitaux généraux et dépôts de mendicité) autarciques, d'où l'existence en leur sein de fermes, et les malades (essentiellement indigents ou du régime commun de 5e classe) avaient l'obligation d'y travailler afin de contribuer à leur bon fonctionnement, travail rémunéré par un pécule, de la valeur d'un timbre-poste par jour de travail, ce qui, grosso modo, permettait l'achat de la ration mensuelle de tabac. Cette autarcie faisait qu'on avait un personnel de service important (jardiniers, cordonniers, ferblantiers, cochers, etc.) leurs effectifs étant du même nombre que le personnel directement affecté à la prise en charge et à la surveillance des aliénés (les gardiens), car ils permettaient la vie quotidienne de l'établissement en recourant le moins possible aux services extérieurs. Une partie du personnel est du personnel congrégationniste, appartenant à des ordres religieux charitables, au moins jusqu'en 1905, soit jusqu'à la loi de séparation des Eglises et de l'Etat. Outre le coût moindre du personnel congrégationniste, on considérait que les religieuses posaient moins de problèmes, s'adonnant moins *« à l'ivrognerie, à la paresse et aux vols »*. Ce qui n'empêchait pas des conflits de pouvoir et de territoire.

⁂

L'hypothèse d'un lieu dédié aux aliénés, dans une perspective qui s'annonçait hygiénique, prophylactique, esquissant même une perspective thérapeutique ne transporta pas de joie les conseillers généraux du département du Cher, effarés par le montant du devis dressé par l'architecte départemental, Monsieur Bussières, qui s'élevait à 460 000 francs. On étudia donc d'autres solutions : conventionnement avec un autre département, réutilisation d'autres bâtiments, travaux (mais la vétusté ne le permit pas ; en particulier en 1857 le bâtiment du dépôt de mendicité Saint Fulgent abritant l'aile des hommes s'écroula ; on dut cependant le reconstruire sommairement) jusqu'à l'hypothèse de

[128] Londres A., *Chez les fous*

la construction d'une annexe à proximité de la ferme de Beauregard, en fait un grand jardin, propriété du dépôt de mendicité, achetée en 1865, et où travaillaient chaque jours de 32 à 36 malades. C'est d'ailleurs par l'aménagement d'une vraie ferme, avec logement pour le chef-jardinier et bâtiment pour les travailleurs, que débuteront les travaux de ce qu'on pense alors comme une annexe de l'asile Saint Fulgent, destinée aux hommes. A plusieurs reprises la préfecture du Cher envoya des questionnaires à d'autres départements afin de recueillir leur expérience. Tant d'atermoiements finit cependant par être considéré comme de l'obstruction, d'autant que le nombre des malades augmentant, la vétusté de l'Asile Saint Fulgent rendait celui-ci de moins en moins en capacité de répondre à sa mission. Le 13 juillet 1865 le Docteur Constans, inspecteur général des asiles se déplaçait en personne à une réunion de la commission de surveillance, qui se réunissait chaque semaine pour administrer l'établissement, dans ses moindres détails (par exemple achat de matelas), pour inciter non pas à la construction d'une simple annexe, mais à la construction complète d'un asile *« moderne »*. En revanche il trouvait parfait l'emplacement retenu pour la construction de l'annexe. Ainsi écrit-il dans son rapport[129] : *« Le site a été très heureusement choisi ; le terrain présente une pente douce et régulière, inclinée au sud-est, et du point de vue culminant la vue s'étend sur une partie de la ville qui se développe en amphithéâtre sur la rive droite de l'Auron. La nature calcaire du sous-sol et l'épaisseur de la terre végétale permettent d'y faire une culture intensive. Le plan d'ensemble a été dressé et on ne tardera pas à se mettre à l'œuvre. On a adopté pour le nouvel asile le système des pavillons détachés reliés en dedans par une galerie couverte et ouverte. L'asile de Bourges n'a pas de pensionnat* (il y en aura un par la suite) ; *en dehors des aliénés assistés du Cher, il reçoit dans un quartier spécial un certain nombre des épileptiques simples des départements voisins »* (Loir-et-Cher, Indre).

On envisagea donc, dans un premier temps, de ne construire qu'une annexe, destinée à accueillir les hommes ; puis on envisagea de laisser l'administration à Saint Fulgent. Puis on décida de construire un nouvel asile d'aliénés, ne laissant à Saint Fulgent que les incurables, c'est-à-dire vieillards, handicapés, et polyhandicapés, avant que pour ces derniers on envisage de construire ce qui deviendra l'hospice départemental de Bellevue, qui accueillera aussi les polyhandicapés, et

---

[129] Constans A. et all., op. cité

jusqu'en 1975 les enfants autistes et psychotiques, dans des conditions effroyables, de promiscuité, de violence, et d'espérance de vie très limitée.

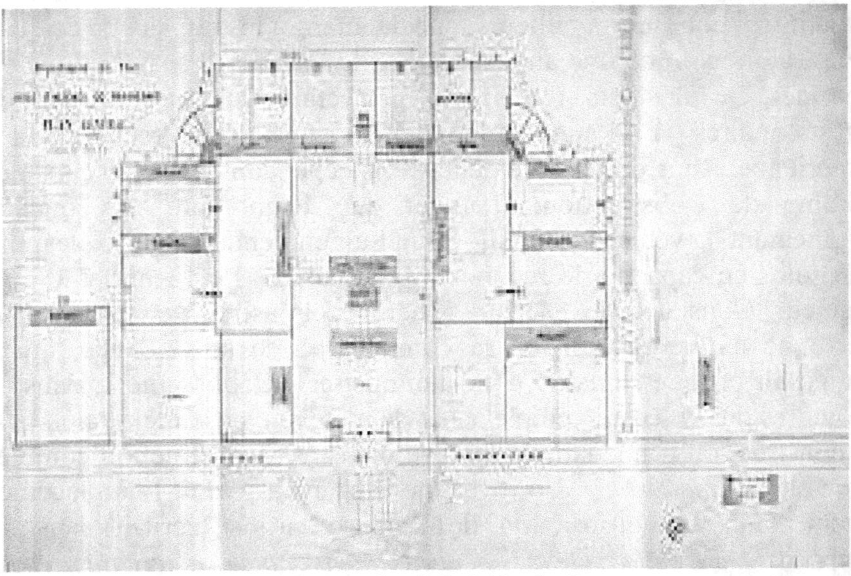

plan de l'asile d'aliénés de Bourges

Le plan du nouveau projet est présenté en 1873, et le devis estimatif du nouvel asile s'élève à 977 500 francs, ce qui, à nouveau, tétanise les conseillers généraux face au montant de cette dépense. Par conséquent ils vont tenter de trouver des sources d'économies, en faisant assurer une partie de la construction par les malades eux-mêmes (notamment tout ce qui est terrassement), et, chaque jour, un contingent se déplacera de l'asile Saint Fulgent vers la ferme de Beauregard, aller le matin, et retour le soir. On le sait car se trouve aux archives départementales une lettre du directeur de l'usine à gaz (aujourd'hui site EDF), protestant devant ce spectacle quotidien (qui pouvait être assimilé à la chaîne des forçats en direction des bagnes) et demandant que les transports se fassent en voitures fermées ; ce qui sera mis en place. Par ailleurs le site ne sera équipé de fosses septiques qu'en 1869, et jusqu'à cette date des baquets mobiles (vides le matin, pleins le soir) circulent entre l'asile Saint Fulgent et la ferme de Beauregard.

Ce seront cependant de fausses économies, car les malades, pas plus que leurs encadrants, ne sont, à l'exception peut-être de quelques-uns, des ouvriers du bâtiment, et ignorent les contraintes de la construction :

nécessité de coffrages, de fondations, de proportions dans la composition du ciment, si bien que la qualité n'est pas au rendez-vous, et qu'il faudra tout de même faire appel à des entreprises extérieures pour achever l'ouvrage, faisant que le devis initial sera largement dépassé, et allongeant d'autant les délais. On avait ajouté au projet initial des pensionnats (un pour les hommes, un pour les femmes, permettant d'accueillir des malades socialement et économiquement plus favorisés, et payant un prix de séjour plus élevé), mais compte-tenu de ces péripéties, seul celui des hommes sera édifié.

Des expropriations nécessaires vont aussi ralentir le rythme des travaux. (on relève les noms de 15 propriétaires), de parcelles de petites tailles (34 parcelles, plusieurs d'entre elles étant la propriété de la même personne). La plupart des propriétaires résident dans le quartier d'Auron, donc à proximité. Sur une seule parcelle figure un bâti. Pour les autres, quand elles sont situées sur le plateau, aux lieux-dits Beauregard et les Grands Beauregards, il s'agit de vignes, d'arbustes, donc de parcelles de peu de rapport, et quand elles sont situées dans la descente du plateau (par conséquent plus près de la vallée de l'Auron), c'est-à-dire sur des terres plus fertiles (en nombre moindre, et qui seront gardées en cultures dépendantes de la ferme), elles sont cultivées en plantes fourragères : luzerne, sainfoin, etc. Ces expropriations, aux termes de l'arrêté du Préfet du Cher en date du 18 décembre 1874, sont effectuées dans la perspective de la *« translation de l'établissement actuel »* (dépôt de mendicité), et pour procéder à *« l'agrandissement de la propriété que possède déjà le département du Cher* (la ferme qui subvient pour partie aux besoins des pensionnaires du dépôt de mendicité) *au Lieu-Dit les Grands Beauregards »*. Dans la majorité des situations il y a de grandes différences entre les sommes proposées par l'administration, et les sommes demandées par les propriétaires, ce qui engendre des contestations sur les superficies expropriées et les indemnités proposées, que certains propriétaires estiment sous évaluées, ce qui, à l'évidence, ne pouvait qu'engendrer recours et allongement des procédures. Au total la superficie sera de 7 ha 64a, soit près de sept fois plus que la superficie du dépôt de mendicité Saint Fulgent.

En 1874 le premier pavillon destiné à héberger les aliénés hommes tranquilles s'achève (futur pavillon les Genêts). En 1876 il hébergera 123 malades. A l'origine, pour des raisons pratiques on avait envisagé de commencer avec le transfert des malades agités, mais le surnombre de malades, toujours croissant, à Saint Fulgent obligea à cette modification. En 1877 le bâtiment des gâteux hommes (qui deviendra les Lauriers) est construit, ainsi qu'un bâtiment supplémentaire pour la ferme. Au début du projet on ne pensait construire des bâtiments que pour les hommes, tandis que les femmes seraient restées à l'asile Saint Fulgent, ce qui explique que les pavillons destinés aux femmes aient été construits plus tardivement. Mais la vétusté de Saint Fulgent ne le permit pas, d'autant que l'absence de constructions alentour facilitait les expropriations, et par voie de conséquence, l'extension.

En 1879 une deuxième tranche d'expropriations portera la superficie du site à 12 ha 63ca. Cette même année sont construits le logement du directeur, la loge du concierge, la morgue avec une salle d'autopsie attenante. En effet on cherche des causes biologiques à la maladie mentale, sur le modèle des troubles mentaux provoqués par la syphilis et on découpe les cerveaux des morts, à la recherche de signes d'altération neurologiques. Cette recherche de causes biologiques s'inscrit dans le cadre des préoccupations héréditaires de l'époque développées par Magnan et Morel, particulièrement avec la théorie de la dégénérescence, la maladie se transmettant et s'aggravant de génération en génération, d'où la recherche d'infections, d'intoxications (dont l'alcool), de tares héréditaires, ce qui allait alimenter des thématiques prophylactiques, spécialement la question de l'eugénisme, dont les principaux représentants français furent Alexis Carrel[130] et Edouard Toulouse[131]. Cette génétique psychiatrique biologique est toujours actuelle, imprégnant de nombreuses recherches sur l'autisme ou la bipolarité. Cette conception génétique physiologique est concurrencée par une génétique sociale, avec la pratique des génogrammes, qui essaient de retrouver des dysfonctionnements dans l'ascendance, et qui se placent dans la perspective de la lignée familiale, plus que dans l'appréhension de l'hérédité comme système discordant. D'une certaine manière les expériences des « colonies familiales » qui

---

[130] 1873-1944 ; chirurgien et biologiste français qui effectua une partie de sa carrière aux USA ; pionnier de la chirurgie vasculaire ; prix Nobel de médecine en 1912. Membre du PPF de Jacques Doriot, il fut un propagandiste actif des théories eugénistes.

[131] 1865-1947, psychiatre, il ouvrit la première consultation ambulatoire à l'hôpital Sainte-Anne. Il sera à l'initiative de ce qui deviendra la Ligue d'Hygiène Mentale. Il fut aussi, avant Ferdière, le psychiatre d'Antonin Artaud. Bien qu'initié franc-maçon au Grand Orient de France, vénérable de la loge « L'enseignement mutuel », loge de médecins aliénistes, il a, au nom de la raison, du progrès de l'émancipation de l'Humanité, adhéré et développé des thèses contraires à celles-ci et à l'éthique.

pensent la famille comme cadre rééquilibrant s'inscrivent en faux contre ces modèles génétiques. En effet ces modèles génétiques sont très mécanicistes, à l'inverse des modèles intégratifs, systémiques, plus globalisants et complexes, et qui considèrent qu'il existe de multiples réciprocités des effets des interactions.

On arrivera progressivement à atteindre une superficie totale de 22 ha, ce qui fera de l'établissement un site aéré, arboré, pavillonnaire, avec des espaces de déambulation nombreux, au demeurant peu utilisés, sauf au cours des deux décennies (1970-1990) qui sont celles de la « psychothérapie institutionnelle ».

Le Docteur Lhomme, médecin-directeur, obtient la création, par arrêté préfectoral, d'un poste d'aumônier, qui ne résidera toutefois pas dans l'établissement, et devra être un des vicaires de la paroisse Saint Pierre le Guillard, église la plus proche de l'établissement[132]. Il fait débuter, en 1882 les travaux du pavillon d'admission, qui, au rez-de-chaussée, sera réservé au cabinet du médecin-directeur, tandis que le premier étage sera réservé aux sœurs congrégationnistes hospitalières. Au rez-de-chaussée de ce pavillon on trouvera également le secrétariat du médecin-directeur, l'économat, la pharmacie, la tisanerie, ainsi que le logement de l'interne. Au premier étage on trouvera également la lingerie, dont les religieuses sont responsables. Dans les greniers on entassera les archives et les bagages des malades entrants, qui, la plupart du temps, ne seront jamais réclamés à leur décès. Ce pavillon administratif ne sera complètement achevé qu'en 1890. Dans un premier temps on avait envisagé de laisser l'administration à Saint Fulgent, mais ceci apparut comme source de difficultés et d'inefficacité, avec notamment de possibles retard des transmissions, mais surtout un risque de laisser-aller d'un personnel trop livré à lui-même, si bien que ce n'est que très progressivement que ce pavillon administratif trouvera un agencement intérieur définitif.

L'augmentation du nombre des malades (sous l'effet de la loi de 1838, qui est véritablement, pour Claude Quetel[133], le texte qui va déterminer « le grand renfermement ») motive la demande faite cette

[132] L'église Saint-Henri, distante de quelques centaines de mètres, ne sera commencée qu'en 1913, les travaux étant interrompus par la Première Guerre mondiale. Elle ne sera achevée qu'en 1927, grâce à un leg de madame Quenard, qui voulut ce nom de Saint-Henri en souvenir de son fils tué à la guerre, ainsi prénommé.
[133] Quetel C., op. cité

même année par le médecin-directeur de la création d'un poste d'interne, ce qui est validé par la commission de surveillance. Ainsi Saint Fulgent abrite 40 malades en 1839, et 234 en 1873, augmentation d'effectifs quasi exponentielle.

En 1885 un nouveau pavillon est construit, pour les épileptiques, puis en 1887 le pavillon des malades agités hommes. A l'exception du pensionnat, tout le bâti pour le service des hommes, est achevé en 1889, avec la construction des ateliers. S'y ajoutera une chapelle provisoire, qui restera provisoire, la loi de 1905 portant séparation des Eglises et de l'Etat faisant que cette construction n'a plus un caractère prioritaire.

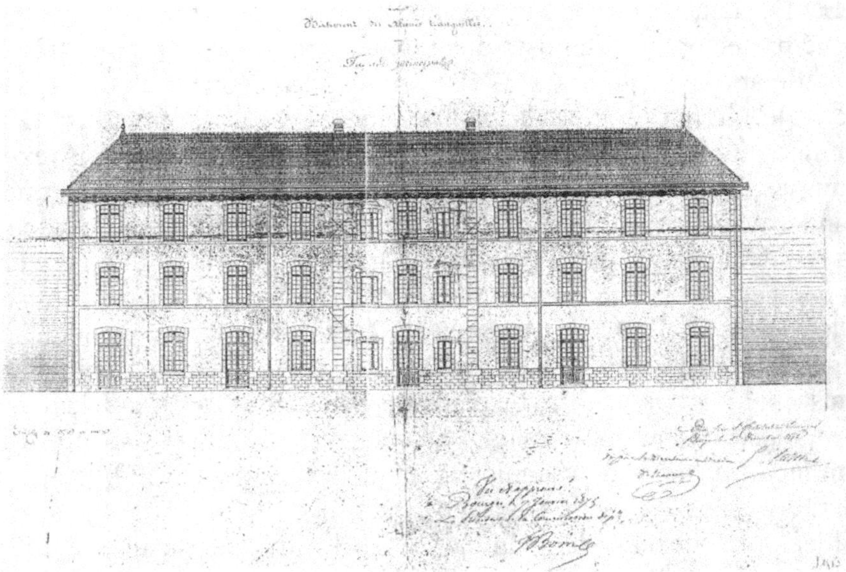

Pavillon des malades tranquilles (hommes ou femmes)

Le pavillon des malades femmes tranquilles (qui deviendra le pavillon des Tilleuls) est construit en 1887, celui des femmes agitées (pavillon des Eglantiers, aujourd'hui abattu) en 1889, en 1891 un autre pour les femmes épileptiques, et en 1894 celui pour les femmes gâteuses (ancien pavillon des Myosotis). En 1891 et 1892, sous la conduite de monsieur Tarlier, nouvel architecte départemental, les galeries intérieures sont construites (on en trouve encore trace derrière le bâtiment administratif, et le long des plus petits bâtiments, perpendiculaires, qui se font face de part et d'autre, qui seront les infirmeries des femmes - futur pavillon les Tamaris -, et des hommes - futur pavillon les Cèdres -).

La cuisine achevée en 1881 ne sera mise en service qu'en 1882 car la livraison du fourneau, un modèle fabriqué spécialement par la fonderie de Rosières[134], avait été retardée par des problèmes techniques, et demandé une renégociation du contrat. La cuisine, pour des raisons d'économie, et de chauffage de l'eau, était accolée aux bains. Comme les bâtiments pour les femmes ne seront construits qu'après ceux des hommes, une trentaine de femmes avaient été déplacées de Saint Fulgent pour assurer le service de la cuisine ainsi que du linge, et étaient logées dans l'ouvroir des religieuses, bâtiment provisoire près de la chapelle.

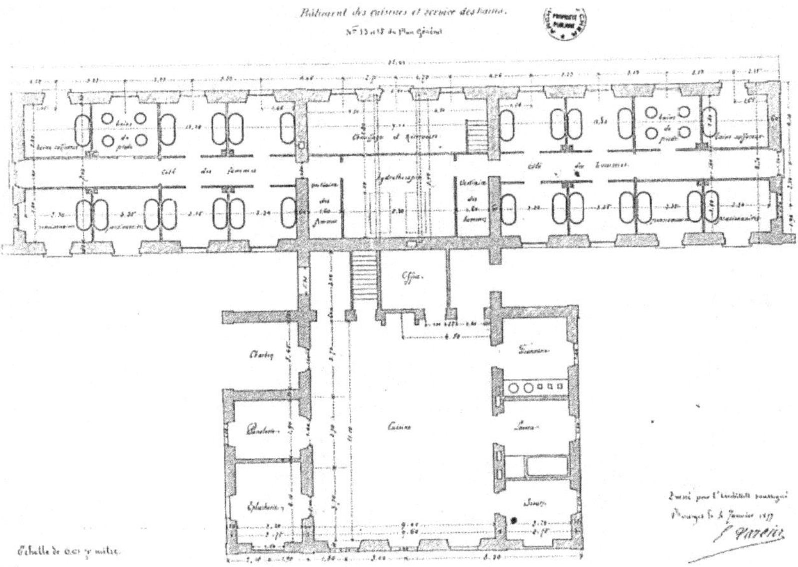

Bourges Beauregard - cuisine et bains

L'année 1895 est une année difficile, car l'eau de la ville arrive difficilement jusqu'à la colline de Beauregard, et le débit devient insuffisant pour alimenter une population de malades toujours plus nombreuse avec la construction de ces nouveaux bâtiments. Ceci rendra les bains assez peu utilisables, et limitera le recours à l'hydrothérapie, mais influera aussi sur les conditions d'hygiène, puisqu'il ne sera possible d'assurer que 6 bains de pieds et 3 bains complets par an et par aliéné. En outre, dans la perspective de l'ouverture de la colonie

[134] Sise à Lunery dans le département du Cher, qui va devenir un important fabricant de cuisinières, puis d'appareils électro-ménagers.

familiale qui était en projet à Chezal-Benoît, le docteur Chamboux, médecin-directeur, avait accepté le transfert de 40 malades en provenance du département de la Seine. Par conséquent les conditions attendues d'un meilleur confort permis dans cet établissement neuf se dégradent rapidement, sous l'effet d'un dépassement rapide des prévisions d'effectifs hébergés.

En 1910 un mur séparant deux bâtiments du service des femmes (futur pavillon des Eglantiers, aujourd'hui disparu) s'écroule, toujours à cause de malfaçons dues aux travaux réalisés à l'économie, mais aussi de vices dans la conception initiale. Ces malfaçons, et défauts de conception, sont multiples, et n'affectent pas que le gros œuvre. C'est ainsi que les sols étaient parquetés, ce qui, dans les infirmeries et encore plus dans les pavillons des gâteux, entraina une pourriture rapide, compte non tenu que ceci ne permettait pas les meilleures conditions d'hygiène et de désinfection. Le docteur Dubourdieu, médecin-directeur, affecta le plus possible de malades aux travaux de réfection. Déjà en 1886 il avait fallu surélever le mur d'enceinte à cause de nombreuses évasions. Ces malfaçons successives avaient retardé l'achèvement de la construction de l'ensemble des pavillons, mais cet échelonnement sur 25 ans est dû également à la nécessité d'avoir recours à des emprunts successifs, en raison des surcoûts engendrés par ces travaux imprévus, emprunts difficiles à négocier, du fait de l'étroitesse des possibilités financières des asiles, et de celui de Bourges tout spécialement.

Ces insuffisances de construction avaient fait renoncer à l'édification prévue d'un pensionnat pour les malades femmes, seul celui des hommes (futur pavillon de la Pelouse) étant édifié. On parle bien de pensionnaires « dames », mais elles n'eurent jamais de lieu dédié et spécifique. On essaya, malgré tout, de faire de ce pensionnat des hommes une vitrine de l'excellence de l'établissement, en le qualifiant de « Maison de Santé de Beauregard », et en organisant à son sujet une réclame (on ne parlait pas encore de communication ou de marketing), ce qui permet de mieux connaître son organisation. Cette publicité, lorsqu'on la lit en détail, apparait assez mensongère, et n'est en réalité qu'une note de service parmi d'autres, due au zèle bureaucratique du Docteur Dubourdieu, médecin-directeur. En effet si on y vante les mérites de certaines thérapeutiques, ainsi que la non utilisation des méthodes de contention, à destination, en particulier, spécialement en ce qui concerne les conditions d'hébergement, de malades privilégiés, très rapidement le document énonce des conditions concernant l'ensemble des patients (exception faite des indigents, mais qui relèvent du régime commun des pensionnaires de 5e classe) : tarifs -énoncés en premier, ce qui montre où sont les priorités -, formalités d'admission, visites, trousseau, décès, etc. Ce document est intéressant par l'implicite qui surgit derrière l'explicite publicitaire, puisque, sans que cela ait été perçu par le rédacteur, apparait le fonctionnement général de l'asile, ce qui pourrait permettre de penser que ce pensionnat n'est qu'un « cache-misère », et que le mode de fonctionnement asilaire, qu'on tente de présenter comme diversifié, personnalisé, est vite rattrapé par le « régime commun », les différentes classes de patients présentées, et distinguées, ayant surtout une fonction comptable ; et, de toutes façons, ne constituant qu'un très faible effectif.

Les éléments de publicité, sont, outre l'excellence et la modernité des soins, la pureté de l'air, la perspective *« admirable »* sur *« la ville de Bourges presque toute entière dont la vallée de l'Auron la sépare »* (le val vert, ce qui montre que la ville n'avait pas encore étendu ses faubourgs sur ces coteaux), et un cadre de verdure car bien qu'il n'y ait *« pas encore de parc pour les pensionnaires, la superficie de la propriété (25 hectares) avec de nombreuses parties ombragées, et notamment une allée de tilleuls, peut en tenir lieu »* (pour autant cette allée de tilleuls est située en dehors du périmètre clos par un mur, si bien qu'il faut imaginer qu'où bien les malades ont une liberté d'aller et de venir, ce qui est peu vraisemblable, ou qu'ils bénéficient de sortie accompagnées, ce qui est plus probable, à moins qu'il ne s'agisse d'un simple argument publicitaire).

Si l'établissement comporte 5 classes de malades, le pensionnat n'accueille que 3 catégories de malades :

La 1re classe est la plus luxueuse, avec chambre individuelle, située au sud, avec vue sur la ville, possibilité d'y allumer du feu, et d'y avoir un domestique logé dans une petite chambre attenante. Le prix de pension, de 5 frs par jour ou 1825 frs par an correspondrait aujourd'hui (même s'il faut pondérer cela par un coût de la vie qui n'a rien de commun) à respectivement 2,36 euros par jour, et 860,50 euros par an. Le prix de revient d'un domestique fourni par l'asile (un malade tranquille indigent) est de 2,50 frs par jour pour un homme, et de 2 frs pour une femme, soit 1,18 euro et 0,94 euros par jour (des sommes qui font rêver, mais c'était avant que l'inflation des guerres et autres crises économiques ne bousculent les équilibres économiques et financiers). Le pensionnat pour les femmes n'ayant jamais été construit, cette publicité n'avait d'intérêt que pour les pensionnaires hommes. Toutefois à ces sommes il fallait ajouter chauffage et électricité pour 6 frs par trimestre et par lampe, soit 2,83 euros, ainsi que tout ce qui ne relève pas du régime commun de l'établissement (café, chocolat, friandises, vins fins[135], promenades, etc.), ainsi que les soins chirurgicaux et médicaux spécialisés ; et tous les objets cassés ou détruits par les malades, leur étaient facturés ; ce qui, au bout du compte, aboutissait à une somme non négligeable. Tout ceci pour disposer d'une chambre individuelle, et d'une salle à manger réservée, ainsi que d'un salon particulier.

La 2e classe était faite de chambres à 2 lits (ce qui était enviable par rapport aux dortoirs d'une trentaine de lits), et disposait aussi d'un salon réservé et d'une salle à manger particulière, pour un prix de pension de 4,25 frs par jour et de 1551,25 par an, soit 2 euros et 606 euros.

La 3e classe de pensionnaires occupe des chambres à plusieurs lits avec vue sur une des cours de l'asile, et dispose d'une salle à manger particulière et d'un salon réservé, pour un prix de pension de 3,25 frs par jours et 1186 frs par an, soit 1,53 euro, et 560 euros.

Evidemment ils relèvent aussi des facturations supplémentaires pour ce qu'ils peuvent utiliser ; mais on peut penser que cette utilisation se fait dans de moins grandes proportions. A travers ces coûts supplémentaires, on perçoit, a contrario, ce que pouvait être la misère du régime commun.

Les aliénés indigents sont pris en charge par le budget du conseil général ; pour les non indigents, mais aux revenus modestes[136], ceux du régime de 4e et 5e classe, (dont le régime est identique à celui des indigents, d'où le nom de régime commun), le prix de pension est à leur charge, à raison, pour la 4e classe, de 2 frs par jour et 730 frs par an, soit 0,94 euros et 345 euros, tandis que pour la 5e classe le prix de pension est de 1,50 frs par jour et 547,50 frs par an, soit 0,71 euros, et 259 euros. La cinquième classe qui ne relève plus du pensionnat proprement dit, ne se différencie pas des aliénés indigents, et est admise au régime commun de dortoirs, tout comme les malades de la 4e classe, qui ne bénéficient pas d'un traitement différent, à l'exception peut-être (ce qui

---

135 Surprenant dans un établissement où sont internés des malades alcooliques !

136 Lorsqu'il s'agit d'un internement à la demande d'un tiers (placement volontaire) ; car lorsqu'il s'agit d'un internement d'office, par l'autorité administrative, les frais de séjour sont à la charge du département.

n'est pas dit) d'une non-obligation à travailler dans les services généraux de l'hôpital.

On constate que le document, qui se veut une publicité pour la maison de santé dite de Beauregard, donne des informations qui concernent l'ensemble de l'hôpital, ce qui permet de supposer que cette maison de santé relève d'abord d'une politique de communication, plutôt que d'une réalité thérapeutique innovante, qu'elle n'est guère qu'un prétexte pour donner diverses informations générales ; formalités d'admission, trousseau à fournir (le nombre et la diversité des pièces à fournir est dégressif de la 1re à la 5e classe, et diffère selon les sexes,), modalités de remplacement des objets détériorés, modalités de visite, S'il manque des pièces au trousseau, et si elles ne sont pas remplacées par la famille, l'établissement les fournira, contre une facturation. De même *« si le malade n'est ni destructeur ni déchireur »,* le trousseau pourra être entretenu et renouvelé par l'établissement moyennant un abonnement de 360 frs en 1re classe, 294 frs en 2e classe, 228 frs en 3e classe, 120 frs en 4e classe, et 84 frs pour la 5e classe, payable par trimestre d'avance, soit 170 euros, 139 euros, 108 euros, 57 euros, 40 euros, ceci fonction de l'importance du trousseau initialement demandé.

Il apparait donc des conditions de vie qui pourraient être relativement plus confortables au sein du pensionnat (qui somme toute accueille peu de malades), et aussi une forme d'humanisation ; c'est ainsi qu'on peut encore lire, dans cette réclame : « *La maison de santé de Beauregard ne connait plus les moyens de contrainte. Ils ont été supprimés pour faire place aux moyens plus humains de douceur et de persuasion* ». Sans doute ce résultat est-il obtenu avec un encadrement en personnel plus important, et une attention médicale plus grande. Mais en même temps, et sans que cela ait été perçu par le rédacteur, on y lit une très sévère critique implicite du fonctionnement des asiles. Ce qui a échappé aux rédacteurs, comme un acte manqué inconscient, anticipe de loin sur ce qui sera la critique des promoteurs de la « psychothérapie institutionnelle », et la valide en quelque sorte. On peut encore lire qu'au sein du pensionnat on trouve *« une bibliothèque choisie, des journaux quotidiens, des jeux de toutes sortes, (...), des distractions théâtrales (...) 4 ou 5 fois l'an ; des pique-niques (...), des promenades en dehors de l'établissement (...), de vastes jardins potagers offrent (...) sans cesse des distractions salutaires) »* ; bref ce « qu'inventera » plus tard la psychothérapie institutionnelle. En revanche la liberté de correspondance n'existe pas, la correspondance entrante comme sortante étant filtrée par le médecin-directeur. De même ils ne disposent plus de leurs bijoux, ni de leur argent, pour éviter qu'ils ne le perdent ou n'en *« fassent un mauvais usage »*. On le perçoit, très vite la mécanique asilaire revient, et encore plus avec les prescriptions relatives au trousseau (le linge, sans doute aussi parce qu'il représente un coût non négligeable - mais à l'époque dans les mariages des milieux modestes c'est l'importance du trousseau de la mariée qui faisait la valeur de la dot -). Ce trousseau comprend linge personnel, habits et objets de toilette, ainsi que draps et serviettes de table. Les premières classes des malades doivent fournir oreillers et taies d'oreillers, ce qui indiquent donc que la plupart des malades n'en avaient pas, qu'ils dormaient à plat sur leur paillasse, ou qu'ils utilisaient leurs vêtements roulés en boule en guise d'oreiller. Le nombre de mouchoirs passe de 18 pour les 3 premières classes, à 6 pour la 4e classe, et 4 pour la 5e classe. On ne sait pas si les indigents en disposaient. Les femmes des 4e et 5e classes ne sont pas tenues à avoir un corset dans leur trousseau, signe qu'on se préoccupait peu de leur silhouette, de leur apparence, et finalement de leur dignité : (et même dans les années 1980) les femmes et plus encore les femmes âgées avaient souvent du duvet sur les lèvres supérieures et de longs poils au menton. Il est précisé que ce trousseau conseillé n'est qu'un minimum que les familles peuvent augmenter. Mais dans ce trousseau, si le linge de toilette et de corps reste personnalisé, le reste (à l'exception peut-être des malades de deux premières classes) demeure des vêtements d'uniforme. Enfin chaque trousseau doit contenir une timbale en métal (le verre en effet est considéré comme fragile, et dangereux, car brisé il peut servir d'arme, ou permettre un passage à l'acte suicidaire). Pendant très longtemps on ne mangera qu'avec une cuillère, couteaux et fourchettes étant également considérés comme un risque, des instruments dangereux.

A travers ces chiffres on perçoit que l'internement psychiatrique (qui, par définition, relève d'une contrainte, qui s'impose) a un coût qui est loin d'être négligeable, y compris pour les patients de 5e classe, du régime commun, et qui sont hébergés dans des conditions de confort rudimentaire, même si l'on peut penser que, promiscuité mise à part (encore qu'on pouvait à cette époque, dans les familles, trouver plusieurs lits par pièce, y compris dans la cuisine -où l'on installait les malades, les vieillards, les enfants, qui avaient besoin de chaleur-, et que peut-être encore on pouvait coucher à plusieurs membres d'une fratrie dans le même lit), les conditions d'hébergement et de vie (nourriture notamment) étaient meilleures que dans bien des familles. On pourrait presque dire, sous forme de boutade, qu'il fallait, à cette époque, avoir les moyens pour être interné en psychiatrie, sans grand espoir d'y guérir, car y entrer était alors la quasi-assurance d'y finir ses jours, la plupart des internés d'ailleurs s'y trouvant assez bien, dans un régime finalement moins rude qu'au sein de leurs familles.

Ce pensionnat ne rencontra jamais un grand succès, soit que les tarifs fussent trop élevés, soit que les familles aisées, par discrétion, ou simple effet de classe, aient choisi de confier leur malade à des maisons de santé privées (qui commençaient à exister, à l'image de celle du Docteur Henri Le Savoureux, à Chatenay-Malabry, dans l'ancienne demeure de Chateaubriand : « La vallée aux loups »). Rapidement on s'en servit pour y isoler les malades tuberculeux, et durant la Première Guerre mondiale y accueillir des blessés légers, commotionnés (on ne parlait pas encore de névroses de guerre ou de psychotraumatismes).

Ce bâti demeurera à l'identique jusqu'au début des années 1980, hormis quelques embellissements, et l'adjonction de préfabriqués (deux pavillons pour les malades : Bleuets et Cytises, à la suite de la désaffectation du pavillon des Tilleuls, pavillon des femmes tranquilles, qui sera affecté, pour partie, au deuxième étage à l'école d'infirmiers psychiatriques, et au premier étage à une salle d'art-thérapie, puis à une salle qui deviendra salle de psychomotricité, avant de devenir, plus tard, des salles de formation, et d'être aujourd'hui investies par le « Paris Mozart Orchestra in Bourges » afin d'accueillir des artistes en résidence ; ainsi qu'une maison des usagers. Un autre préfabriqué abritera « la maison des clubs », affectée aux clubs thérapeutiques, gérés par le comité hospitalier dans l'esprit de la « psychothérapie institutionnelle » qui allait renouveler les conceptions et pratiques de la psychiatrie française.

En effet ce n'est qu'en 1977 que sera construit, sur le site, mais au bas de la colline, avec un dénivelé qui fait séparation, un service pour enfants, dénommé « Valvert » ; qui adjoindra par la suite un service d'adolescents. A partir des années 2000, certains pavillons seront abattus, laissant place à de nouvelles constructions, plus fonctionnelles. Dans les années 1990 avaient été construits un service d'accueil et d'urgence, service porte, appelé aujourd'hui CAOD (Centre d'Accueil, d'Orientation, de Diagnostic), ainsi qu'un EPHAD à orientation psychogériatrique.

Ce qui caractérise ce bâti, c'est la symétrie, qu'on retrouve dans tous les établissements psychiatriques de France, qui témoigne d'une harmonie, d'un ordre, d'une règle (comme il en était jadis avec les ordres monastiques qui, dans la « Jérusalem terrestre » tentaient de préfigurer la « Jérusalem céleste ») qui doit imprégner les esprits « dérangés », « désorientés », « déséquilibrés », afin de leur permettre de retrouver un ordre et une harmonie intérieurs, un cosmos par opposition au chaos, microcosmos reflétant le macrocosmos. Les constructions se répartissent de manière identique, de part et d'autre d'un centre représenté, d'une part, par le pavillon administratif, et d'autre part par la cuisine (et les bains, qui utilisent le chauffage du fourneau de la cuisine), et la chapelle (nourritures terrestres et spirituelles associées),encadrés perpendiculairement par les deux infirmeries du service des hommes et du service des femmes ; et s'installent sur trois lignes parallèles : pensionnat, malades tranquilles, gâteux-agités-épileptiques, médico-légaux, soit 4 divisions par service, elles-mêmes divisées en quartiers (ce qui correspond à un étage), chaque étage, de part et d'autre de l'escalier étant une section, ou un sous-quartier, à quoi s'ajoute une infirmerie par service (celui des hommes et celui des femmes). L'architecture des casernes (construites à la même époque) ne sera guère différente, voulant offrir aussi une représentation de l'ordre. En périphérie, un peu écarté, du côté du service des femmes, un pavillon affecté à la buanderie[137], et du côté du service des hommes, en parfaite symétrie, un pavillon affecté aux ateliers. De part et d'autre du pavillon administratif, un pavillon pour le médecin-directeur, un pavillon pour le médecin-chef de l'autre service (ajouté plus tard). Les bâtiments de la ferme se trouvent de l'autre côté de l'allée d'entrée, en dehors du mur d'enceinte, mais du côté du service des hommes.

Ainsi à l'ordre juridique (nomos) correspond un ordre topographique (topos), et une organisation stricte, méticuleuse, intangible (logos), qui vient ajouter une rythmique immuable à cette harmonie, rythmique gérée par des sonneries qui indiquent les différents moments et phases de la journée, à la manière des sonneries de cloches dans la ruralité, qui découpaient le temps, et permettaient d'en avoir conscience, la durée,

[137] A l'étage se trouvait un séchoir, avec des fenêtres sans vitrage, protégées par des volets de bois, à claire-voie qui permettaient l'aération, la circulation de l'air ; et que beaucoup de riverains pensaient être le lieu d'enfermement des « fous furieux ».

temps personnel, n'ayant que peu de valeur économique et sociale, en comparaison de ce temps découpé, mesuré, délimité, d'une manière externe, cette extériorité lui conférant sa valeur marchande. On a là, comme dans la vie monastique, une véritable liturgie des heures.

⁂

La nourriture est centrale à cette époque, qui garde sans doute dans la mémoire collective le souvenir de disettes ; mais si, désormais, chacun mange à peu près à sa faim, l'alimentation, pour les classes populaires, qui fourniront le principal contingent des internés dans les asiles, reste peu diversifiée, à base de pain, ce qui est susceptible de provoquer carences et avitaminoses. Une alimentation équilibrée peut donc déjà, en soi, améliorer certains troubles du comportement, certains dysfonctionnements psychiques. C'est d'ailleurs l'une des principales sources de dépense, et dans les asiles caractérisés par un dénuement généralisé, une faible dotation budgétaire, on ne saurait être surpris de la méticulosité avec laquelle ce service est organisé. L'autarcie, recherchée, est pourtant impossible à atteindre, et dans les fournitures en provenance de l'extérieur, les produits alimentaires constituent la part principale. Tout doit être présenté à l'économat, et s'il le faut, pesé ; c'est une condition nécessaire et préalable au paiement des fournisseurs. Tout ce qui concerne l'alimentation fait l'objet d'un nombre important d'instructions et notes de service. Ainsi il existe un règlement provisoire de la cuisine (on ne sait s'il sera modifié ou pérennisé) qui est très long (21 articles, plus des annexes, en format A3, et comporte une dizaine de pages), illustrant très clairement que les malades sont astreints au travail dans les services généraux de l'asile, puisque l'article 3 précise *« des malades femmes en nombre illimité aident les cuisinières suivant leurs aptitudes, et plus spécialement* (on leur réserve les fonctions subalternes) *pour faire la vaisselle, nettoyer la cuisine et les ustensiles* (c'est un peu les tâches d'un apprenti dans un parcours professionnel caricatural de métier de bouche, ou dans ce qui se passait lors des « grandes heures » du service militaire), *éplucher et laver les légumes, couper le pain de soupe* (on perçoit toute l'importance de cet aliment), *et à titre tout à fait exceptionnel, pour préparer certains aliments. Un ou deux malades hommes pourront être joints aux femmes pour les travaux pénibles* (s'occuper des poubelles, par exemple). L'article 4 montre l'extrême minutie de l'organisation, *« les malades choisies par le directeur-médecin, sur la présentation de la surveillante, sont amenées de leur quartier et ramenées par la 3e aide-cuisinière aux heures de départ et de cessation du travail. Elles ne mangent plus dorénavant à la cuisine mais dans leurs quartiers respectifs ».* Est-ce pour des raisons d'hygiène ? En tout cas cette préoccupation est latente dans l'article suivant puisque « *dans un but de propreté et de bonne tenue il est absolument défendu aux cuisinières de faire usage de tabac à priser. Toute infraction à cette règle entrainerait immédiatement le renvoi de la délinquante* (les mots utilisés démontrent que l'on pense l'établissement d'abord comme un lieu carcéral, et non comme un lieu de soin) *dans son quartier ou sa révocation ».* Les articles suivants confirment ce souci de l'hygiène : *« si une aide cuisinière* (ou la cuisinière en chef) *s'apercevait au moment de l'emploi ou de la livraison de la mauvaise qualité d'une marchandise, elle devrait en prévenir immédiatement la cuisinière en chef, qui en informerait à son tour le service de l'économat ou le directeur (...). Le fait de s'abstenir constituerait une faute grave qui serait sévèrement punie ».* Les mêmes procédures d'alerte sont de règle en cas d'autres dysfonctionnements tels que *« fourneau défectueux, fuite dans les canalisations, mauvaise qualité du charbon, etc. ».* Ou encore : *« Les cuisinières en nettoyant ou faisant nettoyer les ustensiles de cuisine, la vaisselle, la cuisine, les légumes ou les fruits, veilleront scrupuleusement à leur propreté méticuleuse. Elles se laveront souvent les mains et devront être également aussi propres que possible sur elles ».*

Suivent ensuite diverses procédures organisationnelles, marquées par un souci de rationalité : *« dorénavant, pour économiser le temps, sauf pour l'interne-docteur, l'interne, les dépensiers, le surveillant en chef et la surveillante en chef, et les pensionnaires de 1re et 2e classe, le pain destiné au déjeuner du matin ne sera plus grillé* (on y lit le poids d'une hiérarchie très lourde, qui semble tout ignorer du principe d'égalité). Economie de temps, mais peut-être plus encore économie d'argent (les asiles psychiatriques ont toujours été sous dotés, misérables), tout est contingenté, distribué avec parcimonie, ainsi *« les desserts sont exclusivement distribués par la cuisinière en chef »*, tandis que les légumes sont pesés avant d'être distribués par le jardinier (il est vrai qu'on redoute le coulage), et d'ailleurs l'entrée de la cuisine est *« rigoureusement interdite aux personnes étrangères au service ; y ont seuls accès : le directeur-médecin, l'interne docteur, les agents de l'économat, le jardinier, les fournisseurs appelés par leur service, les malades de ménage (* [pour le service de] *internes, dépensiers,* *surveillants* -en fait ceux qui assument une forme de domesticité-*), le garçon de bureau et le cocher pour le service des bouillottes »* (l'eau chaude en effet est fournie par la cuisine, et c'est la raison aussi pour laquelle les installations de bain lui sont contigües) ; on peut penser légitimement que ces restrictions sont édictées pour des raisons d'hygiène, et c'est sans doute vrai en partie, mais en partie seulement, car on perçoit aussi que la cuisine peut servir de réfectoire pour certains membres du personnel (exemple du garçon de bureau) ; c'est pourquoi on peut aussi faire l'hypothèse que ce pourrait être une façon de lutter contre le vol. Car les produits alimentaires sont rares et chers, et l'autarcie ne suffit pas à tout produire, même si l'article 13 apporte une confirmation à son importance : « *pour la préparation de la charcuterie à la ferme* (on semble ici avoir oublié les règles d'hygiène) *la cuisinière en chef délèguera l'une de ses aides qui s'adjoindra une ou plusieurs malades »*. On retrouve le souci d'économie énoncé à l'article 14 : *« quoique la cuisinière en chef distribue généralement à chacune les denrées à employer, chaque cuisinière devra néanmoins connaître le tarif général des portions par individu et par catégorie qui sera affiché dans la cuisine, ainsi que les régimes spéciaux* (c'est-à-dire les membres du personnel en situation hiérarchique et qui disposent d'avantages non négligeables) *et ce, afin d'avoir les quantités réglementaires avant la mise à la cuisson, et afin de faire une juste distribution »*. Et encore : *« Les cuisinières doivent être justes et ne pas avoir de préférence dans leurs distributions. Elles doivent être également économes des denrées à elles confiées et non soumises à des tarifs d'allocations et ne pas s'approprier aucune denrée soit pour leur usage personnel, soit pour en faire profiter des tiers »*. A l'évidence, ce « coulage », ce détournement de denrées - mais aussi d'autres marchandises - n'était pas inhabituel, mais il faut dire que les traitements des personnels, qui, comme les domestiques, recevaient des gages et non des salaires, étaient très bas.

Puis suivront diverses prescriptions destinées à permettre la continuité et l'efficacité du service : *Le jour de repos hebdomadaire d'une des aide-cuisinières, la cuisinière en chef assurera le service de la reposante par elle-même et aussi au moyen de deux autres aides cuisinières »*. Et plus loin, aux articles 19 et 20 : *« Les quatre cuisinières concourent au service général de la cuisine. Elles ont néanmoins, chacune d'elles, des attributions particulières qui sont en résumé* (qu'est-ce que ce serait si cela était détaillé !) *1er, pour la cuisinière en chef, la préparation et la distribution de la nourriture des*

3 repas et des régimes spéciaux destinés aux pensionnaires des 4 classes, aux employés supérieurs et aux internes ; 2e pour la 1re aide cuisinière, la préparation et la distribution des ragoûts, rôtis et régimes spéciaux pour les indigents, préposés, gardiens et gardiennes ; 3e pour la 2e aide cuisinière, la préparation et la distribution du déjeuner et de la soupe des 3 repas des aliénés indigents ; (manifestement les 4 classes de pensionnaires ne doivent pas fournir un effectif très conséquent, puisqu'ils relèvent de la compétence de la cuisinière en chef, effectuant par ailleurs de nombreuses autres tâches ; on peut penser aussi que ces pensionnaires sont traités avec certaines attentions plus particulières, la maladie ne semblant pas abolir les distinctions sociales) ; *4ème pour la 3e aide cuisinière , la surveillance, l'épluchage et le lavage des légumes, le nettoyage de la cuisine et des dépendances. // Chaque cuisinière alterne chaque semaine dans ses attributions, de façon à connaître parfaitement tout le service en cas d'absence ou de départ de l'une d'elles ».* Enfin le dernier article, N° 21, dispose : *« La veilleuse allumera les fourneaux à 3h du matin, et préparera tous les déjeuners, y compris la soupe, jusqu'à l'arrivée des cuisinières »* ; ceci complète le règlement du service de la veilleuse, qui ne le mentionnait pas, et l'on perçoit que l'excès de précisions de tous ces règlements, ainsi que leur nombre, peut aboutir à des contradictions, à des incohérences, et même à de la confusion. Parangon de la bureaucratie, d'une idéologie du management qui, mutatis mutandis, pourrait se retrouver aujourd'hui à travers les mêmes excès, ces documents sont aussi comme une caricature, courtelinesque, ubuesque, de l'administration française ; le terme même de directeur-médecin est significatif, d'abord directeur, et médecin, le cas échéant ; quand d'autres signeront médecin-directeur ; on voit bien alors les priorités des uns et des autres ! En même temps ceci illustre que, contrairement à l'idée reçue, souvent exprimée, celle d'un asile psychiatrique espace de non-droit, c'est au contraire un espace de trop de droit, d'un pointillisme réglementaire, d'une minutie procédurale, qui encadre tous les moments de l'existence, ne laissant aucun autre espace de liberté que les contradictions naissant de la profusion même et de l'excès de ces textes (comme aujourd'hui la profusion de procédures et protocoles nuit à leur lisibilité, et retarde l'action, car trouver la procédure applicable relève parfois du parcours du combattant !). Le traitement moral qu'il est censé permettre ne diffère guère alors d'un manuel de discipline militaire, et d'un schéma d'état-major, dans lequel tout a tellement été prévu qu'il manque l'essentiel : la capacité d'adaptation aux circonstances. On le constatera avec la famine, et la surmortalité consécutive, qui sévira durant la deuxième guerre mondiale dans les hôpitaux psychiatriques en France, et cela avant même la fin de l'année 1940.

Les annexes à ce règlement démontrent ce pointillisme bureaucratique : ainsi des quantités d'aliments indiquées au gramme près, comme les services de la cuisinière en chef, comme de chacune des aides cuisinières, détaillés au quart d'heure près (ce n'est rien d'autre qu'un fiche de poste inscrite dans la plus pure logique taylorienne ; nos managers d'aujourd'hui, quoi qu'ils en disent, n'ont rien inventé !).

La distribution de la nourriture est tout aussi importante, et fait l'objet d'une note de service du 1er janvier 1911 (à l'évidence il s'agit de débuter l'année sur de bonnes bases). Le caractère autarcique, d'autosuffisance est rappelé, et la plupart des denrées doivent provenir de la ferme ; comme est rappelé le caractère très méticuleux du contrôle, avec des systèmes de carnets, permettant de vérifier les quantités allouées à chacun, et un double contrôle, de l'effectivité de la distribution et des quantités distribuées. Les faibles budgets alloués aux asiles d'aliénés imposent sans doute cette rigueur, de même que la crainte du « coulage », du détournement, par des personnels souvent presqu'aussi misérables que leurs patients, et qui pourraient y trouver matière à un complément de ressources. Ce coulage, aux temps difficiles de la seconde guerre mondiale, avec les restrictions de toute sorte et le rationnement, sera la hantise de tous les directeurs, et les sanctions seront sévères, et il contribuera aussi à la mortalité par famine et maladies associées dans les établissements psychiatriques français.

Ainsi l'article 1 précise : *« les denrées, sauf le pain, le lait et la viande, seront distribués tous les 8 jours et ne seront jamais livrées sans bon signé du directeur »* ; l'article 5 indique : *« le pain sera distribué à chaque ménage par l'économat qui indiquera sur le carnet spécial les quantités exactes, par poids, remises à chacun »* ; l'article 6 concerne le lait : *« le lait continuera à être distribué par la ferme, qui inscrira sur un carnet les quantités données chaque jour à chaque ménage (...).* La viande comme le poisson obéissent en outre à une distribution hiérarchisée *« sur la viande apportée par le boucher de l'asile il* (l'économe ou son délégué, à la cuisine, 16h00 en hiver, 6h00 en été) *prélèvera préalablement et par rang hiérarchique les quantités et morceaux destinés aux ménages (...) ; le gigot et le filet de bœuf ne seront pas donnés à chaque ménage plus d'une fois par mois, et à chaque fois la quantité n'excèdera pas un kilo ; la viande de porc* (bien que produite par la ferme) *sera fournie de la même façon que la viande ordinaire ; les jours où il y aura du poisson le dépensier portera vers 8h00 du matin dans chaque ménage et en suivant le rang hiérarchique les poissons à choisir. L'économat fera ensuite apporter à chacun les quantités et qualités choisies, ou les bénéficiaires viendront les chercher ».* Pour les morceaux de choix, il faut en outre un bon spécial signé du médecin-directeur. Il y a donc des privilèges, mais qui sont eux-mêmes très surveillés, très contingentés.

Cette hiérarchie se retrouve dans ce qui est servi aux différents repas. Au petit déjeuner, si le personnel (et les malades des trois premières classes) a droit au café au lait, on sert aux autres malades une soupe. Pour le déjeuner les personnels, ainsi que les malades des trois premières classes ont droit à un hors-d'œuvre et à un dessert (de la confiture), alors que les autres malades doivent se contenter du plat principal, qui est le même pour tous, quelle que soit la classe. Les menus sont identiques d'une semaine à l'autre : le lundi, bœuf, lentilles ; le mardi, bœuf, carottes ; le mercredi, porc rôti, pommes de terre ; le jeudi, mouton rôti, haricots ; le vendredi, veau rôti, purée (mais pour les personnels et les malades des 3 premières classes, steak, purée ; notons qu'il n'y a pas de poisson (sauf exception) ; pour des questions de fraicheur -on est loin de la mer ; et il n'y a pas de pisciculture de poissons d'eau douce à proximité-, (mais aussi par esprit de laïcité, d'anticléricalisme, après la loi de 1905 de séparation des Eglises et de l'Etat) ; le samedi, saucisses, pommes de terre ou choux ; le dimanche, veau rôti, macaronis ou légumes de saison (en fonction de ce qu'a pu fournir la ferme). Au dîner, pour tous, le lundi, soupe, œuf, fromage ; le mardi, soupe, porc, confiture ; le mercredi, soupe, riz ou pâtes, biscuit ; le jeudi, soupe, œuf, biscuit (pour le personnel et les malades des 3 premières classes s'y ajoutent des légumes) ; le vendredi, même menu que le jeudi ; le samedi, soupe, veau, fromage (et légumes pour le personnel et les malades des 3 premières classes) ; le dimanche, soupe, bœuf, biscuit, (légumes en sus pour le personnel et les patients des 3 premières classes). Les personnels, ainsi que les malades des 3 premières classes, bénéficient d'une ration supérieure de 100 grammes de viande par rapport aux autres malades. Ils bénéficient d'une ration d'1/2 litre de vin par jour, les autres malades ne disposant que d'1/4 de litre par jour, sauf s'ils se trouvent à l'infirmerie, sur prescription médicale, le vin étant considéré comme une thérapeutique. On considère en effet le vin comme une boisson énergétique, à différencier des alcools forts *(« la goutte »)* dont on pense qu'ils sont responsables de l'alcoolisme. Dans le même temps on se défie de l'eau, dont il est vrai qu'elle peut être de mauvaise qualité, vectrice de risques de choléra ou de fièvre typhoïde. L'eau bouillie, pour les tisanes, est en revanche utilisée, et les tisanes sont une des principales médications utilisées, avec les régimes alimentaires (entier, ¾, ½, diète). Il existe aussi des différences au sein du personnel, avec un régime commun pour le personnel secondaire et un régime spécial pour l'interne et les surveillants-chefs, et un régime particulier pour le médecin-directeur. Chaque membre du personnel, quel qu'il soit, dispose d'un compte alimentaire tenu par l'économat. Un état mensuel des dépenses de chacun est adressé au directeur, ainsi qu'au receveur-percepteur et au trésorier-payeur-général. Le pain reste cependant la base de l'alimentation, et les malades hommes en reçoivent 750 grammes par jour, et les femmes 700 grammes.

Après chaque repas c'est aux malades qu'il incombe de laver la vaisselle, chacun dans leurs pavillons, selon un système de corvées organisées par roulement, et pour ceux qui sont affectés aux charges de domesticité, en faveur des malades des trois premières catégories et du personnel.

Un autre poste coûteux, et particulièrement surveillé, est celui du chauffage, et des combustibles, qui obéit aussi à une stricte organisation et distribution. Le bois est privilégié et on réserve le charbon pour la cuisine, la buanderie, la lingerie, et les infirmeries. Le chauffage central ne sera en effet installé qu'après la Seconde Guerre mondiale, grâce aux indemnisations versées par suite de la réquisition de l'établissement par les troupes d'occupation, ayant entrainé des dégradations. Quant à l'éclairage, il se fera d'abord avec des lampes à huile, et les allocations d'huile sont également précisées, et des chandelles, également contingentées. Malgré la proximité de l'usine à gaz, il ne semble pas qu'il y ait eu raccordement au réseau de gaz d'éclairage. Une note de service des veilleurs et veilleuses précise d'ailleurs où se trouvent les bougies, les vérifications et surveillances à faire, ainsi que les chauffages à recharger. On craignait en effet, à juste titre, les incendies, dans ces lieux dans lesquels la plupart des literies n'étaient que des paillasses. L'électricité fut installée progressivement, à partir de 1910, en commençant par le pensionnat, et comme tout, fut utilisée avec beaucoup de parcimonie. A l'exception des infirmeries il n'y a pas de chauffage la nuit, même dans le service des gâteux.

Le linge et la literie font aussi l'objet d'une attention spécifique. Il faut changer les paillasses régulièrement, par roulement, avec des bons de paille qui est distribuée par la ferme, selon des quantités précisées, de façon à éviter le trafic de paille. C'est la ferme qui fabrique les paillasses.

Autarcie, autosuffisance, économie, encadrées par de multiples procédures d'une précision extrême et minutieuse, avec une prévision rigoureuse des consommations, telles sont les caractéristiques qui s'imposent à la lecture des éléments archivistiques conservés. Ces quelques extraits (le reste ayant disparu dans les flammes) en témoignent, et on peut sans doute les généraliser à toute l'organisation, à tout le fonctionnement de l'établissement, dont ils constituent en quelque sorte l'architecture mentale.

On retrouve encore ce souci d'autarcie et d'économie dans les notes de service suivantes :

Du 24 novembre 1911 une note de service relative à l'usage de l'électricité dans les chambres destinées au personnel, ou l'on voit qu'elle est utilisée avec une grande économie. Elle ne peut être utilisée qu'avant la sonnerie du réveil (c'est-à-dire pour des situations d'urgence), sauf pour le service des gâteux (sans doute parce qu'ils demandent plus de travail, et qu'il faut pouvoir s'assurer -même quand il fait sombre – de sa bonne exécution).

Le 17 juillet 1911, une note de service fixe le tarif des confections et réparations de chaussures par le cordonnier, et une **note du 24 juillet 1911, concernant des prestations de même nature pour les indigents.** Au sein de l'asile il y a au moins un représentant de nombreux corps de métiers (ils sont en nombre aussi important que ceux que nous pourrions appeler soignants (en fait des gardiens, car on ne soigne guère, sauf par ricochet, à travers le traitement moral, donc par des règles de vie équilibrées ; ce qui fait de l'asile plus un lieu de vie qu'un lieu de soin, une vie en autarcie, où l'essentiel est fourni sur place

Une autre préoccupation est la sécurité, telle qu'elle peut apparaître dans les notes de service suivantes :

Le 18 janvier 1912, on trouve une note de service pour les ouvriers du dehors, qui doivent se présenter au concierge à chaque arrivée et départ ; se présenter au surveillant de travaux à chaque prise et reprise de travail, et lui remettre le soir, lors de leur départ, un carnet récapitulant l'emploi du temps de leur journée, le surveillant y inscrivant alors le nombre d'heures travaillées.

Le 1er janvier 1911, une note de service organise les services du veilleur et de la veilleuse, décrivant de manière symétrique, tant les horaires de ronde, que le trajet à parcourir, les stations et actes à accomplir, le premier étant de viser le cahier situé à chacune des stations de chaque passage, c'est-à-dire à 22h00, 01h00, 03h00. Lors de la ronde de 01h00, il n'y a pas de passage dans le bâtiment des aliénés tranquilles, sans doute parce que tous sont censés dormir, et que, si insomnie il peut y avoir, il n'est pas prévu que celle-ci s'accompagnât d'agitation. En revanche il y a passage au pensionnat, mais là, il s'agit sans doute moins d'une question de sécurité, que d'une question de démonstration de la qualité des soins, de l'attention portée aux patients, même si, en raison du peu de succès de ce pavillon ayant rapidement amené sa réorientation en service pour tuberculeux, on peut penser que ces patients requéraient une surveillance un peu plus étroite. Rappelons que ce pavillon-pensionnat n'existait qu'au sein du service des hommes. L'ordre du passage était rigoureusement déterminé et fixé, *« sauf exception ou cas de force majeure »*,

Il est intéressant de noter que parmi les archives disparues, qui ont pu être consultées, on remarque une inflation de documents (notes de service et règlements divers) signés du Docteur Dubourdieu, médecin-directeur, ou plutôt directeur-médecin, comme l'indique le titre précédant sa signature, dans les années qui précèdent le début de la 1re guerre mondiale. On peut s'interroger sur les causes de cette inflation, sans qu'on parvienne à dépasser le stade d'hypothèses, impossibles à vérifier : ou bien il s'agit des effets d'une personnalité, particulièrement tatillonne, minutieuse, ou d'une conception de ce qu'on n'appelait pas encore management, mais qui était soutenue par une certaine idée de l'efficacité, de la modernité administrative, développant ce qu'on pourrait appeler un fonctionnement bureaucratique, ou alors il s'agit de la première administration qui s'exerce dans un établissement dont la construction est achevée, qui, de ce fait, ne se trouve plus dans une situation transitoire, provisoire, intermédiaire, et qui donc, n'étant plus centré sur la construction, peut se centrer sur l'organisation. Tous ces documents sont écrits, bien évidemment à la main, avec pleins et déliés, à l'encre de Chine (qui a sans doute permis que le temps n'ait pas effacé ces traces écrites) et à la plume sergent major.

Bien évidemment ce dispositif d'encadrement s'exerce sur le personnel, notamment le personnel subalterne, qu'on appelle personnel secondaire (ce qui montre bien le peu de considération qu'on lui accorde), très peu protégé (on le verra lors de la réquisition totale de l'établissement en 1944, où il est purement et simplement licencié). Il a le même statut dans tous les départements. Il se compose de surveillants et surveillantes (responsables d'un service ou pavillon, ce qui ne diffère guère de nos actuels cadres de santé), de sous-surveillants et sous-surveillantes (responsables d'un étage), de chefs et cheftaines de quartier (responsables d'un dortoir), de gardiens et gardiennes (qui deviendront en 1938 infirmiers et infirmières). Les nombreux emplois des services généraux se ventilent en ouvriers, préposés (économat, bureaux), garçons et filles de service. Ce personnel dépend du Conseil Général, mais son statut ne fut fixé que tardivement, par une délibération des 11 et 13 mai 1937.

Le personnel supérieur ne concerne que médecins, internes, pharmacien, économe, surveillant-chef et surveillante-chef (service des hommes et service des femmes), soit un nombre inférieur à 10 personnes.

Longtemps les aliénistes refusèrent que le personnel « secondaire » reçoive une formation[138]. Il y eut de nombreuses communications dans leurs congrès portant sur ce sujet, et encore jusque dans les années 1930. Il faudra attendre les précurseurs, futurs rénovateurs de la psychiatrie française, tels Paul Balvet, Lucien Bonnafé, Louis Le Guillant, pour que commençât à être mise en place une formation d'infirmier psychiatrique, les gardiens obtenant ce nouveau statut en 1938, au moment où les asiles d'aliénés devinrent des hôpitaux psychiatriques. On peut lire, dans les communications présentées, des justifications diverses à cette attitude de refus, dont certaines, surréalistes ; *« il vaut mieux des ruraux illettrés et obéissants que des intellectuels vicieux »*. En effet tout savoir est possiblement, croit-on, revendication du pouvoir, et quand le savoir n'est qu'un logos, un discours, ce qu'on appellera « la clinique », c'est-à-dire le savoir élaboré au lit du malade, construit d'après les observations, cette taxinomie qui deviendra nosologie, quand il n'est pas associé à d'autres sources, comme une efficacité thérapeutique, alors mieux vaut ne pas le partager. On attendait donc du personnel secondaire une obéissance, presqu'aveugle, et rien de plus. D'ailleurs la condition de ce personnel différait peu, a-t-on déjà dit, de celui des malades, et son statut était proche de celui des domestiques, quasi taillable et corvéable à merci. En effet la durée de

---

[138] Jaeger M, op. cité

travail n'est pas règlementée, car, comme l'écrit le médecin-directeur de l'asile de Bassens, *« le travail est intermittent dans la journée, c'est plus une surveillance qu'un travail effectif »*. Ce n'est qu'en 1880 que la journée de travail est fixée à 12h00, et qu'une loi du 13 juillet 1906 fixe une journée hebdomadaire de repos obligatoire.

On en a quelques exemples à travers le registre du personnel de l'asile de Beauregard, à Bourges. Le personnel est répertorié dans un registre, avec nom, fonction, date et lieu naissance, adresse, date d'entrée et de sortie de l'établissement, mais aussi détails et particularités signalétiques, comme un registre de police, ce qu'il est peu ou prou, car les personnels ne disposent que de peu de liberté, et leur statut pourrait, par de nombreux aspects, s'apparenter à celui des serfs. En revanche nulle mention d'une quelconque compétence, et encore moins d'une formation particulière. Aucune en effet n'est requise pour s'occuper directement des malades, et les seules formations recherchées sont des formations techniques, concernant les services généraux et logistiques de l'asile, permettant de le faire vivre le plus possible en autarcie.

Un sondage effectué dans ce registre montre que les renvois sont fréquents, et que règne au sein de l'établissement une discipline toute militaire ; néanmoins ceci n'affecte pas les certificats remis aux employés par l'employeur, qui, sans entrer dans les détails, et en restant très peu circonstanciés, ne font pas état de renseignements négatifs. (De trop bons certificats de travail sont toujours suspects, car pourquoi changer d'employeur (surtout à cette époque) quand tout se déroule à la satisfaction de tous ?).

Ainsi un garde-malade est renvoyé car il a été pris dans une rixe, et s'est fait interpeler par la police en possession d'un couteau à cran d'arrêt ; mais ce sont moins ces faits qui motivent son renvoi, qu'avoir quitté l'asile sans autorisation ; il est à noter que le mis en cause est invité à fournir son casier judiciaire (ce qui laisse penser que ceci n'avait pas été fait lors de l'embauche). Une femme est renvoyée pour avoir *« fait du scandale à la conciergerie »* en état d'ivresse. Un homme est renvoyé pour avoir quitté l'établissement sans autorisation, après avoir *« fait le mur »*. Un homme est renvoyé pour être sorti sans autorisation, et parce qu'il a frappé son épouse (également employée dans l'établissement) ; il est noté également *« brutal à l'excès »*, sans que l'on sache si c'est avec son épouse, ou avec les malades ; mais de toute façon là n'est pas le motif principal du renvoi, qui ne serait pas intervenu sans le motif (qui parait très important, itératif et récurrent, et pour nombre de situations) d'une sortie sans autorisation.

Le turn-over est très important. Il est vrai que le statut n'est guère compatible avec une vie de famille, et les départs sont nombreux à l'occasion d'un mariage. On peut s'étonner que le recrutement soit peu local, et en effet les 2/3 des personnels proviennent d'autres départements, et pas seulement des départements limitrophes, mais de toute la France, ce qui reste une énigme alors que la mobilité à cette époque (service militaire excepté) est rare ; ce qu'on perçoit lorsqu'on analyse les mariages, et les faibles distances séparant les conjoints. On ne peut donc que s'étonner de ce paradoxe d'un asile historiquement pensé comme instrument de lutte contre l'errance des malades, et dont le personnel subalterne se caractérise par une importante errance professionnelle.

La stabilité est plus grande pour les catégories supérieures de personnel secondaire, souvent maris et femmes, l'un affecté au service des hommes, l'autre au service des femmes. Une amélioration du statut se fera à partir de 1936, grâce au gouvernement de Front Populaire, avec, d'abord, comme pour tous, l'accès à deux semaines de congés payés ; et une véritable politique de promotion professionnelle, à partir du moment où existe le diplôme d'infirmier psychiatrique : pour être promu chef de quartier il faut une ancienneté de 5 ans en tant qu'infirmier, pour être sous-surveillant, une ancienneté de 5 ans comme chef de quartier, pour être promu surveillant-chef il est nécessaire d'avoir une ancienneté de 2 ans dans l'emploi de sous-surveillant. Pour prétendre passer le concours donnant accès à la formation d'infirmier psychiatrique il faut être titulaire du CEP (Certificat d'Etudes Primaires) ou passer au préalable un examen d'un niveau équivalent. Pour être recruté parmi le personnel secondaire il faut (sauf pour les auxiliaires temporaires : remplacements de congés) être âgé de plus de 21 ans et de moins de 35 ans, fournir un extrait de casier judiciaire[139] vierge, ainsi qu'un certificat de bonne vie et mœurs.

On est étonné, au regard des effectifs d'aujourd'hui, du faible effectif de personnel médical comme non médical, eu égard à l'effectif très important de patients, et encore, compte tenu de l'obligation faite de vivre à l'économie, le plus possible en autarcie, la moitié de l'effectif du personnel dit « secondaire » est-il composé de personnel ouvrier : cocher, jardinier, cordonnier, etc. La contention, par l'emploi de la camisole, palie au manque de personnel. Cependant la contrainte des corps n'est pas motivée uniquement par des raisons pratiques,

---

[139] Ce qui semble ne s'être imposé que très progressivement.

utilitaires, mais aussi par des raisons morales, qui alors ne se dissocient guère de la thérapeutique, d'une volonté rééducative : ainsi on cherche à lutter contre l'onanisme, avec des lits spéciaux pouvant emprisonner les bras.

Les médecins dépendent du Préfet, qui les nomme, les note, et vérifie plus leurs opinions politiques, leurs compétences administratives (de gestionnaires soucieux d'économies et de maîtrise des dépenses -déjà ! -), leurs qualités morales, que leurs compétences professionnelles médicales. Sous la Troisième République on s'assurera que ce sont de bons républicains, avec un esprit laïc, et sous le régime de Vichy, qu'ils adhèrent à l'esprit de la Révolution Nationale, qu'ils ne sont ni sceptiques, ni opposants (Ferdière en fera les frais). Toutefois progressivement on examinera – heureusement ! - leurs titres professionnels.

Ainsi pour le docteur Georges Vernet, qui succède au docteur Dubourdieu le 1er avril 1913, dont on sait qu'il est né le 28 mars 1875, qu'il est marié, père de 4 enfants, qu'il a soutenu sa thèse de doctorat le 9 avril 1902, qu'il fut interne à l'hospice de Charenton de 1900 à 1903, médecin-adjoint à Moulins de 1903 à 1911, médecin-directeur à Alençon de 1911 à 1913, avant d'être nommé à Bourges ; on sait aussi qu'il collaborait à la revue « Les annales médico-psychologiques ». Le docteur Jean Magnan[140] (28/04/1898 – 31/12/1941), dont le préfet écrit qu'il *« s'acquitte consciencieusement de sa tâche délicate »* (surtout au moment de la Deuxième Guerre mondiale et quand il lui faudra transmettre les attestations de non-appartenance à une obédience maçonnique de l'ensemble de son personnel – surtout masculin à cette époque, car peu de femmes étaient initiées franc-maçonnes -), qui est marié, 2 enfants (de 8 et 4 ans en 1938), titulaire de la Croix de guerre, qui soutint son doctorat en juin 1928, fut interne des hôpitaux de la Seine de mars 1926 à septembre 1928, puis médecin à Saint-Venant (Pas-de-Calais), Saint-Dizier (Vosges), avant d'arriver à Bourges le 7 mars 1938. Il s'intéresse à la démence précoce (schizophrénie), ainsi qu'à la schizomanie. Le docteur Paul Vernet, marié, 3 enfants, Croix de guerre, Chevalier de la Légion d'honneur, ayant soutenu sa thèse de doctorat en novembre 1919, interne du 1er août 1914 (une partie de son internat se déroulant dans des hôpitaux militaires) jusqu'en octobre 1923, arrive à Bourges le 1er septembre 1938, comme médecin-chef du

[140] A ne pas confondre avec le psychiatre d'Adèle Hugo.

service des femmes, et il succèdera en 1942 au docteur Magnan comme médecin-directeur. Il s'intéresse à l'épilepsie. En 1976, lors de son décès il lèguera sa bibliothèque au Centre hospitalier Spécialisé Beauregard. Avant le docteur Georges Vernet, six médecins-directeurs se sont succédé : Alexandre Etienne Lhomme, arrivé à Bourges en 1841, promu médecin-directeur en 1869, jusqu'à sa mort en 1880, puis Albert Peybernes, de 1881 jusqu'à sa mort en 1889, puis le docteur Schils, arrivant de Clermont de l'Oise, de 1889 à 1891, le docteur Chambard, de 1891 à 1897, le docteur César Julien Hémery, arrivant de Quimper, de 1897 à 1910, le docteur Dubourdieu, arrivant d'Angers, de 1910 à 1913. Le docteur Breton, qui succèdera au docteur Paul Vernet en 1953 sera le dernier médecin-directeur. Viendront ensuite des directeurs (et directrices) administratifs.

On note ainsi des effectifs théoriques de 1 gardien pour 14 malades en quartier spécial (admission, observation, infirmerie, gâteux, agités) et 1 gardien pour 25 malades dans les quartiers de malades tranquilles. Il est difficile, compte tenu de la disparition de la plupart des archives de reconstituer avec précision l'effectif des personnels. Une méthode indirecte a consisté à le projeter à partir des déclarations de non-appartenance à une société secrète (obédiences maçonniques), rendues obligatoires par une loi du 13 août 1940[141] (prise par l'Etat Français). Toutes les administrations devaient y déférer. Dès le 14 août 1940, une circulaire précise le type de formulaire permettant d'effectuer cette déclaration, et les modalités de sa transmission, tandis qu'une circulaire du 1er juillet 1941 liste les conséquences d'une fausse déclaration.

Le docteur Joseph Prunet, médecin-directeur de l'hospice de vieillards de Bellevue transmet ces attestations au préfet, ainsi que le docteur Jean Magnan, médecin-directeur de l'hôpital psychiatrique de Beauregard, le 31 juillet 1941. Ces attestations, rédigées sur des formulaires préétablis, sont remplies par tous, du médecin-directeur à l'aide jardinier. Il faut cependant faire la part de la guerre, qui a pu entrainer des modifications dans l'effectif du personnel avec, en particulier, l'existence de prisonniers de guerre retenus en Allemagne, ce qui peut conduire à un effectif un peu moindre qu'en temps de paix. Mais malgré cette réserve, on constate que l'effectif en personnel a crû (restant très en deçà de ce qu'il est de nos jours) par rapport aux débuts, puisque l'on compte 114 personnes, dont, pour ce qui est du personnel

---

[141] Archives départementales du Cher – 1W/92

secondaire 50 personnels de sexe masculin, dont 27 infirmiers, et 44 personnels féminins, dont 40 infirmières. Les personnels techniques sont très majoritairement masculins. Du côté des personnels masculins on trouve diverses professions techniques et ouvrières : dépensier, chef de culture, chef jardinier, coiffeur, cordonnier, cocher, boulanger, boucher, chaudronnier, serrurier, et du côté des personnels féminins, buandière, lingère, basse courrière (une ancienne infirmière : est-ce une anticipation des pénuries alimentaires ?). S'ajoutent les surveillant et surveillante chefs (un couple), et les sous-surveillants (2 hommes et une femme), ainsi que les deux médecins. En 1960 l'effectif des personnels est d'environ 200.

Il est bien évident dans ces conditions que les thérapeutiques peuvent apparaître rudimentaires, inefficaces, et discutables d'un point de vue éthique et scientifique. Mais il faut se méfier de tout anachronisme, sans méconnaître qu'elles furent souvent justifiées, à leur époque, par des arguments scientifiques, présentés comme indiscutables, crédibles, valides, étayés par les données actuelles de la science, qui avec le recul se révélèrent fausses, et même dangereuses, ce qui ne peut que nous inciter à la plus grande prudence avec certaines recommandations actuelles, qui s'appuient, avec la même suffisance, sur ce même type d'arguments d'autorité.

Le plus important dans cet arsenal, qu'on n'ose qualifier de thérapeutique, demeure une organisation minutieuse, une soumission à l'autorité, une utilisation du travail comme outil de réadaptation (encore que primait l'aspect utilitariste immédiat, nécessaire au fonctionnement des asiles, sur une quelconque théorisation « ergothérapeutique » qui ne semble pas avoir été très élaborée), qui participaient d'un programme de soin, ou plutôt de normalisation, même si des tentatives plus thérapeutiques avaient commencé à s'esquisser, médicamenteuses, et non médicamenteuses. La contention par la camisole de force, et l'isolement en cellule demeurent, mais reculent au profit d'autres types de thérapeutiques. Une circulaire du 19 juillet 1919 interdit le recours à des bâtons et à des nerfs de bœuf. On commence aussi (alternatives à ces modalités violentes) à utiliser des drogues : des calmants, comme le bromure ou le sirop de chloral ; des évacuants (car on reste dépendants d'une explication de la pathologie par une théorie des humeurs, dont il faut débarrasser le corps) : purgatifs et diurétiques (notamment à l'aide de tisanes). Parmi les thérapies non médicamenteuses on a recours à l'hydrothérapie (qui sera peu utilisée à Bourges, en raison d'une mauvaise adduction d'eau, consécutive aux nombreuses malfaçons de la construction), à la contention, avec camisole de force, et mise en cellule (une cellule étant primitivement appelée une loge), 16 cellules étant disponibles au sein de l'asile de Bourges, sises dans les pavillons des agités (hommes et femmes), mais la contention ne pouvait résulter que d'une décision médicale. Enfin on vit s'esquisser une tentative relative d'installer un lien ville-hôpital, à l'occasion de la fête nationale du 14 juillet (qui était l'occasion d'un repas amélioré), avec un spectacle monté par les aliénés (comprenant chorale et danses folkloriques) produit et présenté à diverses notabilités de la ville et du département, ainsi qu'à certains aliénés, cela étant suivi d'un bal (à la manière de ce qui pouvait se passer à la Salpêtrière et que retrace le roman de Victoria Mas « le bal des folles[142] »), ce qui suscitera en 1892, une lettre de protestation indignée de la conjointe d'un des internés, après qu'elle ait vu la photo de son mari dans la presse, à cette occasion, et qui trouvait qu'on ne respectait pas assez les patients, offerts ainsi en pâture à la curiosité. Le docteur Georges Vernet, quand il sera médecin directeur supprimera ces festivités. On les retrouvera plus tard, quand le mouvement de psychothérapie institutionnelle, encore balbutiant, inspirera de nouvelles pratiques, avec la réalisation de kermesses.

Ces thérapeutiques (bien qu'assez peu différenciées et appliquées d'une manière générale et impersonnelle, pour presque tous, comme l'était le traitement moral) se fondaient cependant sur un logos qui se voulait scientifique, identifiant progressivement des différences, des particularités, des spécificités. La description et la classification des pathologies avait servi de support à la discrimination entre le « normal et le pathologique », entre qui était aliéné, et qui ne l'était pas. Mais derrière la reconnaissance de l'aliénation, implicitement, se trouvait toujours une perspective pronostique, évolutive, moins vers l'hypothèse d'une amélioration ou d'une guérison, que vers l'hypothèse d'une aggravation, à travers un facteur de dangerosité potentielle. Il faut dire que ce risque était assez systématiquement pointé par les bulletins de renseignements fournis par les mairies à l'occasion d'un internement, l'un des risques le plus fréquemment mentionné étant celui de céder à des comportements pyromanes. Ce qui correspond sans doute aux craintes de la société de l'époque, n'ayant pas encore développé des

[142] Victoria Mas, *Le bal des folles*

systèmes d'assurances, ou de solidarité nationale, contre les risques et autres calamités

Si la perspective prospective existe, la perspective étiologique commence à se développer, et on cherche à attribuer les pathologies rencontrées et décrites à des déterminants, selon un modèle très causaliste, et pour tout dire scientiste. Cette recherche étiologique aboutit plus à des affirmations qu'à des démonstrations argumentées, mais les causes les plus fréquemment mises en avant sont l'alcoolisme, la syphilis, entrainant la paralysie générale (donc la démence précoce, qu'on associera plus tard à la schizophrénie), mais aussi la dégénérescence, qui pointe à la fois une étiologie familiale, et suggère une incurabilité. On met l'accent sur la recherche de localisations cérébrales, d'une organicité (d'où une systématisation des autopsies des malades décédés). Ceci aboutira à une impasse, une absence de progrès significatifs, des postures éthiques très discutables (qu'on songe à la lobotomie). Ce sont des approches non organiques, psychodynamiques, psychosociales (la psychothérapie institutionnelle notamment) inspirées de la psychanalyse, qui, plus que ces approches organicistes, transformèrent la vie quotidienne des services de psychiatrie, et permirent aux malades de sortir de la chronicité asilaire, de retrouver une vie sociale, les médicaments psychotropes arrivés plus tardivement ayant certes apporté, ultérieurement, une très importante contribution, mais qui n'eut pas le caractère décisif qu'on présente aujourd'hui, alors que revient en force, et quasi comme une pensée unique, sorte de nouveau totalitarisme scientiste, cette idéologie organiciste, neuronale, neurodéveloppementale.

Ces premières thérapeutiques étayées sur des conceptions organicistes ne peuvent être prises pour des modèles du genre. Evidemment elles paraissent moins fantaisistes, et plus respectueuses des individus, que la stricte contention, ou que l'abcès de fixation (produire un abcès en injectant des toxines), technique qui postulait que la douleur physique produite par l'abcès préservait de la douleur morale, ou l'amoindrissait (somme toute un « change-toi les idées » poussé jusqu'à la caricature, qu'on pourrait qualifier de stoïcisme de café du commerce, quand, pour amoindrir l'effet anxiogène, désorganisateur, d'une réalité sur laquelle on ne dispose d'aucun moyen d'action, il suffit de modifier sa façon de penser cette réalité, puisqu'on dispose plus certainement d'une capacité d'action sur soi-même). Mais ni la malariathérapie (une fièvre paludéenne provoquée), introduite en France par les docteurs Ducosté et Auguste Marie, qui pensaient que la fièvre détruisait le tréponème, agent de la syphilis, maladie dont le stade terminal consistait en un affaiblissement démentiel, semblable à ce qu'on diagnostiquait comme démence précoce, soit psychose schizophrénique), qui sera échec thérapeutique, doublée d'une erreur diagnostique et de la fausseté du modèle théorique ; pas plus que la cure de Sakel (coma hypoglycémique provoqué) ne furent plus efficaces. Ce fut la même chose avec la lobotomie, méthode pourtant largement utilisée, aux conséquences décisives, inéluctables, (on doit au docteur Ferdière la première observation documentée en France, à partir d'une intervention s'étant déroulée à l'hôpital d'Issoudun, sur un patient de l'asile de Chezal-Benoît).

La lobotomie fut une pratique courante, considérée comme novatrice et innovante, idéal de la modernité scientifique, et de ce fait appuyée sur des arguments d'autorité, dont seul l'avenir montrera combien ils étaient erronés. En effet les temps tragiques de la Deuxième Guerre mondiale, chaos absolu s'il en fut, chaos majuscule, allait mettre à bas l'ossature du pays, l'ébranler comme jamais, le désorganiser radicalement, d'abord au moment de l'exode, véritable état de sidération, obscurcissant toutes les consciences, puis progressivement, dans une suite des jours qui verraient vaciller sous le choc des réalités les certitudes les mieux établies.

⁂

LE CHAOS DANS L'HARMONIE

Les architectures physiques et mentales de la psychiatrie française vont résister à l'épreuve du temps, bien que fortement ébranlées par le traumatisme de la Seconde Guerre mondiale, qui allait entrainer de profondes transformations des conceptions et pratiques, et si, dans certains établissements, tels Saint Alban sur Limagnole, en Lozère, Fleury-les-Aubrais, dans le Loiret, Etampes, les premiers changements vont se manifester dès la fin du deuxième conflit mondial, il faudra attendre plus longtemps ailleurs, guère avant les années 1965 à Beauregard à Bourges, et guère avant les années 1980 à Chezal-

Benoît[143] par exemple. Le changement de dénomination, en 1938, substituant le terme d'hôpital psychiatrique à asile d'aliénés ne changea rien dans les faits.

On pourrait penser que la Première Guerre mondiale, qui fut un séisme pour la société, développant (d'abord pour l'industrie de guerre) des technologies nouvelles, modifiant radicalement les économies, mais aussi les structures symboliques de l'organisation sociale (l'absence des hommes, mobilisés ou morts, dépeuplant la ruralité, donnant aussi aux femmes une importance nouvelle, comme travailleuses et chefs de famille) modifierait l'organisation de la psychiatrie. Il n'en fut rien. Pourtant de nombreuses hospitalisations furent causées par des séquelles de la guerre, qu'on ne nommait pas encore névroses de guerre ou psychotraumatismes. Durant le conflit on considéra longtemps de telles manifestations comme des simulations. Après le conflit les hospitalisations motivées par ces manifestations symptomatiques posèrent des questions essentiellement financières, car, pour les malades reconnus indigents, la question du financement des frais d'hospitalisation fit débat ; qui devait l'assumer : le département ou le ministère de la guerre sur la base d'une pension d'invalidité accordée à l'ancien combattant ? L'augmentation du nombre d'entrées d'anciens combattants, motivées par ce qui pouvait apparaître comme des séquelles de la guerre risquant de grever les budgets des départements incita ceux-ci à refuser le règlement des frais d'hospitalisation de ces indigents particuliers, et à appeler en garantie l'Etat, à travers le ministère des anciens combattants. Ils se retrouvèrent de fait dans un régime semblable aux malades admis dans le régime du pensionnat[144], alors même qu'ils se trouvaient le plus souvent dans le régime commun. Il en résultait un flou juridique et administratif, que

[143] Alors que jusque dans les années 1946 ce fut un établissement à la pointe de l'innovation ; mais après les départs de Gaston Ferdière et Anne Clancier, l'esprit d'initiative semble s'être évaporé ; la solitude des praticiens y a sans doute beaucoup contribué.

[144] En effet l'indigent ne paie pas pension, et est en régime d'internement, et est pris en charge par le conseil général ; mais l'indigent ancien combattant, pensionné par le ministère de la guerre, au titre de l'article 64 de la loi du 14 avril 1924 portant réforme du régime des pensions civiles et militaires, ne rentre pas dans les cadres prévus par la loi du 30 juin 1838, et ne peut donc légalement relever de l'internement. Le nombre conséquent de ces situations nouvelles impose en outre adaptation, initiative, invention ; même si la généralisation du service libre et de l'ambulatoire ne se fera qu'avec la diffusion des pratiques de « psychothérapie institutionnelles ».

chacun tenta de régler au cas par cas, chaque établissement à sa façon, mais pour certains en inventant le « service libre », mais aussi le suivi en ambulatoire, c'est-à-dire des modalités différentes de l'internement, d'une manière « sauvage », empirique et pragmatique, dont, sur le moment, on ne perçut pas les effets proprement révolutionnaires. La première consultation ambulatoire fut ouverte par Edouard Toulouse à l'hôpital Sainte-Anne, à Paris, qui deviendra ce qu'on appellera l'hôpital Henri Rousselle.

Si les effets du premier conflit mondial ne furent pas sensibles avant longtemps, en revanche, assez rapidement, plusieurs phénomènes vont ébranler les certitudes à l'occasion du second conflit mondial. D'abord l'idée que les malades sont incapables d'autonomie, et qu'il faut les soumettre à une organisation extérieure stricte, cette architecture mentale caractérisée par une régularité de vie, une absence d'incertitude, une minutie organisationnelle, telle qu'on la trouve à Bourges dans les notes de service du Docteur Dubourdieu, parangon de la bureaucratie s'il en fut, ce « traitement moral » théorisé par Pinel et Esquirol. On a en effet constaté qu'à l'occasion de la débâcle, après que les médecins et le personnel eurent pris le chemin de l'exode, laissant les malades livrés à eux-mêmes, ces derniers avaient fini par se prendre en charge, pratiquant l'autogestion avant que le terme ne devînt à la mode : ainsi à l'hôpital d'Auxerre[145], où ils s'administrèrent eux-mêmes durant plusieurs jours ; ainsi lors de l'évacuation, sous les mitraillages des Stukas allemands, des malades de l'hôpital de Blois vers Châteauroux. Après que, progressivement, le personnel d'encadrement eut disparu, et que, certes, des malades eurent fugué, une majorité s'organisât, et finît par arriver à destination. Durant la guerre, notamment à Saint Alban sur Limagnole, François Tosquelles constata que les malades étaient capables de mettre leurs compétences et un certain savoir-faire au service de la collectivité, notamment ceux connaissant les champignons, et effectuant des cueillettes améliorant l'ordinaire alimentaire, réduisant d'autant le risque de disette. On vit aussi malades et soignants dans les mêmes réseaux de résistance (et parfois aussi, hélas, dans les mêmes organisations miliciennes) à compétences égales, la mort éventuelle ne discriminant pas entre les uns et les autres. Ensuite ceux des personnels des établissements psychiatriques qui avaient été déportés, à leur retour, pour celles et ceux qui eurent la chance de revenir de cet enfer, trouvèrent une similitude

[145] Scherrer P., *Un hôpital sous l'occupation*

organisationnelle (extermination mise à part, mais organisation totalitaire semblable telle que l'évoque par exemple Primo Levi[146], lorsqu'il écrit « *ici, il n'y a pas de pourquoi*[147] ») entre les établissements psychiatriques et les camps de concentration, avec leurs chefs de block, kapos, etc., organisations psychiatriques qu'ils cherchèrent, par conséquent à faire évoluer. Enfin, et c'est sans doute l'essentiel, c'est le traumatisme représenté par la surmortalité dans les hôpitaux psychiatriques français, par suite de famine et de maladies associées (environ 40 000 décès) qui fit bouger les lignes.

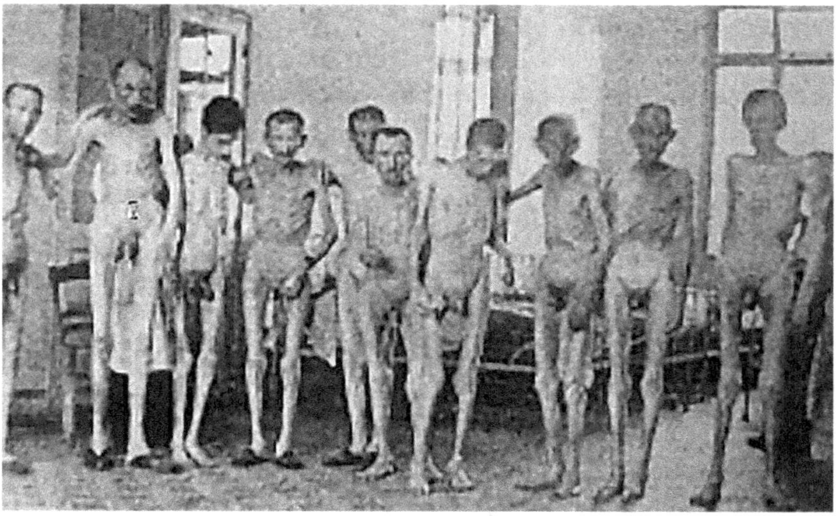

La famine dans les hôpitaux psychiatriques

Ce sujet, longtemps resté tabou, est désormais devenu public, non sans polémique, tant sur le chiffre des décès, que sur les causes du problème. Il fallut un moment aux médecins-aliénistes pour comprendre les raisons du phénomène, qui pensèrent d'abord à divers virus, et firent, dans un premier temps, des recherches à travers des prélèvements et analyses de sang, d'urine, de selles.

Cette famine, qui décima beaucoup d'anonymes, mais aussi quelques malades mieux connus, ou qui le deviendront : Camille Claudel, morte à Montfavet (asile du Vaucluse), abandonnée par son frère Paul Claudel, malgré les sollicitations du médecin-directeur, et les peintres naïfs (qui connaîtront la célébrité plus tard), Séraphine Louis, dite Séraphine de

[146] Primo Levi, *Si, c'est un homme*
[147] « Hier, ist kein warum »

Senlis, à l'asile de Clermont de l'Oise, ou Sylvain Fusco, à l'asile du Vinatier, à Lyon, fut le résultat de décisions du gouvernement de l'Etat Français, dit de Vichy. En effet les rations allouées aux malades mentaux (considérés comme improductifs) étaient insuffisantes pour vivre, rations calculées par des technocrates, correspondant à des normes, des procédures, des protocoles, strictement définis[148] (sur des critères ayant même une apparence de rationalité, de scientificité), souvent strictement appliqués ; pour des malades ne pouvant avoir recours au marché noir, ou ne recevant (ou si peu) de colis de leurs familles, qui bien souvent, et dès avant la guerre, les avaient abandonnés à leur triste sort.

Les besoins caloriques au repos sont en effet de l'ordre de 2400 calories, et les rations allouées ne dépassaient pas 1500 à 1800 calories ; et encore ces rations comportaient beaucoup de légumes verts, produits sur place, non réquisitionnés, mais peu nourrissants. En outre, il fallut fournir des tickets d'alimentation, pour chaque malade, à partir du 23 septembre 1940. La ration journalière sera donc de 300grs de pain, 20 à 30grs de viande, 5grs de matière grasse, plus des légumes, selon la saison et la récolte. Le système est complexe, avec de nombreuses catégories : E (enfants de moins de 3 ans), J1 (enfants de 3 à 6 ans), J2 (enfants de 6 à 12 ans), J3 (jeunes de 13 à 21 ans et femmes enceintes), A (adultes jusqu'à 70 ans, ne se livrant pas à des travaux de force, environ 1300 à 1500 calories par jour ; c'est ce qui sera la ration des malades), T (travailleurs de 14 à 70 ans), V (vieillards de plus de 70 ans ; ils ont droit à un supplément, notamment en produits laitiers). C'est pourquoi seuls les malades qui travaillent peuvent bénéficier d'un supplément, ainsi que les pensionnaires des premières catégories ; c'est la raison pour laquelle, à Chezal-Benoît, Ferdière supprime les distinctions entre catégories, et organise un système de « marché noir », ce qui lui vaudra sanction pénale et administrative.

Il faut ajouter le « coulage », les détournements, effectués par un personnel, vivant de manière aussi misérable que les malades, détournements pourtant lourdement sanctionnés, au minimum par le renvoi, et cela partout, même à Saint Alban sur Limagnole. Mais plus encore il faut y ajouter les réquisitions, faites par l'ennemi, mais aussi par l'Etat Français, les fermes des hôpitaux psychiatriques devant reverser une partie de leur production au Ravitaillement National. Il faut y ajouter la défaillance des grossistes, qui, en rupture de stocks souvent,

[148] E. Alary et coll., *Les Français au quotidien, 1939-1949,* Paris, Perrin, 2009

arbitrent entre les clients, et le fait que les fournisseurs veulent être payés au comptant, alors que l'administration paie avec un délai de 3 mois, et qu'enserrée dans ses procédures et routines, elle se montre souvent incapable de s'adapter à la situation nouvelle. Dans ces conditions la surmortalité s'installa rapidement, dès la fin des années 1940, pour ne faire que croitre par la suite. Les médecins-aliénistes ne perçurent pas immédiatement la cause de cette surmortalité, pensant, et en particulier Ferdière, qui pousse les recherches dans ce sens, à une épidémie, ou à des intoxications, pratiquant analyses de selles et analyses de sang. Elle a pu être massive dans certains établissements, comme au Vinatier, à Lyon, ou à Clermont de l'Oise (le plus grand établissement de France, près de 11 000 malades à la déclaration de guerre en 1939, 3000 environ à la Libération, fin 1944). Quand ils perçurent le phénomène, son ampleur, ses conséquences, un certain nombre de médecins tentèrent d'y remédier, et alertèrent les autorités, ce qui aboutit à la circulaire Bonnafous[149], Secrétaire d'Etat à l'agriculture et au ravitaillement, du 4 décembre 1942, qui ordonna un supplément de 220 calories pour tous les malades. Il était sans doute sensibilisé à la question par son épouse, Hélène Sérieux, fille du grand aliéniste Paul Sérieux,[150] elle-même psychiatre, qui en outre avait été mobilisée par Paul Sivadon[151], ce qui ne fit que ralentir l'hécatombe, sans pour autant endiguer la surmortalité. Même si tous les établissements psychiatriques furent affectés par cette surmortalité dont les causes principales sont le manque de nourriture, la mauvaise qualité de celle-ci, le manque de variété, le manque de chauffage, tous ne le furent pas pareillement : les établissements situés en agglomération,

[149] 1900-1975, philosophe, professeur à la faculté de Bordeaux, spécialiste de Jaurès, d'abord socialiste, candidat du Front populaire en 1936 à Bordeaux contre Philippe Henriot, chef de cabinet d'Adrien Marquet, maire de Bordeaux, ministre de l'intérieur, en 1934, puis à nouveau du même Marquet, en 1940, dans le premier cabinet Pétain, il évolue vers le fascisme et la collaboration ; proche de Pierre Laval, il est, au retour de celui-ci, en 1942, secrétaire d'état puis ministre de l'agriculture et du ravitaillement national. En 1961, au décès de sa première épouse, il épousera sa maîtresse, l'actrice Gaby Morlay.

[150] 1864-1947, psychiatre, élève de Magnan, Médecin-Chef à Ville-Evrard, puis Sainte-Anne, il s'est intéressé aux délires interprétatifs.

[151] 1907-1992, élève de Georges Heuyer, Edouard Toulouse, Gaétan Gatian de Clérembault, il est en 1933 médecin-directeur de la colonie familiale d'Ainay le Château, en 1943, Médecin-Chef à l'asile de Ville-Evrard, fondateur de l'association « L'Elan retrouvé », des services psychiatriques de la MGEN à La Verrière. En 1959 il est nommé professeur à l'université libre de Bruxelles, et élu président de la Fédération Mondiale de la Santé Mentale.

aussi bien en zone occupée qu'en zone « libre » furent plus touchés que les établissements situés en zone rurale ; les établissements dépendants des conseils généraux, établissements publics, furent plus touchés que les établissements privés, notamment confessionnels, (effets de charité, de plus grande indépendance et liberté d'action, d'écoute plus attentive par les autorités et les fournisseurs, utilisation de réseaux ?) ; mais ce qui fit la différence majeure c'est la plus ou moins grande capacité transgressive des médecins-directeurs, et le soutien qu'ils pouvaient trouver dans leurs personnels, pour leurs actes qu'on n'appelait pas encore de « désobéissance civile », ainsi Henri Ey, à Bonneval (28) qui falsifie les documents destinés à l'administration, ou Ferdière à Chezal-Benoît[152], dans un contexte progressiste, ou ce même contexte de sensibilité communisante, doublée d'une imprégnation de résistance huguenote à Saint Alban sur Limagnole. L'analyse des décès confirme cette surmortalité, et les témoignages indiquent que les malades attrapent des moineaux et les mangent crus, même chose pour les chats, qu'ils pêchent des rats noyés, qu'ils se bourrent d'épluchures, peuvent s'automutiler en se mangeant des doigts, qu'ils peuvent aussi manger des matières fécales (c'est en soi un symptôme de schizophrénie, grave maladie mentale, mais il y eut une recrudescence à cette époque), et on suppose même qu'il y eut quelques cas d'anthropophagie (au moins sur des cadavres).

Ces morts par famine suscitèrent des polémiques, notamment après la thèse du docteur Max Lafont[153], psychiatre au Vinatier à Lyon. On discuta le chiffre qui parut énorme, avant qu'on s'accorde sur le chiffre minimum de 40 000 morts, le chiffre maximum de 60 000 restant discuté. Un autre sujet de polémique résulta de la qualification de l'événement : génocide ou non ? Un génocide découle d'une action intentionnelle, programmée, consciente, à l'instar de ce que fut l'Aktion T4 dans l'Allemagne nazie, le gazage des handicapés, personnes démentes, malades mentaux, sorte d'expérimentation grandeur nature et à grande échelle de ce que sera, un peu plus tard, l'extermination des juifs et des tsiganes. Ceci en outre permettait de vider des établissements pouvant être reconvertis en hôpitaux militaires pour les besoins d'une guerre planifiée à l'avance. Ce ne fut pas le cas en France,

---

[152] Mais après sa mutation d'office, à Rodez, la nouvelle direction, appliquant strictement les consignes de rationnement fut confrontée en 1942 à une épidémie de béri-béri. Près de la moitié des 500 malades décédèrent des suites de cette pathologie.

[153] Max Lafont, *L'extermination douce*

car la surmortalité constitua une surprise, dont on ne comprit pas immédiatement les causes, qui suscita nombre d'interventions auprès des pouvoirs publics lorsqu'on les eut identifiées, en particulier de l'Académie de médecine mobilisée par les professeurs Georges Heuyer[154], Charles Richet[155], Louis Justin-Besançon[156]. L'existence même de la circulaire Bonnafous, dont Henri Ey, Georges Daumezon, et même Lucien Bonnafé s'accordent à dire qu'elle a limité la catastrophe, suffit à démontrer qu'il n'y avait pas de génocide programmé, mais une indifférence, renforcée par une idéologie eugéniste, basée sur des argumentaires scientifiques, portée par Alexis Carrel, Georges Claude[157], Lucien Cuénot[158], entre autres. Mais il y eu une forme d'autocensure de la part des médecins aliénistes qui, souvent, masquèrent, dans les certificats de décès, la brutalité du phénomène, avec des euphémismes tels que *« cachexie œdémateuse »* ; à titre d'exemple le certificat de décès de Camille Claudel (elle est âgée de 79 ans) à Montfavet les Avignon mentionne *« ictus apoplectique »* ; son amaigrissement n'avait pas alerté outre mesure, car dans ses antécédents on relevait de nombreux épisodes d'anorexie mentale, mais aussi de boulimie, donc des troubles des conduites alimentaires. Mais le fait est là, d'une surmortalité, tous établissements confondus (à partir des archives disponibles, ce qui n'est pas le cas de tous les établissements) : pour 1940 : 7, 1% (c'est dire que le phénomène s'installe très rapidement), 1941 : 19,1%, 1942 : 45, 6%, 1943 : 49,4%, 1944 : 35,7% (effets conjoints de la circulaire Bonnafous et de la Libération), 1945 : 13,4%. Cette surmortalité va faire chuter les effectifs des hôpitaux psychiatriques, quand dans le même temps le nombre d'admissions chute de près de 50% (ce qui est là, en partie, un effet de la diminution de l'alcoolisme). Il va aussi grabatiser les survivants : par exemple à Clermont de l'Oise, d'après le témoignage du docteur Elisabeth Jacob[159], sur 250 malades survivants dans son

---

[154] 1884-1977, fondateur de la pédopsychiatrie en France, et introducteur de la psychanalyse dans les services hospitaliers

[155] 1882-1966, spécialiste en nutrition ; résistant il est déporté à Buchenwald en janvier 1944

[156] 1901-1989, membre du comité médical de la Résistance ; par son mariage il devient un dirigeant des laboratoires Delagrange, exploitants du Primpéran.

[157] 1870-1960, physicien et chimiste ; découvreur du tube au néon et du procédé de liquéfaction de l'air. Il fut un actif propagandiste de la collaboration.

[158] 1866-1951, zoologiste et généticien

[159] Qui sera une des fondatrices des associations « Croix Marine », d'aide à la santé mentale

service, 100 sont alités. Toutefois il faut reconnaître que le fait de publier, à partir de 1942, notamment dans la revue « Annales Médico-Psychologiques », soumise à la censure (peut-être moins vigilante que pour un organe d'informations générales, plus politique), et à l'autorisation de délivrance du papier, des articles évoquant ces questions était une forme de courage, comme de l'écrire dans une thèse ; ainsi du docteur André Chatelard[160], interne à la colonie familiale d'Ainay le Château, thèse soutenue à la Faculté de Médecine de Bordeaux (pour le compte de la faculté de Strasbourg repliée) en 1942, *« l'état de ces malades qui ont vu progressivement fondre leur graisse, leurs muscles, est tel que leur vie semble une flamme mise en veilleuse que le moindre souffle peut éteindre » ;* et ce sont des observations concernant des malades relevant d'une colonie familiale, mieux lotis que s'ils s'étaient trouvés un hôpital psychiatrique classique.

Cet état de fait n'a donc pas été passé sous silence, à l'époque ; ainsi en 1945 Henri Baruk, dans une observation, note : *« Le refroidissement est tel qu'il est impossible de réchauffer le malade, même en l'entourant de bouillottes ; on ne parvient par aucun moyen à ranimer la circulation périphérique. La peau est terne, pâle, véritable peau de cadavre. L'aspect du corps est celui d'un mort vivant. On pourrait presque le croire mort si on ne sentait le pouls battre régulièrement quoique faiblement et lentement ».* De son côté François Billoux, ministre communiste de la santé dans le gouvernement provisoire du Général De Gaulle écrit en 1945 : *« Le nombre des aliénés a diminué depuis 1939. Il est certain que la réduction de l'alcoolisme en France y est pour quelque chose. Il faut tenir compte aussi que beaucoup d'internés dans les asiles d'aliénés sont morts littéralement de faim ».*

Tous ces éléments vont conduire à une prise de conscience que le fonctionnement asilaire, avec ses rigidités, peut déboucher sur des catastrophes sanitaires ; qu'en outre il est iatrogène, infantilisant, et désadapte plus les individus qu'il ne les réinsère, que par conséquent il est inefficace. Cette prise de conscience ne sera pas uniforme, mais va se développer et faire contamination progressive, à partir d'un certain nombre de militants, qu'on peut résumer comme inscrits dans le mythe fédérateur de Saint Alban, à ce moment charnière de l'après Libération, marqué par l'illusion d'un remplacement de l'Ancien Monde, mais

[160] Chatelard André (René Jean), Thèse Médecine Strasbourg

aussi par les fraternités de la Résistance, transcendant opinions et professions. Les psychiatres communistes ou communisants, que rapidement dit-on pourrait qualifier comme « esprit de Saint Alban », vont se retrouver en phase avec quelques figures déjà d'autorité, dont Henri Ey, et trouver une écoute, un appui, au ministère de la santé et de l'action sociale, auprès de hauts fonctionnaires issus de la Résistance et de la France Libre, dont Marie-Rose Mamelet, à la direction des hôpitaux, et le docteur Aujaleux, directeur général de la santé, qui sauront transmettre leurs manières de gérer à quelqu'un comme Jean-François Bauduret, avant le retour à ce qu'on pourrait appeler l'âge glaciaire, technocratique, à partir des années 2000, le concept de santé mentale, représentation d'une nouvelle forme d'harmonie et d'équilibre, venant renouer avec les représentations anciennes de la psychiatrie, chaos dont il faut se préserver, par un retour asilaire, pour laisser aux autres la possibilité d'un développement personnel harmonieux, soutenus par des coachs de tous ordres.

⁂

La Seconde Guerre mondiale ne sera pas sans effets sur les conditions de vie au sein de l'asile d'aliénés de Beauregard à Bourges, mais qu'il est difficile d'évaluer avec précision à cause de la destruction d'une partie des archives médicales, à la suite de l'occupation totale de l'établissement en 1944 par une armée allemande en déroute, qui quitta l'établissement le 20 aout 1944, des maquisards s'y installant ensuite durant un temps à partir du 17 septembre 1944. Cette occupation se solda par des dégradations chiffrées dans une note du 30 juin 1956 à un total d'indemnités de 14 687 840 francs. Cette destruction partielle des dossiers médicaux ne permet pas de calculer les chiffres d'une surmortalité par sous-alimentation et maladies associées qui fut le lot, à des degrés divers, de l'ensemble des établissements. Toutefois les témoignages recueillis font état de la transformation des parterres de fleurs à l'entrée, devant le pavillon administratif, en jardin potager ; comme il est rapporté que les malades écorçaient les arbres, machant les écorces pour tromper leur faim ; qu'ils pouvaient gober insectes, vers de terre, escargots et limaces s'ils en trouvaient. En outre d'anciens infirmiers ont pu exprimer la hantise qui s'emparaient d'eux au matin, à l'heure du réveil : *« combien va-t-on trouver de morts »*.

Ces indemnités permirent l'installation du chauffage central, ce qui, à cette époque, représentait un élément de confort non négligeable. On dispose du détail des indemnités de guerre, établi par le ministère de la reconstruction et du logement, qui mandata la somme virée ensuite par le Crédit National, avec d'une part, indemnisation pour des destructions immobilières : bâtiments des épileptiques hommes et infirmeries hommes et femmes incendiées et grenadées, ainsi que les ateliers, qu'il faudra reconstruire, l'architecte départemental, Marcel Pinon, reconstruisant à l'identique, bâtiment administratif maculé d'inscriptions, enduit du mur d'enceinte détruit par les impacts de balles, tandis que la plupart des vitres sont brisées (on estime les destructions à 25% du total du bâti) et d'autre part reconstitution des éléments d'exploitation : cheptel (une jument de trait âgée de 12 ans, dont la valeur estimée en 1939 est de 5988 francs), harnais de carriole, véhicule (un break omnibus de 8 places, pour une valeur estimée de 4400 francs). Il faut noter que le 5 décembre 1946, une pouliche est achetée en reconstitution du cheptel pour une somme de 117 600 francs, somme bien supérieure à l'indemnisation reçue[161]. Cependant les dommages causés au matériel et à la lingerie (tout le linge a disparu) n'ont pu être évalués et n'ont pas été indemnisés.

Les réquisitions par les troupes d'occupation surviendront en deux temps : dès 1940 réquisition du pensionnat et de la ferme, par la Luftwaffe (armée de l'air), car la colline de Beauregard, où il n'y a pas encore d'autres constructions, et qui est située un peu à l'ouest de l'aérodrome et des usines de constructions d'avions (la SCAN) constitue un site idéal pour l'installation de batteries de DCA. En janvier 1944, les troupes allemandes réquisitionnent l'intégralité de l'établissement, obligeant, dans des conditions dramatiques (entrainant nombre de décès) à une évacuation des malades, pour partie vers l'hôpital psychiatrique Esquirol, à Limoges, et pour une autre partie vers l'hôpital de La Charité sur Loire. Les survivants ne pourront revenir qu'en 1946.

A l'issue de cette évacuation le personnel secondaire est licencié, ce qui montre un statut encore très précaire. Pour établir ces indemnités il faut divers témoignages ; ainsi *« Monsieur Maurice, chef de division à la préfecture se souvient bien des conditions effarantes dans lesquelles l'évacuation précipitée de l'hôpital a eu lieu en janvier 1944 ».* On dispose également d'une déclaration du médecin-directeur du 9 juin

[161] L'achat d'un cheval, de trait, qui sert à la fois pour la voiture, et les instruments agricoles (dont la charrue), est un poste de dépense important ; dans les documents c'est une dépenses redoutée, mais envisagée dès que le cheval *« donne des signes de vétusté ».*

1945. L'essentiel des dégradations sera le fait des troupes en retraite le 2 septembre 1944. C'est d'ailleurs à cette date que, d'après la déclaration de l'économe de l'hospice départemental de vieillards de Bellevue, en date du 7 juin 1945, *« le cheval, jument noire, et la voiture à 4 roues qui se trouvaient à la Maison départementale de Bellevue par suite de la réquisition de Beauregard par l'autorité occupante »* sont enlevées. En revanche l'établissement de Bellevue n'a pas été réquisitionné car trop proche de l'aérodrome et de l'usine d'aviation, risquant par conséquent d'être bombardé, mais surtout ne permettant pas à la DCA une riposte anticipée du fait de cette proximité.

Avant son occupation totale, et l'évacuation des patients, l'hôpital psychiatrique de Beauregard avait accueilli, le 14 aout 1941, dans des conditions assez rocambolesques, des femmes évacuées de l'hôpital de La Rochelle, réquisitionné par les troupes d'occupation, 50 femmes et 7 infirmières, pour lesquelles le Préfet avait recommandé que ce transfert soit le plus discret possible, en le faisant arriver tôt (06h19), sur une voie de garage éloignée de la gare, avec un dispositif d'éloignement des curieux, avec autobus et camions pour un transfèrement rapide. Mais dans la précipitation on faillit transborder des wagons aux camions une femme de ménage qui venait nettoyer des wagons de voyageurs stationnés à proximité, si bien que l'affaire s'ébruita.

Ces différents contextes, à Bourges comme partout ailleurs, vont aboutir à deux mouvements successifs : d'une part le mouvement dit de « psychothérapie institutionnelle », qu'on pourrait définir comme « la vie entre à l'hôpital », et le mouvement du « secteur psychiatrique » qu'on pourrait définir comme « l'hôpital sort sur la ville et la vie ». Le mouvement du secteur psychiatrique sera permis par le mouvement de « psychothérapie institutionnelle » qui lui est antérieur.

⁂

DU MONDE CLOS A L'ESPACE RECONQUIS

On doit le terme de « psychothérapie institutionnelle » à Georges Daumezon et Philippe Koechlin. Il est porté par François Tosquelles, Lucien Bonnafé, Jean Oury[162], Roger Gentis[163], Félix Guattari[164], Hélène Chaigneau[165], Jean Ayme[166], etc. L'idée est de soigner l'hôpital, pour mieux soigner le malade. Soigner l'hôpital, c'est faire en sorte que celui-ci ne soit pas un lieu étranger, différent du monde extérieur, mais qu'il fonctionne de manière identique, comme un espace de citoyenneté. En effet nous passons au cours de notre journée, et de notre existence, par une multiplicité de groupes d'appartenance, dont les rapports que nous entretenons avec leurs membres sont plus ou moins intenses, plus ou moins affectivement chargés : groupe familial, proche et éloigné, groupe scolaire, groupe professionnel, groupes amicaux, groupes de rencontres, plus ou moins éphémères (vacances, transports en commun, etc.), et groupes de référence (qui sont plus de l'ordre d'une adhésion mentale, que d'une cohabitation effective) : appartenance religieuse, philosophique, d'opinion, etc. Pour s'approcher de cela il faut donc qu'existent des circulations nombreuses, diverses, au sein de l'hôpital, qui doit être un reflet de la société, d'où mixité, vie démocratique, lieux d'échanges (cafétéria, rédaction d'un journal, mise en place d'activités et de réunions, boutiques). Il s'agit de rendre l'initiative aux patients, acteurs et responsables de leur vie quotidienne, d'une vie quotidienne se rapprochant le plus possible de la vie réelle. Ceci va transformer progressivement (et parfois très progressivement) le quotidien des patients au sein des hôpitaux psychiatriques, malgré des résistances, des soignants certes, mais plus encore des patients eux-mêmes, formatés,

---

162 1924-2014, psychiatre et psychanalyste, proche de Lacan, fondateur de la Clinique de La Borde, à Cour-Cheverny (41), lieu devenu mythique de la psychothérapie institutionnelle.

163 1829-2019, psychiatre, médecin-chef au CHS de Fleury les Aubrais, proche de l'antipsychiatrie

164 1930-1992, philosophe, intervenant à la Clinique de la Borde, proche du philosophe Gilles Deleuze.

165 1919-2010, psychiatre, pionnière de la psychiatrie de secteur, proche de Paul Sivadon, l'une des fondatrices de « L'Elan retrouvé

166 1924-2011, psychiatre, président du Syndicat des psychiatres des hôpitaux, trotskiste tendance Lambertiste

chronicisés dans un système d'habitudes (ce qui somme toute montre une certaine efficacité du traitement moral). C'est dans ce même moment qu'arrivent des professions nouvelles au sein de l'hôpital, et d'abord des infirmiers psychiatriques nouvellement formés, qui viennent remplacer les anciens gardiens partant en retraite (même si beaucoup de ces infirmiers sont des travailleurs manuels reconvertis ; mais plus citadins, plus urbains que les anciens gardiens venus du monde rural, soumis à une condition d'ouvrier agricole, ou de bonne, assez misérable, et à laquelle l'hôpital psychiatrique permettait d'échapper), ainsi que, plus timidement, des psychologues. Ces changements seront amorcés dès avant l'arrivée des neuroleptiques, puis des anti-dépresseurs, dans les années 1955-1965 ; ceux-ci, ensuite, contribuant à l'atténuation d'un certain nombre de symptômes, faciliteront encore le développement de la « psychothérapie institutionnelle » ; si bien que le pavillon fermé, de la règle, deviendra une exception.

Le mouvement du « secteur psychiatrique » sera plus institutionnalisé, moins affaire d'initiatives individuelles, plus affaire de politique de santé, même si l'on tentera de formaliser et de généraliser des initiatives de terrain. Il sera défini par une circulaire du 15 mars 1960, ne faisant l'objet d'une loi que le 25 juillet 1985, quand son potentiel de dynamisme aura en grande partie disparu, comme si les évolutions en psychiatrie résultaient d'abord d'un bricolage, d'un pas de côté, d'une marginalité voire d'une transgression, finalement d'une situation d'étranger par rapport à une norme centrale, permettant d'appréhender l'étrangeté de certains comportements. L'objectif de cette circulaire était de favoriser la réinsertion des malades mentaux dans la société, en prenant mieux en compte leurs difficultés médico-psycho-sociales. Réinsérer dans la société, cela veut dire sortir de l'hôpital, et l'on s'efforcera alors de faire que de nombreux patients réintègrent un domicile, retournent à la vie, sociale, familiale, professionnelle. Cela pourra se faire par étapes, avec des structures transitionnelles : hôpital de jour, hôpital de nuit, foyer et appartement thérapeutique, centre d'accueil à temps partiel. Mais ceci devra comporter un suivi en aval, post-hospitalisation, avec le principe de visites à domicile (VAD), pour s'assurer de la poursuite d'un traitement médicamenteux (cela étant grandement facilité par la mise au point de traitements retards), et consultations de proximité, au plus près du domicile, avec la mise en place d'un réseau de dispensaires d'hygiène mentale devenus Centres médico-psychologiques (CMP). Le but de ce dispositif sera d'éviter un retour à l'hôpital, ou, en cas de nécessité, d'éviter qu'il se fasse dans des conditions angoissantes, en urgence, ainsi que d'éviter aussi des séjours hospitaliers trop longs. Ce dispositif d'aval pourra être aussi un dispositif d'amont, de prévention, pour des malades n'ayant jamais été hospitalisés. Pour cela il faudra découper le territoire en zones géographiques, aux effectifs de population comparables, desservies par une même équipe pluridisciplinaire, agissant en amont, en aval, et en hospitalisation, connaissant bien les malades par conséquent, afin de développer des relations confiantes, facilitatrices des démarches thérapeutiques. Evidemment certains ont pu considérer ces fonctionnements comme un dispositif de contrôle, quelque peu policier, d'où le terme de « flichiatrie » entendu parfois. Mais ceci permettait aussi un travail de réseau avec tous les acteurs locaux. Nos actuels dispositifs de coordination et d'équipes mobiles n'ont donc rien inventé.

En 1972, également via une circulaire, on va créer, sur le même modèle, des intersecteurs de psychiatrie infanto-juvénile, (sur un territoire correspondant à plusieurs secteurs de psychiatrie adulte), et plus tard encore des intersecteurs de psychiatrie pénitentiaire. Cette autonomisation de la psychiatrie infanto-juvénile mettra du temps, pour des raisons théoriques et organisationnelles. Sur le plan théorique on conçoit l'enfant comme un adulte en miniature, sans spécificité, et qui, par conséquent, peut être pris en charge par des psychiatres d'adultes ; souvent aussi on le pense ou bien inscrit dans une trame de tares héréditaires, donc incurable, n'ayant pas besoin, dès lors, de soins autres que du gardiennage, l'essentiel étant de faire le tri, de procéder aux bonnes orientations, à l'aide des tests de QI (Quotient Intellectuel), méthodologie développée en France par Alfred Binet ; ou bien, en revanche, on se le représente comme bon par nature, n'ayant besoin que d'aides pédagogiques adaptées, courant de pensée allant de Montessori à Freinet, à Fernand Oury, Fernand Deligny, mais aussi Maud Mannoni et son école de Bonneuil, ou Bruno Bettelheim et son école orthogénique, préconisant des lieux de vie et d'épanouissement, à l'instar de ce qui sera rapporté par Alexander Sutherland Neill dans « libres enfants de Summerhill[167] ». Pourtant à la Salpêtrière, dans le service du Professeur Georges Heuyer, va se développer la première consultation de psychiatrie infanto-juvénile, où l'on retrouvera, parmi

[167] Alexander Sutherland Neill, *Libres enfants de Summerhill*

d'autres, Louis Le Guillant, Serge Leibovici, Françoise Marette (Dolto). Un autre pionnier sera Pierre Mâle, qui en 1927, ouvre à Paris, une consultation de psychiatrie infanto-juvénile. Sur le plan organisationnel, les psychiatres d'adultes, qui ont vu leurs effectifs fondre durant la Deuxième Guerre mondiale, ne souhaitent pas que cette chute se poursuive, et veulent conserver les quartiers annexes d'enfants, qui sont souvent de véritables cours des miracles, où les enfants, le plus souvent livrés à eux-mêmes, sont abandonnés, matériellement et médicalement. C'est en effet l'effectif d'un service, et par suite, l'effectif de personnel sur lequel s'exerce l'autorité, qui donne le plus souvent importance et prestige à la chefferie de service occupée.

Cette circulaire de 1972, complétée par d'autres, spécialement une circulaire de 1992, voit la consécration des efforts de ces pionniers, et tout particulièrement, sur le plan institutionnel, de Robert Misès, qui, l'un des premiers, développe un service de psychiatrie infanto-juvénile, qui ne soit pas une simple annexe d'un service de psychiatrie adulte.

⁂

A Beauregard à Bourges, il faut attendre la moitié des années 1960 pour que l'on commence à percevoir des modifications, dans l'esprit de la « psychothérapie institutionnelle ». On peut suivre son implantation progressive dans la thèse du docteur Artarit, interne dans l'établissement en 1968[168], au service des hommes. Les premiers traitements psychotropes existent désormais, ce qui a pu commencer à entrainer des modifications dans la population de l'hôpital, avec peut-être des sorties, puisque le chiffre de 300 malades est mentionné, ce qui correspond à moins 200 par rapport à 1950. Le chiffre de 400 (le reflux est lent) entrées par an est indiqué, ce qui conduit à un sureffectif dans les pavillons d'admission. L'absence de prise en charge thérapeutique est soulignée, avec une forme de vacuité des journées pour la plupart des malades : *« les malades attendent le train* (ils sont assis côte à côte le long des murs de la salle commune des pavillons), *ce sont les traitements qui passent à heure fixe ».*

Ce mouvement de psychothérapie institutionnelle se développe plus massivement à partir de 1970. Mais la longue survivance d'un fonctionnement asilaire ancien permit sans doute nombre

[168] Artarit C., *Les moments du collectif*

d'observations au sociologue Robert Castel, époux du Docteur Castel, médecin-chef dans les années 1970, pour écrire son ouvrage *« l'ordre psychiatrique »*[169]. L'une des premières tentatives, d'ouverture de l'hôpital, en ouvrant l'hôpital vers la ville, et en tentant une responsabilisation, et une prise d'initiative et de décision des patients, fut la kermesse annuelle, événement qui se déroula durant plusieurs années, jusqu'en mai 1968, ces « événements » accélérant la mise en œuvre du mouvement de psychothérapie institutionnelle, et instaurant la mixité. Un bilan de la première kermesse, qui se déroula en 1955, tiré par le médecin-chef, le Docteur Zangerlin, médecin-chef du service des hommes, pointe, derrière une incontestable réussite matérielle : un bénéfice de 195 175 francs, l'objectif premier, qui doit, selon elle, être thérapeutique, et aussi, améliorer le climat institutionnel. Elle écrit : *« Que le succès matériel accompagne le succès thérapeutique, c'est très bien ! Mais il n'est pas moins vrai que la kermesse, comme toute manifestation collective dans un service est avant tout une thérapeutique qui doit donner à chacun l'occasion d'améliorer son état. Or quel est le bilan thérapeutique de notre kermesse ? Comment devait-elle servir de traitement, dans quelle mesure a-t-elle effectivement servi ? (...) Voilà les sujets qui auraient dû être traités ensemble, dans une réunion de différents services de l'établissement, avant que chacun ne reprenne sa routine quotidienne, si l'on veut que cette fête atteigne tous ses buts (...). Chaque malade, dans chaque quartier, a-t-il réellement participé à cette préparation ? Lui a-t-on assez clairement, assez longuement expliqué, qu'il travaillait pour lui, en découpant, en collant, en dessinant les décorations, les programmes, en fabriquant les objets exposés ou vendus ? (...) L'a-t-on laissé juger, peser, critiquer même, affirmer sa personnalité ? Ou, au moins, a-t-il eu l'occasion d'assister à ces discussions, à cette préparation du travail commun ? La kermesse (...) c'est l'occasion par excellence aux services administratifs et généraux, de comprendre toute l'importance et la valeur de leur collaboration aux traitements des malades, de saisir, qu'eux aussi ont un rôle nécessaire à jouer dans la thérapeutique d'ensemble, et que sans leur participation, le travail du médecin et des infirmiers ne saura jamais pleinement atteindre son but »*. Mine de rien, dans un système chronicisé, ce texte est une petite révolution. Il définit la méthode de la psychothérapie institutionnelle, même si c'est autour d'une manifestation encore très traditionnelle. Reconnaissons

[169] Castel R., *L'ordre psychiatrique*

cependant que les kermesses sont aussi le reflet d'une époque : celle des années d'après-guerre, s'ajoutant à ce qui existait alors : les assemblées de villages ou de quartiers, sortes de fêtes à neuneu, avec manèges de chevaux de bois, tirs à la carabine, loteries, et plus tard bals parquets, qui avaient un but festif, d'animation, mais avec une perspective commerciale, alors que la kermesse (plus orientée vers les familles, la distraction, et moins vers la fête) avait un but plus philanthropique, en même temps que de maintien d'un lien de solidarité groupale, vestige d'une société ancienne cherchant à survivre dans la société de consommation qui s'installait, et qui atomiserait les rapports sociaux.

Ces évolutions, non plus suggérées, mais mises en acte, se retrouvent à partir du milieu des années 1960, et sont listées dans la thèse du docteur Artarit[170] : en janvier 1966, le pavillon des Cèdres (ancienne infirmerie du service des hommes) est ouvert. Puis des activités d'ergothérapie sont mises en place : fabrication d'étiquettes, de cintres (pour des teintureries), de parpaings et bordures en ciment. Les « corvées » vont s'organiser selon un roulement, ce qui ne se fera pas sans résistance, ce thème constituant l'essentiel du contenu des réunions d'équipes (ces réunions étant elles-mêmes une nouveauté). Mais progressivement le tableau de roulement devint journalier et rédigé par les malades. Puis on installa des boutiques (pour s'y rendre il va falloir organiser des sorties en dehors des pavillons fermés) : une épicerie, un point de vente de glaces, un kiosque à journaux (qui fut un échec)[171], et on institua des réunions entre malades. Ces boutiques seront installées dans des sortes de petites cases, premières constructions nouvelles depuis la construction de l'établissement, devenues par la suite bureaux rendus nécessaires par l'accroissement du nombre de médecins, de psychologues, et de secrétariats. En octobre 1966 se crée un comité hospitalier, transdisciplinaire, pour organiser les activités et loisirs. En mars 1967 se tient la première réunion centrée sur la mixité des soignants, et en juillet 1967 sur la mixité des patients. Les réticences sont fortes ; à une enquête diligentée par l'interne, en juin 1966, 70% des infirmiers hommes disent leur hostilité à ce que des femmes (soignantes) intègrent le service des hommes[172]. Les réticences sont

---

[170] op. cité

[171] Ce qui montre que l'ouverture vers l'extérieur n'allait pas de soi ; mais aussi que la vie asilaire pouvait désocialiser.

[172] On perçoit que la place des femmes, et l'égalité, n'alla pas de soi, et fut le résultat d'un combat ; sans doute pas encore achevé.

encore plus grandes avec la mixité des patients, et la crainte des relations sexuelles, mais le surveillant-chef des hommes, Monsieur Jean Grillon, personnalité charismatique, y est favorable ; au cours de la première réunion consacrée à ce sujet il expose que *« la mixité ce n'est pas le bordel organisé et surveillé ; c'est une rencontre normale d'hommes et de femmes dans une aire désexualisée »*. Le pavillon des Glycines (toujours du côté des hommes : le docteur Benoit, médecin-chef de ce service est acquis aux idées de la psychothérapie institutionnelle, ce qui n'est pas le cas du docteur Breton, médecin-directeur, médecin-chef du service des femmes), dont un certain nombre de patients sont des adolescents, est ouvert à son tour, ce qui suscite des appels téléphoniques nombreux en provenance du service des femmes : *« retenez vos garçons, ils viennent regarder nos filles »*.

De ces expériences ne subsiste quasi-rien (sinon quelques traces architecturales et quelques documents), à l'exception de la cafétaria, où peuvent s'acheter friandises et journaux, et l'intervention d'intervenants extérieurs, pour certains encore des artistes. Mais on peut considérer qu'ont disparu (maintenu vaille que vaille, tant bien que mal, par certains des artistes intervenants) l'esprit pionnier et militant des débuts, ainsi que l'esprit d'aventure qui avait accompagné le développement de ces activités (le partenariat avec l'Ecole Nationale Supérieure d'Art est moribond), derrière une forme de professionnalisation (animations effectuées par des éducateurs techniques, mais aussi soignants devenus art-thérapeutes, qui utilisent matériaux et techniques de la création artistique, sans avoir nécessairement eux-mêmes une activité de création, laquelle pourtant était la condition sine qua non de la démarche originelle, car elle introduisait une résonance entre les créations respectives du malade et de l'artiste, une mise en danger de l'un et de l'autre, faisant processus de mise en mouvement et de possibles transformations, ce que le philosophe Jacques Derrida aurait désigné par le vocable de « déconstruction », donc d'amorce, d'esquisse, d'un processus de changement. Comme quoi la pensée bureaucratique, qu'on peut tenir pour responsable de la famine ayant entrainé une surmortalité dans les hôpitaux psychiatriques français durant la Seconde Guerre mondiale, revient toujours en force, derrière le plus souvent des discours de modernité, d'efficacité, de scientificité, de rationalisation.

Alors qu'avant la Seconde Guerre mondiale, Dun-sur-Auron, et plus encore Chezal-Benoît, apparaissaient comme des lieux d'innovation et de modernité, ils ne seront guère irrigués par ces nouvelles conceptions, qui s'installeront, avec un différé, mais solidement dans l'établissement de Bourges, avec création d'un comité hospitalier, gérant des clubs thérapeutiques, associant malades et soignants pour l'organisation d'activités et de sorties, dont les séjours thérapeutiques qui transportèrent vers l'extérieurs des patients et des soignants de différents services, qui durent apprendre à se connaître et à construire de nouvelles sociabilités. Une boutique fut aussi le moyen d'initier des rencontres, nouvelles communications, et nouvelles circulations au sein de l'hôpital. Mais c'est l'arrivée d'artistes intervenant et l'invention de l'art-thérapie qui fut (et demeure) le projet phare de l'établissement.

⁂

Considérant la psychiatrie d'aujourd'hui, nul ne peut, pas même les professionnels, se représenter ce qu'elle fut durant plus d'un siècle, tellement les pratiques se sont modifiées. En effet sa fonction première d'auxiliaire de l'ordre public s'est effacée pour être d'abord un lieu (ou plutôt des lieux, car l'hôpital n'est plus l'unique pivot) de soin. Néanmoins cette évolution, qui fut d'abord l'œuvre des psychiatres, et plus globalement de l'ensemble des professionnels de la psychiatrie (parfois même contre le désir - si tant est que celui-ci s'appuyait sur un discernement non exempt de vice - des patients, qui eussent préféré le confort du conformisme et des habitudes, et pour qui cette évolution pouvait être synonyme d'un effort d'adaptation et d'autonomie, difficile) reste guettée en permanence par la tentation d'un retour en arrière, par la facilité de l'hospitalocentrisme, et un soubassement culturel et idéologique prônant un retour à l'ordre, se traduisant par la toute-puissance du principe de précaution, le fantasme du zéro risque, donc de l'immobilisme. Mais la psychiatrie, telle le pendule de Schopenhauer se trouve toujours, et depuis ses débuts, dans une ambivalence, une oscillation, entre le chaos et l'harmonie, entre un désordre pensé comme signifiant, ou dangereux, et une recherche d'harmonie considérée comme protectrice ou sclérosante. Si l'on peut reconnaître que longtemps les patients furent, pris par la chronicité imposée par l'organisation psychiatrique, les plus résistants à tout changement, aujourd'hui ce sont eux, et leurs familles, qui sont moteurs des transformations. Leur mobilisation est des plus utiles car la psychiatrie est devenue un secteur déshérité, en déshérence, abandonné par les pouvoirs publics, qui se satisferaient bien d'un retour à l'ordre psychiatrique, tel qu'il était au 19e siècle, et même au 17e siècle : retrait, enfermement, mise à l'écart de tout ce qui peut être facteur de désordre, accent mis sur l'harmonie sociale, la tranquillité collective, au détriment du bien-être individuel. C'est ce que semblent démontrer des affaires récentes, ayant défrayé la chronique des faits divers, et mobilisé les chaines d'information en continu, qui reconstruisent de la sauvagerie dans les présentations qu'elles font de la maladie psychique. C'est ainsi également qu'on pourrait interpréter le concept de santé mentale (qui s'applique à la société), quand la psychiatrie, désormais, s'applique plus à l'individu.

Quelles transformations majeures se sont opérées dans l'univers psychiatrique ? En premier il faut mentionner l'introduction des psychotropes[173] (neuroleptiques, antidépresseurs, anxiolytiques, principalement), qui ont réduit la durée et l'intensité des épisodes féconds, bruyants, permettant de raccourcir les temps d'hospitalisation, de conserver, autant que faire se peut, une vie sociale, avec maintien à domicile, dans son environnement habituel, en rendant accessible plus facilement l'accès à d'autre formes thérapeutiques (qu'on pourra résumer par le terme générique de psychothérapies). Revers de la médaille, l'usage des psychotropes peut apparaitre comme une solution de facilité, qui évite tout questionnement sur le sens des symptômes, amenant à se centrer d'abord sur la maladie plutôt que sur le malade (comme si Saint Charcot redevenait le grand inspirateur). Dans le même temps cela entretient l'illusion d'une explication de la maladie mentale par des facteurs exclusivement biologiques, comme ce fut le cas au 19e siècle, ce qui avait abouti à des impasses, dont la lobotomie est le prototype. L'illusion d'une explication par un tout sociologique, ou psychosociologique, en tout cas environnemental, dont l'antipsychiatrie en est l'illustration, avec la culpabilisation parentale associée, se révéla pareillement une impasse. On ne peut que regretter les dogmatismes qui finalement desservent la cause des malades, et plaider pour une approche intégrative, bio-psycho-sociale, qui, pour autant, ne doit pas être associée par les praticiens, à une juxtaposition de moyens imparfaitement connus et maîtrisés. On ne peut donc que recommander une multiplicité d'approches, mais d'approches parfaitement comprises

[173] Au début de la prescription des psychotropes, les malades faisaient l'impossible pour ne pas les prendre, et faire en sorte de les mélanger aux détritus destinés aux porcs de la ferme ; qui, le plus souvent, se montraient très apathiques et ralentis, sédatés ; mais par viande de porc interposée, soignés, mais aussi soignants, absorbaient les psychotropes.

et dominées par celles et ceux qui les pratiquent. Cette possibilité d'approches diversifiées est permise par l'ouverture des espaces psychiatriques à de nouveaux professionnels (psychologues, psychomotriciens, orthophonistes, ergothérapeutes, éducateurs de diverses spécialités, etc.), qui participent de la transformation radicale de la psychiatrie. Ces nouveaux professionnels investissent des champs d'intervention qui vont progressivement se spécifier, s'autonomiser : spécialement à partir d'une circulaire de 1972 la psychiatrie infanto-juvénile, qui elle-même se subdivisera en enfants, adolescents, jeunes enfants, unités mères-bébés, périnatalité, tandis que la psychiatrie générale identifiera des secteurs jeunes adultes et étudiants, et un secteur psychogériatrie.

Enfin une des transformations majeures est la prise en compte de l'autonomie et du libre-arbitre du malade (au moins dans le principe, si ce n'est toujours dans l'application), à qui, de ce fait, on reconnait une dignité, et ce qui en découle : droit à la dignité, l'intimité, la liberté de conscience, avec comme corollaire une humanisation des conditions d'hébergement, une reconstruction du bâti, des constructions nouvelles, mieux adaptées. Cette reconnaissance de l'autonomie du patient, de sa capacité à être acteur de ses soins, aboutira à l'actuelle tendance qui fait de lui un co-thérapeute, et à la pair-aidance, qui inclut d'anciens patients dans le dispositif de prise en charge thérapeutique.

⁂

En 1938, l'asile départementale d'aliénés de Beauregard devient hôpital psychiatrique, puis à partir de 1970 Centre hospitalier spécialisé en psychiatrie, tandis qu'en 1973 les colonies familiales et agricoles de Dun-sur-Auron et Chezal-Benoît, (initialement annexes des hôpitaux psychiatriques du département de la Seine) deviennent Centres psychothérapiques, tout en restant en tutelle de la région Ile-de-France, avant qu'en 1982 celle-ci ne passe au Préfet du Cher. Néanmoins des secteurs psychiatriques, découpages territoriaux, et dispositifs pluridisciplinaires de prise en charge sous le triple aspect de prévention, hospitalisation ou cure, et postcure, préconisés par une circulaire de 1960, s'étaient mis en place dans le Cher à partir des années 1970-1975, plus ou moins développés selon les zones. Un redécoupage aura lieu en 1999, après que la tutelle des établissements de Dun sur Auron et Chezal-Benoît ait été confiée au préfet du Cher.

Compte-tenu de la forme particulière du territoire du département du Cher, et des trois établissements psychiatriques publics, ce découpage des secteurs n'a pas été aisé. A partir de l'établissement de Dun-sur-Auron, tout un secteur sud-est, et de celui de Chezal-Benoît, tout un secteur sud-ouest. Mais ces secteurs restent hospitalo-centrés, et il n'y a pas de consultations avancées, ni de véritables équipes de visite à domicile (à l'exception pour ce qui est de l'établissement de Dun sur Auron, de la continuité des visites des placements, pratique ancienne dans l'établissement). En revanche à partir du Centre hospitalier Spécialisé Beauregard à Bourges, à partir des années 1975, une vraie politique de secteur se développe, avec antennes de consultations et visites à domicile. Trois secteurs géographiques pour la population adulte ont été définis : Bourges Nord – Aubigny sur Nère, Bourges Est – Sancerre, Bourges Sud, Vallée du Cher, soit Mehun, Saint Florent sur Cher, tandis qu'un secteur autonome a été créé autour de la zone de Vierzon, secteur le plus proche, dans son fonctionnement des idéaux des fondateurs, et qui, n'ayant pas de service d'hospitalisation directement rattaché, hospitalise le moins possible. Toutefois ce secteur sera toujours considéré avec méfiance par les décideurs (son fonctionnement s'insère mal dans les schémas bureaucratiques) et même par les psychiatres, qui, pour certains, restent encore imprégnés de l'idéologie asilaire. Ces forces conjuguées feront qu'il disparaîtra en 1980, rattaché au secteur Bourges Sud – Vallée du Cher. Par ailleurs son effectif en personnel, faible, ne permettait guère d'exercer une quelconque pression, et il n'y eut pas mobilisation syndicale pour le défendre. Son médecin-chef, le docteur Chollet[174], eut beau faire un tour de France à vélo, ceci n'empêcha pas sa suppression. Il est surprenant que Madame Irma ne se soit pas mobilisée pour soutenir cette initiative, mais elle aussi restait imprégnée d'une conception hospitalo-centrique, qui l'empêchait de percevoir toute l'originalité de l'expérience vierzonnaise. Il faut dire également qu'à cette époque les élans militants de la psychiatrie de secteur s'étaient épuisés, les fondateurs en retraite, ou peu s'en faut, et qu'une forme d'embourgeoisement et d'apathie avait progressivement gagné les professionnels. Un nouveau

---

[174] Soutenu par les élus locaux ; mais les conseillers généraux et la municipalité, tous communistes, n'étaient pas de ceux à qui un gouvernement conservateur souhaitait donner satisfaction. La pratique psychiatrique de secteur se revendiquait aussi une pratique politique, au service d'une certaine conception de l'homme et de la société ; elle se heurtait donc à d'autres conceptions politiques, plus centrées sur l'ordre que sur la réforme.

redécoupage sera fait en 1999, qui, pour l'essentiel, rattachera l'arrondissement d'Issoudun, dans le département de l'Indre, au secteur de Chezal-Benoît. Aujourd'hui si la sectorisation demeure, pour ce qui est de la prévention et de la postcure, de l'amont, de l'aval, bref de l'ambulatoire, la notion de sectorisation a disparu à Bourges pour ce qui est de l'hospitalisation, (mais globalement subsiste, au moins formellement, sur la majeure partie du territoire français) ce qui, quels que soient par ailleurs les arguments avancés, signe le retour de l'hospitalocentrisme triomphant. Il existe donc un pôle ambulatoire, à plusieurs services, fonction du découpage géographique, organisés autour de centres médico-psychologiques, un pôle court séjour hospitalisation, avec le service d'urgence et d'entrée (CAOD), un pôle long séjour et un pôle personnes âgées.

La situation est différente en ce qui concerne la psychiatrie de l'enfant et de l'adolescent. On peut dire qu'elle est créée par la circulaire de 1972. Si en France il existe quelques consultations développées par des pionniers, il n'existe rien dans le département du Cher. Les premières consultations se mettront en place dans le département à partir de 1973, sous la responsabilité du docteur Coudière, auquel succédera en 1977 le docteur Jean-Claude Martin, véritable promoteur de la discipline. En revanche il existe des établissements pour enfants déficients intellectuels, et pour enfants et adolescents présentant des troubles du comportements, ainsi qu'un dispositif ambulatoire, de type CMPP (Centre Médico-Psycho-Pédagogique). Mais les psychopathologies lourdes, du type autisme ou psychoses infantiles, sont renvoyées vers le handicap cognitif, ou vers la psychiatrie adulte, quand ce n'est pas dans le service des polyhandicapés de l'hospice départemental de Bellevue, ce qui est peu satisfaisant.

C'est pourquoi un service sera créé de toutes pièces en 1977 au sein du Centre hospitalier spécialisé Beauregard, appelé Valvert, car situé au pied de la colline de Beauregard, plus près du val de la rivière l'Yèvre, non loin de ce qui était l'internat du lycée de jeunes filles (devenu lycée Marguerite de Navarre) nommé Vauvert. Ce service, conçu en étoile autour d'un point central censé être le réfectoire, fut pourvu par les soignants de l'équipe pionnière de pédopsychiatrie, et de nombre de soignants venant du secteur « vallée du Cher », lui-même en grande partie composé de soignants ayant appartenu au service des femmes. Il en résulta une rivalité non dite (mais qu'on retrouve en moult endroits, et qui ne fait que refléter la difficile émancipation de la psychiatrie infanto-juvénile, face aux résistances des psychiatres d'adultes). Cette rivalité entre ce qui se vivait comme un service d'élite, service vitrine, service actif, par rapport à des services plus chroniques, s'accompagnait de représentations d'une plus grande facilité du travail en psychiatrie infanto-juvénile : *« vous jouez avec les gamins »,* et d'une moindre confrontation aux contraintes : *« il suffit que vous attendiez qu'ils aient 18 ans, et vous nous les passez, et c'est nous qui faisons tout le boulot ».* De telles critiques, qui subsistent aujourd'hui, quoiqu'atténuées, étaient largement partagées, et même par les psychiatres et les psychologues, dont on aurait pu attendre une moindre adhésion aux prénotions et préjugés.

Ce service, disposant d'une hospitalisation complète (ce qu'on appelait alors internat) est encore très hospitalocentré (il y a chaque jour un ramassage en bus, de type ramassage scolaire, pour les activités ambulatoires, qui restent des groupes d'activités à la journée, style groupes de vie, adaptatifs et réadaptatifs, plus que groupes centrés sur un processus thérapeutique et de transformation. Ce n'est que progressivement, sur le mode de l'essai et de l'erreur, qu'un dispositif d'intersecteur (couvrant tout le département du Cher), va se structurer, avec des consultations avancées, embryons de futurs centres médico-psychologiques. Durant un temps il y aura même deux intersecteurs, qui, finalement, refusionneront en un seul. L'internat disparaîtra, il n'y aura plus d'hospitalisation d'enfants, autrement qu'en mode hôpital de jour, avant qu'une unité, spécialisée pour les adolescents, le CASA (Centre d'Accueil et de Soins pour Adolescents) ne s'ouvre en 2001, réservant deux lits pour les adolescents du département de l'Indre.

C'est au sein du dispositif de psychiatrie infanto-juvénile que vont apparaitre la plupart des professions nouvelles dans l'espace psychiatrique : éducateurs et rééducateurs, en psychomotricité, orthophonie, et en plus grand nombre, psychologues, même si cette profession commence aussi à investir les secteurs adultes. C'est également au sein des intersecteurs de psychiatrie infanto-juvénile que s'initient des techniques d'approches diversifiées, qui, progressivement, s'imposeront aussi dans les secteurs adultes, où cependant, dans le cadre du mouvement de psychothérapie institutionnelle, elles avaient commencé à être utilisées : recours aux médiations artistiques, animales, ludiques. Mais c'est depuis les intersecteurs de psychiatrie infanto-juvénile que se développe l'art-thérapie (ou plutôt diverses modalités d'utilisation d'un support artistique, et l'arrivée d'artistes dans les établissements ; quoique ceci fut déjà timidement esquissé dans les secteurs adultes), et que sera théorisée l'importance du maintien d'un lien scolaire

⁂

L'INVENTION DE L'ART – THÉRAPIE

L'intérêt pour l'art naïf ou brut (le douanier Rousseau, le Facteur Cheval[175], la Maison Picassiette[176], les sculptures du Masgot[177]) s'est développé à partir du début du 20e siècle sous l'influence des mouvements dadaïstes et surréalistes, qui y découvraient une spontanéité qu'ils assimilaient à l'expression non déguisée de la liberté et de l'authenticité des individus. Cet art brut a trouvé sa pleine expression dans les arts plastiques. Cet aspect d'expression spontanée a rencontré aussi l'intérêt de nombre de psychiatres (dont Gaston Ferdière, Auguste Marie, André Requet, Lucien Bonnafé, François Tosquelles, et chez nombre de psychiatres d'autres pays européens - même si, pour l'idéologie nazie, en Allemagne, on considéra l'art brut comme un art dégénéré). Dans ces débuts importaient création et exposition des créations, sans qu'on y cherchât autre chose qu'une activité cathartique[178], sans y percevoir un cheminement thérapeutique, une métaphore de la reconstruction de soi, ce qui, progressivement, allait être théorisé à travers le concept d'art-thérapie, qui fut aussi, primitivement une expérimentation et des tâtonnements.

Au sein de l'hôpital psychiatrique de Bourges on retrouva, et nul ne s'en étonnera, ce même parcours par essais et erreurs, avec cette particularité qu'il fut d'abord le fait d'artistes[179], et non de soignants (même si le premier artiste intervenant avait été coopté par un médecin-psychiatre), qu'il fut pensé petit à petit comme un processus, comme un compagnonnage, sans prétention à la révélation de soi dans les créations, sans désir d'en faire des interprétations à la recherche de vérités cachées, sans souci de faire œuvre d'art, celle-ci ne résultant ni

---

[175] Son palais à Hauterives dans la Drôme.
[176] A Chartres (Eure et Loire)
[177] A Fransèches (Creuse).
[178] On pourrait dire aussi de défoulement.
[179] Joulia M.C., *Art-Thérapie,* « l'artiste, compagnon de voyage », entretiens avec Vladimir Mitz

du matériau, ni d'une technicité, ni d'une intentionnalité a priori dans la création, mais de l'acte même de création, qui ne peut qu'être mise en danger de soi, insuffisances et imperfections, un surgissement, un phénomène, susceptible de prendre sens dans l'après-coup, ce qui sera alors nouvelle création, démarche qui sera formalisée par Jean-Pierre Klein[180] reprenant la conception de Merleau-Ponty, pour qui l'art est un « se faisant ». Il n'est pas pensé en amont (et ce qu'on peut ensuite dire de cette préexistence éventuelle n'est qu'une parole « à propos », un commentaire, et non une explication), et, d'une certaine manière, n'a plus d'existence en aval, autrement que par les re-créations interprétatives qu'en font ces paroles « à propos » et les interprétations portées par le spectateur (également lecteur ou écoutant).

La première expérience de mise en place d'un lieu, d'un espace d'art-thérapie, fut la transformation d'un ancien dortoir (donc une vaste salle), dans un pavillon transformé, pour partie en lingerie, pour partie en école d'infirmiers de secteur psychiatrique, pour partie en salle de réunion, pour partie en une salle d'activités, où une infirmière donnait crayons, papiers, peinture, colle, à qui en faisait la demande, tout en veillant à la sécurité et à la propreté du lieu, sans interférer en quoi que ce soit avec les activités des patients qui fréquentaient le lieu, quelques-uns, souvent les mêmes, qui trouvaient dans cet endroit un espace de tranquillité en dehors de la collectivité. L'endroit était d'autant plus calme et tranquille que l'infirmière qui se trouvait là (qui goûtait aussi la tranquillité du lieu) n'avait aucune prétention thérapeutique, et se contentait d'attendre le déroulement de la journée, juste sollicitée pour quelques demandes de matériel, sans plus s'engager dans la communication avec les patients, redoutant seulement le dérangement occasionné par le passage de l'artiste intervenante dans la salle.

La seconde expérience fut l'irruption (ce fut même une éruption) de cette artiste plasticienne dans l'établissement, y débarquant presque par hasard. Sa première intervention fut de vouloir organiser un concert d'orgue, dans une des salles de réunion, exécuté par le titulaire du grand orgue de la cathédrale de Bourges. Un orgue, même de salon, pèse un poids certain (environ 250 kgs), et le monter dans une salle (où devait se tenir le concert) située au deuxième étage d'un pavillon, représente un effort certain, que, dans un premier temps, les services techniques de l'établissement refusèrent de faire, arguant de l'impossibilité technique,

---

[180] Klein J.P., *l'art-thérapie*

eu égard au poids et au volume trop important empêchant de tourner dans les escaliers. C'est alors qu'une femme fendant le groupe prit un madrier (dont on eut pu craindre qu'elle s'en servît comme d'une menace - il s'agissait de l'artiste intervenante, inconnue de beaucoup -), qu'elle voulut utiliser comme levier pour entreprendre l'ascension dudit orgue ; ce que voyant, vexés, les services techniques, dans un coup de colère, mirent un coup de collier, et tout grimpa jusqu'au deuxième étage. Le concert eut lieu : Bach, Mozart, etc. ! Pour beaucoup des malades présents (les personnels avaient joué le jeu, et sollicité des malades pour qu'ils assistent au concert), il s'agissait d'une nouveauté, à la fois par l'événement, et par ce qu'ils écoutaient (ils étaient, sauf exception, peu familiers de la culture classique), qui, faut-il le dire, ne les passionnait guère. C'est pourquoi très vite ils demandèrent des airs de variétés (que l'organiste, lui, ne connaissait pas) ; n'obtenant pas satisfaction, certains, certaines, entreprirent de les chanter : « le petit vin blanc », « la chanson des blés d'or », « le joyeux conscrit d'Aubigny-sur-Nère[181] », etc. ! Le concert se termina dans une belle cacophonie, tandis qu'en quittant la salle certains patients *« donnaient la pièce »* (un pourboire) à l'organiste, qui n'en demandait pas tant, et ne comprit pas vraiment ce qui se passait, et la spécificité, les particularités, du public présent. C'est dire qu'on ne renouvela pas l'essai.

Progressivement d'autres artistes intervenants (plasticiens, comédiens, musiciens, clowns) furent accueillis au sein des services, ainsi que des étudiants de l'Ecole Nationale Supérieure d'Art de Bourges, avec lequel un partenariat original se mit en place, des étudiants intervenants au sein de l'hôpital, tandis que l'école accueillait des patients dans des ateliers mis à disposition, animés par un soignant et un artiste. Cette décentralisation des activités thérapeutiques était particulièrement appréciée des patients, principalement par les adolescents et les jeunes adultes, souvent réticents à venir dans un établissement psychiatrique, et qui, outre qu'ils rencontraient d'autres jeunes, pouvant présenter, eux-aussi, des facettes d'étrangeté, les rendant plus proches, faisant qu'ils se sentaient du coup moins différents, moins « anormaux », et trouvaient dans cette participation

[181] Je regrette de n'avoir pas noté ce texte (que je n'ai trouvé nulle part), dont je n'ai souvenir que de la fin du refrain : *« à Aubigny-sur-Nère, à Aubigny-sur-Nère »*. Aubigny-sur-Nère est une petite ville, en Sologne, située au nord du département du Cher.

une sociabilité, leur permettant de conserver, même d'une manière minimaliste, un lien social.

Mais avant cela il fallut construire une place, pour la personne, pour la fonction, pour la méthode d'intervention. Il fallut aussi trouver un lieu physique, topographique, pour installer l'atelier et l'artiste. Le lieu déménagea si souvent qu'il en fut presqu'itinérant, créant les conditions d'un voyage correspondant à la recherche même de l'artiste. Ce fut en quelque sorte un vagabondage, forme même de la pensée libre, disponible, prête à l'inconfort de la surprise faisant événement initialisateur, et même initiatique dans la vie, pouvant ainsi la rythmer, la scander dans une temporalité différente, l'inscrivant par conséquent dans un engendrement susceptible de faire sens, lequel était en effet le cœur même de la recherche de l'artiste, son vagabondage personnel pouvant rencontrer celui des patients, dans ces espaces de résonance, permettant une interaction, une rencontre, une perception de soi-même dans des moments d'altérité, et, éventuellement les inscrire dans un mouvement de changement et d'évolution[182].

Le quota d'heures d'intervention de l'artiste augmenta progressivement, puis vinrent d'autres intervenants extérieurs, qui, en même temps que se réduisait comme peau de chagrin, l'esprit de la psychothérapie institutionnelle, permirent qu'il se maintînt dans leurs ateliers et interventions. D'autant plus qu'alors, car situés en dehors de toute hiérarchie hospitalière, ils disposaient d'une liberté de parole et de ton décapante, renforcée par un regard nouveau, pointant des incongruités noyées dans les habitudes et les routines ; et par ailleurs n'appartenant pas au cadre hospitalier, même s'ils étaient perçus comme des ovnis, ils n'étaient pas considérés comme des concurrents, à l'instar des professions nouvelles qui commençaient à investir les hôpitaux psychiatriques, modifiant les fonctionnements traditionnels, les rapport hiérarchiques et de pouvoir, les schémas inscrits jusque dans les murs de l'asile par plus d'un siècle d'histoire : psychologues, psychomotriciens, éducateurs, orthophonistes…

En recherche permanente, les artistes intervenants, dont l'hôpital n'était pas le tout de leur activité, permirent des ponts avec l'extérieur, dans un va-et-vient, un voyage permanent entre le dedans et le dehors, somme toute entre Soi et les Autres. On l'illustrera par un exemple.

⁂

[182] Joulia M.C., op. cité.

L'ART -THÉRAPIE DANS LA CITÉ[183]

On illustrera cette volonté par l'exemple d'un groupe thérapeutique, par une incarnation dans la réalité. Même si l'on peut s'accorder sur la définition qu'Henri Ey donnait des maladies mentales, à savoir des « pathologies de la liberté », en ce sens que ce qu'elles induisent de perte du rapport à la réalité fragilise l'autonomie de la personne, et sa capacité à être complètement sujet de lui-même, il n'empêche que jamais elles ne peuvent complètement abolir sa liberté, qui en fera, malgré tout, un Être singulier, un individu particulier, en capacité de se différencier, au moins par une infime, infinitésimale, caractéristique, des autres. Pour semblables que nous sommes tous, nul n'est jamais complètement superposable à un autre, et c'est cet espace du jeu, qui permet l'interaction, et fait que se déploie l'expression de soi. En effet, ainsi que le soutient Sartre dans L'Etre et le Néant[184], « l'homme est ce qu'il fait de ce qu'on a fait de lui ». Malgré les pires contraintes, il n'est jamais déterminé dans son intégralité, et c'est la raison pour laquelle il pouvait affirmer cet étonnant paradoxe que jamais on avait connu plus de liberté que durant la deuxième guerre mondiale, au temps de l'occupation allemande. On pourrait illustrer ce paradoxe par la situation des déportés des camps de concentration, qui, alors même que leurs geôliers cherchaient à les priver de toute dignité, humanité, et même de la vie et de leur souvenir pour autrui, en les faisant disparaître dans la nuit et le brouillard, conservaient un espace de liberté, inaccessible à leur bourreau : leur possibilité de rêver, et le contenu de leurs rêves[185]. On pourrait considérer qu'il en est de même de la création artistique, qui peut demeurer une manifestation de surprise et d'inattendu, même pour le créateur, pur surgissement d'un « se faisant », apparition inattendue, « je ne sais quoi[186] » imprévu, d'abord « presque rien » qui finit par échapper à son auteur, un peu comme un Golem détaché de soi, et qui s'autonomise plus ou moins.

---

[183] Le choix de Bourges comme capitale européenne de la culture 2028 ne peut qu'encourager la poursuite de cette expérience, qui, d'ailleurs, a été intégrée dans le dossier de candidature ; et qui, d'une certaine manière, retrouve l'esprit de l'art populaire, comme anti-destin selon l'expression de Malraux, décliné par Jean Vilar, et à Bourges, Gabriel Monnet, premier directeur de la première Maison de la Culture.

[184] Sartre J.P., *L'Etre et le Néant,* op. cité

[185] Qui, de plus, rarement mémorisés, restent inaccessibles dans l'après-coup, même pour le rêveur lui-même.

[186] Pour faire ici usage de concepts empruntés à Vladimir Jankélévitch

Ceci est illustré par le fonctionnement de groupes thérapeutiques d'adolescents utilisant des médiations artistiques. Ces groupes avaient pour particularité de se dérouler en dehors d'un lieu marqué par l'univers psychiatrique. Sans doute n'est-il pas inhabituel que des activités thérapeutiques se déroulent dans des lieux situés en dehors de l'hôpital (Centre médico-psychologiques notamment), mais il est plus rare qu'elles se déroulent dans des lieux partagés, affectés d'abord à d'autres activités, et situés au cœur de la cité. Ici elles se déroulèrent à la fois dans des ateliers d'artistes au sein de l'Ecole Nationale Supérieure d'Art, située en cœur de ville, et au sein du Palais Jacques Cœur, édifice historique du 15e siècle, bâti par le Grand Argentier du roi Charles VII.

Le partenariat avec l'Ecole Nationale Supérieure d'Art était ancien, initié dès avant les années 1980 par le Docteur Jean-Claude Martin, premier médecin-chef, et créateur du secteur de psychiatrie infanto-juvénile du Cher, Marie-Claude Joulia, artiste-plasticienne, et le directeur de l'école des Beaux-Arts, permettant à des artistes d'intervenir au sein de l'établissement psychiatrique, et à des ateliers thérapeutiques de se dérouler dans l'école des Beaux-Arts. Ce partenariat inhabituel et innovant, à une époque où on ne parlait pas encore d'art-thérapie, avait été fortement soutenu, tant par le ministère de la Culture, que par celui de la Santé (tout spécialement Monsieur Jean-François Bauduret). Cette expérience est relatée par Marie-Claude Joulia dans son ouvrage *« l'artiste, compagnon de voyage*[187] *»*.

Ainsi sans rencontre physique initiale, le partage d'un lieu, non hospitalier, a pu créer des conditions d'interaction, de circulation symbolique, de création dans la création[188]. Deux groupes d'adolescents différents, qui ne se connaissaient pas, qui n'avaient en commun aucune autre activité, se retrouvaient, mais à des jours et des moments différents, au sein du même atelier à l'Ecole des Beaux-Arts, avec la même artiste intervenante, mais pas le même soignant accompagnant, car ces groupes étaient toujours co-animés par un binôme. L'un des groupes s'intéressait à la ville, à l'environnement, au cadre de vie, et à ce titre il avait visité sous la conduite de son conservateur le Palais Jacques Cœur, qui leur avait proposé de venir

---

[187] op. cité

[188] Hénin M., Alexandre C., Joulia M.C., Mengual F., Vernet A., Une approche à médiation culturelle des groupes thérapeutiques pour adolescents ou « de la subversion du cadre comme matériau thérapeutique », *L'Information Psychiatrique,* 2010/10 (volume 86), pp 849-857

restituer leur travail, une fois celui-ci achevé, au monument. L'autre groupe avait pour objectif de raconter une histoire commune, à travers leurs productions souhaitées en interaction les unes avec les autres. Les productions de l'un et l'autre groupe restaient stockées d'une fois sur l'autre dans un coin de l'atelier.

Ces productions qui, entre deux séances, n'avaient pas été pensées comme ayant un statut particulier, réduites donc à des coquilles vides, à leur seule puissance matérielle, à une forme sans substance, furent cependant progressivement agies et animées, causées, selon la conception d'Aristote, transformées en acte, par le groupe qui ne les avait pas produites, qui les investit de représentations et significations, et développa en conséquence ses propres productions en réponse et en lien avec celles de l'autre groupe, créant ainsi un espace de dialogue, des effets de reconnaissance entre jeunes ne se connaissant pas, mais qui interagissaient, dialoguaient, par productions interposées, créant un groupe nouveau, n'ayant pour tout cadre qu'un espace mental.

Aussi décida-t-on que toutes les productions de ce nouveau groupe seraient installées dans les salles du Palais Jacques Cœur, devenu pour un temps, le lieu des jeunes, qui investirent l'endroit comme s'il était leur, entreprenant de guider les visiteurs dans ces lieux historiques où jusqu'alors ils n'étaient jamais entrés, sans être autrement surpris de s'y trouver, comme si cet espace leur eut été naturel. Certes les visiteurs furent parfois un peu étonnés, voire scandalisés, des productions exposées dans cette architecture du gothique flamboyant, et de ces étranges guides-conférenciers, qui parlaient moins du monument et de ses spécificités, que de leurs propres créations. Mais nul ne s'attendait à ce qu'ils prennent ces fonctions de guide avec autant de sérieux, faisant preuve de grande responsabilité, et qu'ils trouvent tant de gratification, de fierté, de satisfaction, à accueillir leurs parents et amis dans un monument où, sans cet événement, ces derniers n'auraient jamais, peut-être, pénétré.

Cet exemple illustre combien ce qui fut important dans l'expérience n'était pas la production finale, sa qualité esthétique ou artistique, ni l'expression de soi, la projection d'un quelconque imaginaire, mais le processus de création, l'imprévu qui l'accompagne toujours, dans lequel peuvent se manifester une dynamique relationnelle, une adaptabilité constante, se révéler des singularités individuelles, une création, qui peut aussi porter sur le cadre thérapeutique lui-même, sa refondation présumant possiblement d'un réaménagement de son dispositif psychique personnel qui, même en dehors de toute doxa thérapeutique, porte témoignage d'une affirmation de liberté, et d'une réappropriation de celle-ci, malgré et contre la pathologie aliénante.

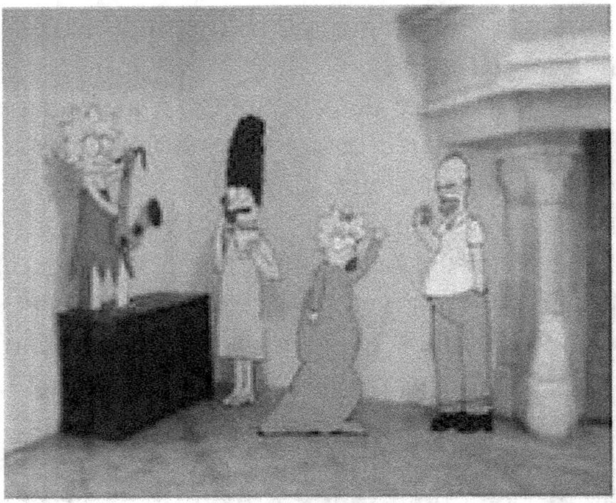

installation au sein du palais Jacques Coeur à Bourges

⁂

AILLEURS DANS LE DEPARTEMENT

La situation dans le département du Cher apparait originale par rapport au reste de la France, en raison de ce qu'on peut considérer comme un suréquipement psychiatrique, du fait de l'existence durant plus d'un siècle de trois établissements publics : Bourges, Dun-sur-Auron, Chezal-Benoît, qui fusionnèrent en 2003, afin de constituer le Centre hospitalier George Sand, établissement intercommunal de santé mentale du Cher.

Bien que situé dans le département de l'Allier, mais dans la commune limitrophe d'Ainay le Château, on peut mentionner le Centre hospitalier psychiatrique d'Ainay le Château, qui fut, à ses débuts, une annexe de la « colonie familiale » de Dun sur Auron, fonctionnant sur le même modèle, mais affecté à des placements familiaux réservés aux hommes. Cet établissement deviendra autonome en 1900.

Toute fusion d'établissement ayant une histoire et des cultures différentes est toujours compliquée. Pourtant la création artistique semble pouvoir être un point commun à ces trois établissements. Le créateur de la « colonie familiale » de Dun sur Auron, le docteur Auguste Marie, fut un des premiers à s'intéresser à l'art des malades mentaux, jusqu'à devenir l'un des plus grands collectionneurs d'art brut en France. Certes il ne théorisa pas sur l'art comme processus thérapeutique, mais il en fit un témoignage de l'expression de l'intériorité des malades. Il s'intéressa à l'œuvre créée. Ce que firent aussi à Chezal-Benoît Gaston Ferdière et Anne Clancier, s'intéressant aux œuvres, mais également au processus de création, l'acte de faire étant plus important que le fait, l'acte créateur plus important que la création, le « se faisant » plus important que le matériau, même si Ferdière n'était pas insensible à l'œuvre achevée puisqu'il organisa à Sainte-Anne une exposition des œuvres des malades. Sans doute était-il plus proche de la sensibilité artiste qu'Auguste Marie, même si, à l'évidence, ce dernier était un homme de culture. Anne Clancier, pour sa part, voyait dans les créations des malades l'expression, souvent de leur inconscient, toujours de leurs personnalités. A Bourges en 1977 le docteur Jean-Claude Martin fit entrer une artiste plasticienne : Marie-

Claude Joulia, au sein de l'établissement, avec la perspective de se centrer en priorité sur le processus thérapeutique, l'acte créateur, et non l'interprétation de la création, moins dans l'observation du se faisant, que dans la surprise du faire. L'ouverture d'un service de psychiatrie infanto-juvénile renforça cette présence des artistes au sein de l'établissement, et ce compagnonnage s'est maintenu. Il devrait se renforcer avec l'arrivée d'artistes en résidence : « Le Paris Mozart Orchestra in Bourges » et le fait que Bourges ait été ville choisie comme capitale européenne de la culture en 2028.

Les établissements de Dun sur Auron et de Chezal-Benoît furent donc des dépendances des établissements psychiatriques de la région parisienne, dans lesquelles ces derniers envoyèrent leurs malades stabilisés, dénommés chroniques, qui n'avaient d'autres perspectives que de rester à l'hôpital, et dont les familles n'existaient pas, plus, ou ne se manifestaient pas. En même temps que cela permettait de libérer des places dans les établissements parisiens, ceci apportait un élément de prospérité économique dans des zones dépourvues de tout tissu industriel. L'idée présidant à ces transferts n'était cependant pas qu'utilitariste (ni même philanthropique), et répondait à des préoccupations hygiénistes et thérapeutiques : d'une part être éloigné des influences corruptrices des villes[189], retrouver une harmonie dans une vie stable, équilibrée, centrée sur des valeurs familiales ou des valeurs de travail, d'effort, le travail étant considéré comme un décentrement de soi, un évitement de ses préoccupations et de sa souffrance morale autocentrées.

Dans ces lieux le topos architectural eut moins d'importance que le topos symbolique. En effet l'architecture n'obéit pas aux standards de symétrie et de régularité qu'on retrouve dans nombre d'asiles d'aliénés, car il y a réemploi d'un existant, (ce qui est le cas, par exemple, aussi à Prémontré, qui utilise les locaux de l'ancienne abbaye des moines prémontrés ; mais aussi à Saint Alban sur Limagnole, où les locaux sont ceux d'un ancien château) : à Dun sur Auron, un ancien relais de poste ; à Chezal-Benoît, une ancienne abbaye bénédictine. Mais on peut

[189] Cette idéologie, dont s'inspirera la Révolution Nationale du Maréchal Pétain, fut aussi à l'œuvre dans le développement de « bagnes d'enfants », colonies pénitentiaires pour mineurs, créées par la loi du 5 août 1850, dont Mettray, en Indre-et-Loire, Belle-Ile-en-Mer, Le Val d'Yèvre, à Moulin sur Yèvre, près de Bourges, ou encore les colonies privées de la Loge à Baugy (18) et Fontillet à Berry-Bouy près de Bourges. On ne s'étonnera pas que ce soit le régime de l'Etat français de Vichy, qui ait initié la politique en direction de l'enfance inadaptée dans ses aspects anti-sociaux.

considérer qu'il existe une autre architecture symbolique, mentale, susceptible de faire forme, institution à la fois performative et prescriptive. A Dun-sur-Auron, il s'agit de l'institution familiale, modèle idéal d'équilibre, dont l'imitation et l'identification, (à travers des systèmes d'habitudes et de comportements, dont l'imprégnation spontanée est renforcée par une obligation véhiculée par les apprentissages énoncés comme éducation) est considérée comme permettant une transposition dans la vie sociale. Placés dans les familles, on stipule que les aliénés, de ce fait, vont retrouver, par assimilation, un ordre intérieur, à l'image de ce qu'ils pourraient trouver dans un environnement de vie familiale équilibrée, et qu'ils auront moins besoin d'une vie d'hôpital (sauf à l'admission, pour évaluation, et pour quelques situations de crises). Dans ces conditions il est inutile d'avoir une lourde structure de bâti. A Chezal-Benoît le bâti a besoin d'être plus conséquent, mais l'occupation par le travail durant la journée n'aura guère besoin d'autres espaces que ceux affectés au sommeil, et aux repas ; dès lors nul besoin d'espaces collectifs supplémentaires ; là, outre le travail, c'est la vie villageoise, avec ses solidarités, qui fait structure d'équilibration. Le lieu est donc parfaitement adapté. Qui plus est l'ordonnancement minutieux de la journée ne sera guère différent de ce qu'était la liturgie des heures : organisation d'un espace-temps qui fait lui aussi institution.

⁂

DUN SUR AURON

A Dun sur Auron[190] l'inauguration aura lieu le 17 décembre 1882, à l'initiative du Docteur Auguste Marie. Il s'appuie sur l'expérience pluricentenaire de Geel en Belgique d'un temps d'hospitalisation limité à l'observation après admission, et aux épisodes de crise, l'essentiel des séjours devant se faire en placement au sein de familles. Esquirol et Moreau de Tours avaient déjà envisagé de telles solutions de placements familiaux, pour les mêmes raisons : perspective de réhabilitation psychosociale, réduction de la surpopulation dans les

[190] Rigondet J., *Un village pour aliénés tranquilles*

hôpitaux parisiens, raison économique enfin, cette solution se révélant beaucoup moins onéreuse. Auguste Marie ignorait tout de Dun sur Auron. Pour trouver un lieu d'implantation il avait envoyé une circulaire à 52 départements en France. Seul le Cher répondit, et la commune de Dun sur Auron mettait à disposition son ancien relais de poste. Le docteur Auguste Marie est nommé médecin-chef de ce nouveau dispositif, y adjoignant en 1892 la chefferie du dispositif identique pour les hommes à Ainay le Château. Le premier transfert fut un contingent de 24 malades âgées de plus de 50 ans (afin d'éviter tout risque de grossesse). A la demande de la population, qui y trouvait une source de revenus non négligeable, chaque famille « nourricière » pouvant accueillir jusqu'à 4 malades, leur nombre augmenta progressivement et régulièrement, à 100, puis à 400, pour atteindre un maximum de 1200 patients, faisant de cet établissement l'établissement hospitalier le plus important du département en termes de nombre de lits. Aujourd'hui ce nombre est redescendu à 250.

Qu'on ne s'imagine pas cependant que ces placements au sein de familles d'accueil correspondaient à une véritable vie familiale : en effet il s'agissait plus d'une juxtaposition que d'une intégration ; les malades vivaient à côté, à part, et rien ne le montre plus exemplairement que l'existence d'un carré réservé au cimetière, un peu à l'écart des autres sépultures (et l'on ne peut que saluer le désir qu'avait manifesté le docteur Berthe Fiévet d'être enterrée dans le carré des malades auxquels elle avait consacré sa vie professionnelle). Même dans le repos éternel on craint peut-être qu'ils ne fassent encore désordre. On perçoit aussi, dans cette ultime relégation, l'abandon dans lequel ils se trouvaient aussi par rapport à leurs propres familles, quand elles-mêmes n'avaient pas aussi disparu.

Ceci n'est cependant pas une exception. On trouve des cimetières ou des carrés spécifiques près des établissements psychiatriques : ainsi au Vinatier, à Lyon (détruit pour faire place à des constructions nouvelles) ou à Cadillac sur Garonne (ce dernier ayant la particularité d'être le cimetière des « gueules cassées », blessés du cerveau de la 1re guerre mondiale. Ce qui peut choquer à Dun sur Auron, c'est ce caractère d'exclusion alors que le dispositif se voulait inclusif, même si cette inclusion restait superficielle, à la manière, redisons-le, d'une juxtaposition.

Il n'y eut pas, avant 1944, d'événements très marquants à Dun sur Auron. Le docteur Antoni Rodier succéda en 1910 au Docteur Auguste Marie, reparti poursuivre une carrière professionnelle et politique en région parisienne. La commission de surveillance des asiles de la Seine visite très régulièrement l'établissement et les différents lieux de placement dans les familles accueillant des malades. On peut lire[191] : *« L'une des nourricières, Madame Charles-Lévy, est une ancienne infirmière de la Colonie. Monsieur Rodier lui a confié une malade, Mme Hug... arrivée en état de stupeur à Dun, et qui s'est progressivement améliorée au point de s'occuper maintenant très activement des soins du ménage ».*

De 1914 à 1916, l'établissement accueillera 15 lits d'un hôpital militaire complémentaire accueillant des blessés de guerre, sous la responsabilité du docteur Rodier, médecin-directeur, nommé après le départ du Docteur Auguste Marie. Mais il y aura jusqu'à 100 blessées accueillis à Dun en d'autres lieux ; comme dans nombre d'endroits du département, écoles et locaux religieux (propriétés de l'Etat depuis la loi de 1905) étant souvent réquisitionnés à cet effet.

Compte tenu de l'hébergement des pensionnaires dans des familles, et du fait que l'établissement se trouvait en zone non occupée, qui plus est rurale, il n'y eut pas de surmortalité conséquente du fait de famine dans la population des patients durant la période de la Deuxième Guerre mondiale.

En revanche un événement notable est à signaler au moment des combats de la Libération.: du 21 août 1944 au 19 septembre 1944, l'établissement hébergea un hôpital clandestin du maquis, qui eut à soigner de nombreux blessés, après l'attaque le 1er septembre 1944 du maquis du bois de Maupioux (forêt de Meillant), par des unités de la Waffen SS, appartenant à la 95e brigade indienne (composée surtout de recrues issues des pays du Caucase), qui s'affrontèrent notamment à des éléments du 1er régiment de France, troupe subsistant après la dissolution de l'armée d'armistice afin d'assurer le maintien de l'ordre, pour partie passée dans la clandestinité.

⁂

[191] Préfecture de la Seine – Commission de surveillance des asiles publics d'aliénés, 1874, 19. ; bibliothèque de l'Hôtel de ville de Paris – 2013-303516

CHEZAL-BENOÎT

A Chezal-Benoît[192] (dont il faut signaler qu'une partie des archives a brûlé dans les années 2000, lors d'un incendie accidentel ayant affecté le pavillon central du 17e siècle (dont le nom était Chezal-Malin, avant qu'en quelque sorte la présence monastique bénédictine ait comme participé à la purification du lieu), le soubassement idéologique est constitué par le travail, activité qui n'est pas encore théorisée comme ergothérapie, mais qui est développée dans un esprit stoïcien de modification des activités et supports de pensée, comme un « change-toi les idées », et comme catharsis (l'énergie mobilisée par la sollicitation du corps déserte la pensée, et vide l'esprit). En 1905 les bâtiments (qui abritaient alors un collège religieux) furent rachetés au diocèse de Bourges par le Conseil général de la Seine, les locaux accueillant leurs premiers malades en 1910. Les débuts furent assez difficiles ; en effet dès le 6 avril 1910 éclate une mutinerie des malades (sans doute pas assez bien stabilisés ; ou trop déstabilisés pour des citadins par le fait de se retrouver à la campagne) qui obligea l'envoi, par train spécial, d'une équipe de maintien de l'ordre venue de Villejuif, aux ordres du Docteur Marie, qui, séparant les aliénés en différents autres établissements (les cinq principaux mutins furent transférés à Beauregard à Bourges) mit fin à la fronde, en cassant l'effet de groupe qui avait permis la rébellion. Quelques années plus tard, le 4 juin 1912, alors que l'établissement héberge déjà 252 malades, un vent de fronde agite le personnel. Une pétition adressée au Préfet de la Seine demande des améliorations, refusées, tandis qu'en outre, on décide du renvoi du meneur ; 16 gardiens se solidarisent alors avec lui. On envoie donc à nouveau une équipe de renfort par train spécial depuis l'asile de Villejuif, aux ordres du docteur Marie, avec dix gardiens issus de son service. Il y aura deux renvois, tandis que quatorze personnels, considérés comme des *« campagnards frustes »* sont réintégrés.

Il est à noter qu'à Chezal-Benoît, peut-être parce que les médecins nommés étaient des parisiens, qui continuaient à fréquenter l'Hôpital Sainte-Anne en particulier, avec une certaine assiduité, et qui restaient, de ce fait, très informés et des nouvelles techniques, et des idées thérapeutiques dominantes (pour ne pas dire à la mode), il y eut toujours alors des pratiques identifiables à ce qu'on pourrait considérer comme

---

[192] Bourdreux S., *Chezal - Benoit, l'hôpital psychiatrique*

relevant d'une certaine modernité : ainsi, avec le Docteur Gaston Ferdière, l'utilisation de techniques artistiques, ou encore l'introduction de la sismothérapie, comme la première lobotomie documentée en France en 1939 (celle-ci cependant dans le contexte particulier de la Deuxième Guerre mondiale - alors la drôle de guerre -, et qui sera d'abord considérée par Ferdière lui-même comme un pis-aller, et non comme une expression de la modernité psychiatrique ; ainsi de l'introduction de la psychanalyse avec le Docteur Anne Clancier. Pourtant l'établissement semble avoir raté le virage de la psychothérapie institutionnelle, alors même que son insertion dans le village, l'osmose même entre l'un et l'autre, aurait pu faire que s'y rencontra un terreau favorable. Mais il n'est pas impossible de penser que, pour la jeune génération de psychiatres, l'idée même de colonie agricole ait été analysée comme dépassée, archaïque, sclérosée, ne méritant pas une transformation, une évolution, tout juste une disparition ; au point que ce modèle devint presque un anti-modèle : un espace de psychiatrie quasi-carcérale, contraire souvent aux règles élémentaires d'éthique et d'humanité.

L'hôpital de Chezal-Benoît s'est installé dans les bâtiments d'une ancienne abbaye bénédictine, (dont les derniers bâtiments ne furent achevés qu'en 1750) vendue comme bien national en 1792, au moment de la Révolution française. Mais l'hôpital psychiatrique (à l'époque colonie agricole d'aliénés du département de la Seine) ne s'y installa qu'en 1906, après la loi de 1905, portant séparation de l'église et de l'Etat, et l'expulsion d'un certain nombre de communautés monastiques. Il prenait la suite d'une longue histoire.

En effet, ce site, lieu-dit nommé à l'origine Chezal-Saint Pierre ou Chezal-Malan[193], fut occupé par un groupement monastique à la fin du 11e siècle, concédé à ces moines en 1093 par le prieur de la collégiale Saint-Cyr d'Issoudun, et le terrain par Geoffroy, seigneur d'Issoudun. Les lieux étaient (comme l'indique le nom de Lignières, commune proche) couverts de forêts.

---

[193] Oudard H., *Du groupement monastique à la communauté : l'exemple de Chezal saint Pierre,* Cahiers d'archéologie et d'Histoire du Berry – N° 101 – mars 1990 – pp 3-6

Nous savons tout de cette installation grâce à un manuscrit copié par Dom Estiennot en 1676, moine de l'Abbaye de Chezal-Benoît, reproduisant partiellement un cartulaire du XIe siècle aujourd'hui perdu (Bibliothèque Nationale, Manuscrit latin, N° 12744). Il indique (*anno ab incarnatione Domini Jesu Christi MXCIII, indictione prima, romanae cathedrae praesidente papa Urbano, Philippo regnante in Francia, Petrus prior canonicorum Sancti Cyrici ecclesiae... haberet potestatem aedificandi ecclesiamcum cimiterio in eo loco qui vocatur Casale Malanum* – soit la 1093e année de l'incarnation du seigneur Jésus Christ, le premier mois[194], l'église de Rome présidée par le pape Urbain, Philippe régnant en France, Pierre, prieur du chapitre de l 'église Saint-Cyr, permet la construction d'une église avec un cimetière dans ce lieu appelé Chezal Malan -). Cette appellation casale malanum indique un lieu ayant déjà été habité, ruiné, et peu recommandable (casale, ferme, qui deviendra chezal, lieu ruiné ou fortifié, - peut être une ancienne villa gallo-romaine – et malanum (mauvais, peu recommandable ou qui dégage une odeur désagréable, susceptible d'être habité par le Malin, donc le diable).

Ce sont quelques moines qui s'installèrent, dans un lieu alors sauvage, pour vivre comme des ermites. Toutefois la concession du seigneur d'Issoudun indique que sur le lieu il y aura la construction d'un monastère organisé selon la règle de Saint-Benoît (*aedificari et ordinari secundum regulambeati Benedicti* - édifié et ordonné selon la règle du Bienheureux Benoît -). Mais déjà s'anticipent une organisation hiérarchique et l'exercice d'un pouvoir (*hujus doni investituram in manu Andrae abbatis* – ce don doit être investi dans la main de l'abbé André -).

Pour assurer l'assise foncière du lieu, Geoffroy, seigneur d'Issoudun, accorde à tous ceux qui tiennent de lui une terre (ses vassaux par conséquent) la possibilité de l'aliéner au profit de l'abbaye, terres qui sont exemptées d'impôts (cens et corvées), et permet à ceux qui dépendent de lui (vassaux, vilains et serfs) d'entrer dans la communauté monastique, en vue de se consacrer, au moins à l'heure de leur mort prochaine[195], au service de Dieu (*ad serviendum Domino tradirerit*).

---

[194] à l'époque l'année commençait à Pâques, (référence biblique de la Résurrection)

[195] Comme c'était un cas fréquent au Moyen-Age (qui permit l'enrichissement des monastères et abbayes) où l'on rejoignait (en lui abandonnant des biens) une Jérusalem terrestre, médiatrice de la Jérusalem céleste.

L'abbaye, comme chacun sait, se développa. Sous le règne de Charles VIII, un de ses abbés : Pierre Dumas, en réforma la règle, limitant à 3 ans le mandat de l'abbé. Cette règle, largement imitée, notamment au monastère Saint-Sulpice de Bourges, mit Chezal-Benoît à la tête d'une congrégation, ce qui fit accorder par les papes et les rois de France de nombreux privilèges à l'abbaye, dont dépendaient en particulier les couvents de Saint Laurent, à Bourges, Saint-Martin, à Tours, Saint-Germain-des-Prés, à Paris. Toutefois en 1636, la congrégation de Chezal-Benoît fut réunie à celle de Saint Maur avant que ses possessions soient vendues comme bien national à la Révolution. Vendu à un particulier, l'immeuble de l'abbaye sis à Chezal-Benoît fut racheté pour 30 000 francs de l'époque, en 1833, par l'abbé Dubouchet, qui y fonda un collège religieux, fréquenté par les fils de la bourgeoisie de la contrée, et qui compta jusqu'à 200 élèves. Il fut revendu en 1860 pour 60 000 francs à l'archevêque de Bourges, et accueillit alors les novices de la congrégation du Sacré-Cœur d'Issoudun, avant que celle-ci ne soit expulsée en vertu des décrets de 1881 sur les congrégations, avant que le Conseil Général de la Seine n'en fasse l'acquisition le 11 novembre 1905, tandis que la colonie agricole était déclarée d'utilité publique par un décret du 23 janvier 1906. L'abbaye connut à deux reprises des incendies, au 15e et 17e siècles. Les anciens bâtiments actuels furent achevés vers 1750, l'aile droite ayant été ajoutée en 1868 pour les besoins du collège. S'ajoutèrent aussi, après l'installation de la colonie agricole, et dans les années 1960, des pavillons d'accueil des malades, plus conformes aux nouvelles règles hospitalières. Dès l'installation de l'établissement on avait construit un bâtiment spécial pour l'accueil du personnel secondaire, ainsi qu'un pavillon pour les surveillants-chefs, et un autre pour le médecin-directeur.

La Seconde Guerre mondiale fut une période difficile pour l'hôpital de Chezal-Benoît, comme elle le fut pour tous les établissements psychiatriques, en raison des restrictions alimentaires qui affectèrent durement les malades. Certes on peut considérer que Chezal-Benoît, colonie agricole, pouvait être plus favorisé que d'autres établissements, ce qui fut effectivement le cas. Mais l'établissement devait prélever une partie de sa production, au profit des services du ravitaillement national. Si bien qu'il y eut en 1942 une épidémie de béribéri, avitaminose entrainant la mort par atteinte cardiaque, et cela après le transfert disciplinaire à Rodez, en 1941, du Docteur Ferdière, médecin-directeur, qui faisait preuve de nombreuses initiatives, et même de trafics souvent en marge de la légalité, pour nourrir les malades. Ainsi il récoltait les tickets de tabac, les échangeait dans les fermes alentour, contre du ravitaillement (en fait il pratiquait le marché noir), denrées qu'il faisait transporter dans l'ambulance de l'hôpital, conduite par l'oncle de la surveillante générale, un ancien gendarme, ce qui, en zone libre, facilitait le passage lors de contrôles. On notera qu'un certain nombre de ses personnels rejoignirent les rangs du maquis. L'hôpital de Chezal-Benoît faisait l'objet d'une surveillance particulière des autorités, spécialement du sous-préfet de Saint-Amand-Montrond, car on le considérait comme gangrené par la propagande communiste, laquelle, pensait-on, était même encouragée par le médecin-directeur. En 1943, le sous-préfet de Saint Amand obtint, pour ces motifs, la révocation de quatre infirmiers. Ajoutons que Gaston Ferdière était également considéré comme « socialo-communiste », qu'il hébergeait un « rouge espagnol », ancien officier de l'armée républicaine espagnole, qu'il utilisait l'hôpital (situé près de la ligne de démarcation) comme relai à l'occasion de passages clandestins de celle-ci, en lien avec la résistante Bertie Albrecht, co-fondatrice avec Henri Frénay du mouvement Combat, ancienne assistante sociale - on disait alors surintendante d'usine - aux usines Fulmen de Vierzon, non loin de là, rencontrée grâce à son confrère Paul Sivadon, médecin-directeur de l'hôpital d'Ainay le Château, dont la sœur : Jeanne Sivadon - qui sera déportée à Ravensbrück pour faits de résistance -, était directrice de l'école des surintendantes d'usine. C'était plus qu'il n'en fallait, à l'époque, pour motiver une sanction disciplinaire à l'encontre de Ferdière. Signalons encore que lorsque ses amis surréalistes, avec l'aide de Ferdière, firent sortir Antonin Artaud de l'asile de Ville-Evrard, afin de l'envoyer à l'asile de Rodez, Artaud fut admis durant quelques jours à Chezal-Benoît, du 22 janvier 1943 au 10 février 1943, le temps que les formalités de son transfert soient réalisées.

Tout ceci faisait que l'asile de Chezal-Benoît était observé par les autorités. Le 2 décembre 1941, le Sous-Préfet de Saint Amand alerte le gouvernement de Vichy, écrivant : *« cet établissement a toujours été un centre actif de propagande communiste dans le département, et la quasi-totalité du personnel était gagnée depuis longtemps aux théories extrémistes les plus avancées. La présence au poste de directeur du docteur Ferdière, qui proférait ouvertement des idées socialo-communistes, la présence d'un de ses amis qu'il hébergeait (ancien officier de l'armée républicaine espagnole) ne pouvait qu'aggraver cet état de choses »*. Il est donc muté à Rodez en mars 1941, et quitte

Chezal-Benoît en juillet 1941. Un tract dénonce la situation, et les *« infirmiers qui mènent une propagande hostile au gouvernement »* sont identifiés comme les meneurs pour lesquels un renvoi est demandé ; il s'agit de : Emile Moreau, Fernand Malassinet, Marcel Morillon (dont l'épouse, également infirmière est décrite *« une brave personne à muter pour la tranquillité, même si une sanction serait injustifiée »*), ainsi que René Deloup.

⁂

Si cette expérience de la guerre allait conduire à une rénovation de la psychiatrie, avec la mise en place de la politique dite du secteur psychiatrique (ouverture de certains pavillons, existence d'hospitalisations en service libre, prévention en amont, par une présence dans la communauté, au plus près des lieux de vie des patients, équipe pluridisciplinaire desservant à la fois un service hospitalier et des lieux de consultations – dispensaires d'hygiène mentale - extrahospitaliers), politique qui ne sera vraiment reconnue que par un décret de 1984, et qui jusqu'alors n'avait été définie que par des circulaires, cette rénovation n'affectera que difficilement l'hôpital de Chezal-Benoît, qui ne cessera que dans les années 1995 de répondre à sa vocation de colonie agricole, et donc d'accueil des malades stabilisés de la région parisienne, au moment où les cantons d'Issoudun, dans l'Indre, seront rattachés à sa zone d'intervention psychiatrique, s'ajoutant à celle du sud-ouest du département du Cher, qu'il desservait depuis les années 1970.

Toutefois, bien qu'ils fussent considérés comme chroniques, c'est-à-dire stabilisés, on ne pouvait pas complètement exclure qu'à certains moments ces patients présentassent des décompensations aiguës, nécessitant une modification de leur situation : un retour en hospitalisation vers leurs services d'origine. Ce fut surtout le cas des patients en accueil familial (Dun sur Auron pour les femmes, Ainay le Château pour les hommes). En effet après le premier épisode de ce qu'on a pu analyser comme une mutinerie, l'encadrement à Chezal-Benoît fut toujours plus important, et pourrait-on dire, quasi autosuffisant. De plus pour éviter de longs transfèrements vers la région parisienne, une convention fut passée (non sans mal, en raison d'un prix que l'asile de Beauregard trouvait trop faible), afin d'hospitaliser ces patients à Bourges, d'où ils ressortaient au bout de 6 mois environ, pour un retour vers leur établissement d'origine. Ceci explique un taux de sortie important à Bourges, très supérieur à ce qu'on peut rencontrer dans d'autres départements.

CONCLUSION

Pour qui connaît l'univers de la psychiatrie d'aujourd'hui, qu'il y travaille, ou qu'il en soit, hélas, un consommateur, nous sommes arrivés à la fin de cette sorte de voyage au bout de l'étrange, parfois au bout de la nuit, parfois aussi au bout, presque, du fou rire, revenant d'un univers qu'on pourrait croire, tant il est devenu un monde de limbes, dont les stigmates physiques, topographiques, s'effacent aussi, de la pure fiction, en tout cas un entrecroisement déformant du souvenir et de l'nation. On peut le penser, et l'admettre, pour ce qui est des témoignages, d'abord parce qu'ils sélectionnent personnes et situations remarquables, qui se distinguent d'un ensemble, d'une uniformité, fortement teintée de grisaille, de linéarité, d'une durée s'écoulant sans événement, d'une chronologie répétitive. Mais demeurent les archives, ou ce qu'il en reste, qui, bien que n'étant qu'un reflet du conformisme ambiant, témoignent de cette quotidienneté d'un monde sans joie.

Ce monde sans joie, grisaille pesante et écrasante, montre la dissolution dans un collectif indifférencié des personnalités individuelles, duquel n'en émergent que quelques-unes. C'est un monde qui existe moins par son intériorité que par son extériorité, par ses limites qui séparent, distinguent, mais aussi contiennent, frontières entre l'étrange, cantonné, circonscrit, enclos, et le reste. On ne s'étonnera pas alors que pour l'essentiel, et dans sa représentation majoritaire, la psychiatrie soit ce monde des murs, des règles organisationnelles, un monde d'ordre, qui cherche la stabilité, assimilé à l'harmonie. La psychiatrie, en effet, est pensée comme une manière de passage du chaos à l'harmonie. Cette structure fondamentale est sans doute celle qui organise toute vie sociale, et pérennise la société, à laquelle, à certains moments, certains, à des degrés divers, cherchent à échapper, en, selon le mot de François Tosquelles, « *déconnant* », c'est-à-dire en faisant un pas de côté, en s'écartant de la norme, de l'habitus commun, transgression en grande partie involontaire, se faisant alors étrangers, et même à eux-mêmes, par la mise en œuvre de conduites, comportements, modes de pensée, étranges. Ce pourrait être une façon de concevoir la maladie mentale. Ce fut celle de l'antipsychiatrie, qui considérait cette étrangeté comme la norme. C'est en tout cas une manière de conférer du sens à ce qui semble n'en avoir aucun, même si trouver du sens ne saurait vouloir dire laisser les choses en l'état, ne rien faire. Agir ainsi, ou plutôt ne pas agir, serait alors oublier que ces comportements ne sont pas le reflet absolu de la liberté, du libre-arbitre de l'individu, même s'il peut arriver qu'il le revendique, au moins si l'on accepte l'une des définitions de la maladie mentale donnée par Henri Ey : des pathologies de la liberté. En effet la pathologie mentale peut s'accompagner d'une telle souffrance morale qu'elle aliène toute liberté, empêchant de penser, et finalement de s'appartenir.

Chacun peut s'accorder sur cette étrangeté quasi consubstantielle à la pathologie mentale, mais chacun n'en a pas le même degré d'acceptation, d'abord parce qu'il n'en fait pas la même analyse. Selon qu'il la pense désordre ou expression de soi-même, il sera plus ou moins tolérant, oscillant entre la réduire, ou la comprendre, la supprimer ou l'accompagner[196], ce qui ne veut pas dire non plus la laisser s'installer sans réagir. On pourra remarquer qu'il en est de la pathologie mentale comme de la douleur, mais à visage inversé. Longtemps on ne voulut pas supprimer la douleur, convaincu qu'elle disait quelque chose de la maladie, qu'elle apportait des informations, alors qu'aujourd'hui, majoritairement on cherche, le plus possible, à supprimer la douleur, à ne pas la laisser s'installer. En revanche on a le plus souvent fait en sorte de supprimer les manifestations de la pathologie mentale, ne se préoccupant guère de la façon dont le sujet la vivait, se la représentait et l'intégrait à son économie psychique, de comment elle s'intégrait et s'articulait dans sa narration personnelle. Cette façon de penser la pathologie mentale, du côté de la maladie ou du malade n'a pas été sans effet sur les conceptions, les méthodes de traitement au sens large, privilégiant tantôt, et le plus souvent, l'extérieur, la société, sa tranquillité, par rapport à un malade mental considéré facteur de désordre, d'agression, de dangerosité, et parfois, plus rarement, l'intérieur, la personne, son mieux-être individuel.

Même si la conception protectrice de la société, conception d'ordre public, a été prédominante, on connut des époques où ce fut une conception plus centrée sur la personne qui eut la préférence. On s'étonnera qu'il en fût ainsi, d'abord pour des raisons religieuses, dans la plus grande partie du Moyen-Age, même si d'autres boucs-émissaires symbolisant l'étrange et l'étranger furent trouvés, en particulier les

---

[196] Notamment par des modalités de prise en charge appelées par Tosquelles *« déconniatie »*. Mise en lumière à travers une exposition ainsi nommée, présentée aux « abattoirs » de Toulouse du 24 octobre 2021 au 6 mars 2022.

lépreux et les juifs. On constatera aussi qu'après la Seconde Guerre mondiale, et principalement durant la période dite des « trente glorieuses » il en fut de même, avant qu'on assiste, de nos jours, à ce qui semble une nouvelle fermeture, justifiée, étayée sur des conceptions scientifiques, voire neurobiologiques. Mais on a toujours étayé les pratiques, quelles qu'elles soient, sur ce qui apparaissait alors comme la vérité, dont nul ne peut dire qu'un jour elle ne sera pas considérée comme une erreur. En outre souvenons-nous de toutes les pratiques contraires à l'éthique et l'humanité qui furent justifiées pour des raisons présentées alors comme scientifiques, et rationnelles. Aussi penser dans une perspective historique c'est essayer de mettre en perspective les vérités d'aujourd'hui, avec les erreurs du passé, pour éviter que des vérités présentées comme absolues se transforment à leur tour en nouvelles erreurs, et surtout en erreurs funestes, et plus encore de passer par pertes et profits les vérités communément admises qui se révélèrent des erreurs.

Penser dans une perspective historique c'est donc rechercher aussi les différentes figures mythiques, qui expliquent, suggèrent, masquent aussi, qui révèlent, toujours à mi-voix, des arrières mondes qui donnent sens, ayant un caractère fonctionnel, opératoire, mobilisateur, possiblement changeantes, plastiques, évolutives, même si derrière des apparences diverses, postures souvent idéologiques, on retrouve souvent une problématique identique, un système semblable d'équilibres, deux pôles, l'un négatif, servant de repoussoir, l'autre positif, idéalisé. Notre hypothèse était que cette problématique s'organisait autour des passages du chaos à l'harmonie, problématique assez générale dans notre société, particulièrement perceptible à travers les représentations de la maladie mentale, et la manière dont notre société traitait ses fous, illustrée, incarnée, localisée, ces éléments permettant de reconstruire une histoire, et des histoires particulières, voyages dans des moments de folie, reflets d'une histoire plus générale des manières de s'occuper de cette folie, manières elles-mêmes inscrites dans la problématique centrale du chaos et de l'harmonie.

REMERCIEMENTS

Mes remerciements vont bien sûr à celles et ceux qui ont permis que ce livre existe, en me donnant la matière qui le compose : d'abord les malades rencontrés au long d'une carrière, pour lesquels, parfois, j'ai pu avoir le sentiment de n'être pas inutile ; ensuite certains soignants, tout particulièrement ceux qui s'investirent dans ces aventures de la psychothérapie institutionnelle et du secteur psychiatrique, avec la foi du charbonnier et l'engagement militant ; enfin Monsieur Aufrère qui, il y a plus de 40 ans, me fit les photocopies de quelques archives aujourd'hui disparues. Bien sûr les services des archives et du patrimoine de la ville de Bourges, ainsi que les archives départementales du Cher, ainsi que le service communication-documentation du Centre hospitalier George Sand, et spécialement Mesdames Carole Jory et Nadine Garry ; Jean-Paul Servier, qui fut directeur de l'établissement. Et celles et ceux qui lurent ces extraits en cours d'écriture, et dont les commentaires ont permis d'affiner progressivement ce texte : Marc Orrillard, Anne-Marie Nédélec, Eric Bilbille, Guy Rebout, Marie-Claude Guéniau, Jean-François Aubert, et quelques autres qui se reconnaîtront ; ainsi qu'au LIPHA (Laboratoire Interdisciplinaire de Recherches du Politique Hannah Arendt) dépendant de l'Université Gustave Eiffel – Marne-la-Vallée, et à ses directeurs ; Bertrand Quentin et Eric Fiat, professeurs des universités en philosophie, responsables du master « Humanités Médicales » et du doctorat « Ethique et Politique), qui m'ont donné l'envie d'inscrire cette réflexion dans une perspective éthique plus globale ; Brigitte Birmelé, directrice de l'Espace de Réflexion éthique de la région Centre-Val de Loire, qui y vit de l'intérêt ; ainsi que Nadine Fresquet, enseignante à la Faculté des Sciences et Techniques de l'Université de Tours, au sein de laquelle j'ai pu, grâce à elle, développer un enseignement dont ce livre est l'aboutissement. Un grand merci à Daniel Caillat pour sa relecture attentive, et sa traque des impropriétés orthographiques. Et à cet autodidacte qu'était mon père, qui m'a donné le goût d'apprendre et de penser.

BIBLIOGRAPHIE

Alary E. (et col.), *Les Français au quotidien – 1939/1949,* Paris, Perrin, 2009

Artarit C., *Les moments du collectif,* Thèse de doctorat en médecine, Université de Nantes, 1968

Association américaine de psychiatrie, *Manuel diagnostique et statistique des troubles mentaux,* 5e édition, Edition française, Paris, Elsevier-Masson, 2015

Barbey d'Aurevilly J., *Une histoire sans nom,* Paris, Garnier-Flammarion, 2019

Barouin F., *Un asile d'aliénés au XIXème siècle, architecture et histoire :* Saint Gemmes sur Loire, Faculté de médecine d'Angers, 1985, N° 1931 (non publié)

Barthes R., *Mythologies,* Paris, Le Seuil, 1957

Beauchamp T., Childress J., *Les principes de l'éthique biomédicale,* Paris, Les Belles Lettres, 2008

Bernard C., *Introduction à l'étude de la médecine expérimentale,* Paris, J.B. Baillères et fils, 1865

Bible (La), *Segond 21,* Genève, Société Biblique de Genève, 2007

Bollotte G., Les projets d'assistance aux malades mentaux avant la loi de 1838, *L'Information psychiatrique,* 2015/6 (volume 91), pp 499-503

Bonati M, *Histoire de l'asile au XIXe siècle :* d'un lieu unique de soins aux premières alternatives à l'hospitalisation, Lyon, Université Claude Bernard, 2007, N° 68, (non publié)

Boucard F., *L'asile départemental d'aliénés du Cher au XIX -ème siècle (1838-1914),* Paris, 1989, Thèse de l'Ecole des Chartes, 396p, tapuscrit non publié. (archives départementales du Cher)

Bourdreux S., *Chezal-Benoît, l'hôpital psychiatrique,* Issoudun (36), Alice Lyner, 2022

Brandt S, *La nef des fous,* Paris, José Corti, 1997

Bueltzingsloewen (von) I., *L'hécatombe des fous* : la famine dans les hôpitaux psychiatriques français sous l'occupation, Paris, Aubier, 2007

Castel R., *L'ordre psychiatrique,* Paris, Editions de Minuit, 1977.

Certeau (de) M., *L'écriture de l'histoire,* Paris, Gallimard, 1975

Chatelard A., thèse de médecine, faculté de médecine de Strasbourg, Imprimerie Bussières, Saint-Amand-Montrond, 1942

Constans A. et all., *Rapport général à Monsieur le Ministre de l'Intérieur sur le service des aliénés,* 1878

Croisenoy (de) J., Les asiles d'incurables et les dépôts de mendicité, *Journal de la Société statistique de Paris,* Tome 30, 1889

Daeninckx D., *Caché dans la maison des fous,* Paris, Editions Bruno Doucey,2015

Duby G., *Le temps des cathédrales,* Paris, Gallimard, 1976

Duby G., *Les trois ordres ou l'imaginaire du féodalisme,* Paris, Gallimard, 1978

Eliade M, *Aspects du mythe*, Paris, Gallimard, 1957 (Idées)

Erasme, *Eloge de la folie,* Paris, Flammarion, GF, 1999

Esquirol J.E., *Examen du projet de loi sur les aliénés,* Paris, J.B. Baillière, 1838

Fiat E., *Grandeurs et misères des hommes,* « petit traité de dignité », Paris, Larousse, 2010

Fiat E., *Apprendre à vivre, apprendre à mourir, la philosophie comme soin de l'âme,* in Humanis, documents CLEIRPPA, « Le Care, figures du soin, figures de soignants », actes du colloque du 3 juin 2010, pp 6-21

Ferdière G., Résultats immédiats de la lobotomie préfrontale dans un cas de schizophrénie avec stupeur catatonique, *Annales Médico-Psychologiques,* XVe série, 98e année, Tome 1, janvier 1940, pp 111-119.

Ferdière G., *Les mauvaises fréquentations,* mémoires d'un psychiatre, Paris, Editions J.C. Simoen, 1978

Foucault M., *Histoire de la folie à l'âge classique,* Paris, Gallimard, 1972, deuxième édition revue, collection Tel,

Freud S., *L'interprétation du rêve,* Paris, PUF, Quadrige, 2012

Hénin et all., Une approche à médiation culturelle des groupes thérapeutiques pour adolescents ou « de la subversion du cadre comme matériau thérapeutique », *L'Information psychiatrique,* 2010/10 (volume 86), pp 849-857

Hésiode, *Théogonie, Les Travaux et les jours, Bouclier,* Paris, Les Belles Lettres, 1928, collection Budé

Homère, *L'Iliade,* Paris, LGF, 1972 (Le livre de poche – classiques)

Homère, *L'Odyssée,* Paris, Flammarion, 2022, (Garnier-Flammarion)

Hugo V., *Notre-Dame de Paris,* Paris, Gallimard, 2002 (Folio classiques)

Jaeger M., Aux origines de la profession d'infirmier psychiatrique : la constitution d'une profession, *Vie sociale et traitements,* VST 2017-1, N° 133 & VST 2017/2, N°134

Jankélévitch V., « N'écoutez pas ce qu'ils disent, regardez ce qu'ils font ! », *Revue de Métaphysique et de Morale*, Vol. 64, (Janv 1, 1959) : 161- 162

Jouan F., *Euripide et la légende des Chants Cypriens,* Paris, Les Belles Lettres, 1986

Joulia M.C., *Art-Thérapie,* "L'artiste, compagnon de voyage », entretiens avec Vladimir Mitz, Paris, l'Harmattan, 2003

Jouve P.J., Mémoire de Larchant, *cahiers du Rhône,* Avril 1942

Klein J.P., *L'art-thérapie,* Paris, PUF, 2014, (Que sais-je ?)

Lafont M., *L'extermination douce,* Le Cellier (44), Editions de l'AREFPPI, 1987

Le Goff J, *Pour un autre Moyen-Age,* Paris, Gallimard, collection Tel, 1991

Lévinas E., *Ethique et Infini,* Paris, Le Livre de Poche, 1984

Levi P, *Si c'est un homme,* Paris, Julliard, 1947

Londres A., *Chez les fous,* Paris, Albin Michel, 1925

Malraux A., *Les voies du silence,* Paris, Gallimard, 1951

Marie A., *Traité international de psychologie pathologique* (T 1, 2, 3), Paris, Alcan, 1910,1912

Marie A., *La psychanalyse et les nouvelles méthodes d'investigation de l'inconscient,* Paris, Flammarion, 1928

Mas V., *Le bal des folles,* Paris, Albin Michel, 2019

Merleau-Ponty M., *Eloge de la philosophie ; et autres essais,* Paris, Gallimard, 1989

Mesmin d'Estienne J., La maison de Charenton du XVIIe au XXe siècle : construction du discours sur l'asile, *Revue d'histoire de la protection sociale,* 2008/1, N°1, pp 19-35

Modiano P., *Voyage de noce,* Paris, Gallimard, 1970

Molière (Poquelin Jean-Baptiste), *Le malade imaginaire,* Paris, Garnier 1971 (classiques Garnier)
Molière (Poquelin Jean-Baptiste), *Le misanthrope* ou l'atrabilaire amoureux, Paris, Flammarion, 2019, (Librio théâtre)
Oudart H., Du groupement monastique à la communauté : l'exemple de Chezal Saint Pierre, *Cahiers d'archéologie et d'histoire du Berry,* N° 101, mars 1990, pp 3-6
Perry P., Les dépôts de mendicité sous l'ancien régime et les débuts de l'assistance aux malades mentaux (1764-1790), *Revue d'histoire de la protection sociale,* 2011/1 (N°4), pp 9-23
Platon, *Protagoras,* Paris, Flammarion, 1997 (Garnier-Flammarion)
Postel J., Quetel C., *Nouvelle histoire de la psychiatrie,* Toulouse, Privat, 1983 – réédition Paris, Dunod, 1994
Quetel C., *Histoire de la folie,* de l'antiquité à nos jours, Paris, Tallandier, 2009
Rafesthain A., *La résistance aux mains nues,* Paris, Royer, 1993
Rodié Antoni, *Au village pendant la guerre,* « sentiments, idées et caractères par un médecin de campagne », Archives Départementales du Cher
Ricoeur P., *Soi-même comme un autre,* Paris, Le Seuil, 1990
Rigondet J., *Un village pour aliénés tranquilles,* Paris, Fayard, 2019
Romeas A., *L'hôpital Saint Luc (Pau), ancien asile d'aliénés,* Mémoire de Master 1- (Histoire) UFR Lettres et Sciences Humaines, Université de Pau et des Pays de l'Adour, 2016 (non publié)
Sallé-Rochefort N., *Histoire de l'asile départemental de Bourges au XIXe siècle,* thèse de doctorat en médecine, Paris VI, 1986
Sartre J.P., *L'Etre et le néant,* Paris, Gallimard, 1943 (collection Tel, 1976)
Sartre J.P., *Saint Genêt, comédien et martyr,* Paris, Gallimard, 1952
Sartre J.P., La République du silence, *« Les Lettres Françaises »,* 9 septembre 1944
Scherrer P., *Un hôpital sous l'occupation,* Paris, Atelier Alpha bleu, 1989
Smith A. *Théorie des sentiments moraux,* Paris, PUF, 1999
Strauss S., *La maison nationale de Charenton,* Paris, Imprimerie Nationale, 1900
Sutherland Neill A., *Libres enfants de Summerhill,* Paris, Maspero, 1970
Tenon J., *Mémoire sur les hôpitaux de Paris,* 1785, consultable sur le site Gallica, Bibliothèque Nationale de France
Vauchez A., *La spiritualité du moyen âge occidental,* Paris, PUF, 1975
Venet E., *Gaston Ferdière, psychiatre d'Antonin Artaud,* Lagrasse (11), Editions Verdier, 2006
Vernet A., Théâtre et psychothérapie, *Psychologie médicale,* janvier 1986
Vernet A., Pratique théâtrale et psychothérapie, *Pratique des mots,* septembre 1987.
Vernet A., A corps perdu et en corps retrouvé, *Santé Mentale,* 2011, N° 163, pp 32-38
Vernet A., Jeannine Barbieux-Marsaleix, un psychiatre haut en couleur et fort en gueule, *L'information Psychiatrique*, 2013/1, volume 89, pp 97-98
Vernet A., Servier J.P., Gaston Ferdière, psychiatre libertaire, *La Bouinotte,* N° 130, Hiver 2016
Vernet A., Orrillard M, Intellectuels et résistants en Berry ; qui étaient-ils ? *La Bouinotte,* N° 154, hiver 2020
Vernet A., Gaston Ferdière, psychiatre d'Antonin Artaud, Episode 1 : ombres et lumières d'une biographie, *Revue Ethique de l'Université Gustave Eiffel, « la vie*

en question », juillet/août 2021, https://revue-ethique.univ-gustave-eiffel.fr/les-articles-publies/article/gaston-ferdiere-psychiatre-episode-1

Vernet A., Fresquet M., Fauville B., et all., La première intervention de lobotomie documentée en France, *Annales Médico-Psychologiques*, 179 (9), 2021, pp 857-86

⁂

Malgré la destruction par suite d'un incendie d'une bonne partie des archives, la consultation documentaire, au-delà des copies d'un certain nombre de pièces d'archives disparues, a toutefois amené à l'examen de :

Asile d'aliénés du département de l'Indre : AN F/16/678 et AN/F//16/679 & AD 36, série W, 827W291 ; série N, N 2082, N 2084, N 2085 ; sous-série J, 24 J 276

Asiles de la Seine : Préfecture de la Seine, commission de surveillance des asiles publics d'aliénés, 1874, 19, bibliothèque de l'Hôtel de ville de Paris, 2013 / 30.35.16

Colonie familiale de Dun-sur- Auron : Les archives de l'établissement existent, sans avoir été dépouillées ; notamment les registres de délibération de la commission de surveillance, les registres de suivi des patients, différents courriers, et divers documents, notamment à l'initiative du Docteur Rodier, et des correspondances relatives à la place tenu par l'établissement lorsqu'il servit comme hôpital du maquis. Sur cet épisode on peut consulter aux archives départementales du Cher, AD 18 J 1941.

Colonie agricole de Chezal-Benoît : Une partie des archives a disparu dans un incendie survenu dans les greniers du pavillon administratif. Il subsiste cependant un nombre non négligeable de pièces, ni inventoriées, classées, répertoriées.

Etablissements de Bourges : archives municipales et communautaires de Bourges : 3Q2, 3Q3, 3Q5, 5Q11 & archives départementales du Cher : 1G1, 9J, C1221, C1337, C1350, J1542, 27M23, 4N121, 4N145, V201, X338, X483, X527, X676, 1Y142, 1Y144, 1Y244. & archives municipales de Besançon, N IV, N° 9.

TABLE DES MATIERES

INDEX DES ILLUSTRATION

Structures éditoriales du groupe L'Harmattan

L'Harmattan Italie
Via degli Artisti, 15
10124 Torino
harmattan.italia@gmail.com

L'Harmattan Hongrie
Kossuth l. u. 14-16.
1053 Budapest
harmattan@harmattan.hu

L'Harmattan Sénégal
10 VDN SICAP AMITIE 3
BP 45034 Dakar-Fann
direction@senharmattan.com

L'Harmattan Cameroun
Tsinga/Derrière polyclinique FECAFOOT
BP 11486 Yaoundé
Jacques.koukam@harmattan.fr

L'Harmattan Burkina Faso
Villa 281, secteur 23 623, rue 14.32
Ouagadougou
zagbie@outlook.fr

L'Harmattan Guinée
Almamya, rue KA 028 OKB Agency
BP 3470 Conakry
harmattanguinee@yahoo.fr

L'Harmattan RDC
185, avenue Nyangwe
Commune de Lingwala - Kinshasa
matangilamusadila@yahoo.fr

L'Harmattan Congo
219, avenue Nelson Mandela
BP 2874 Brazzaville
deunovmikhael@gmail.com

L'Harmattan Mali
Immeuble Mgr Jean Marie Cissé
Aci Hamadallaye
BP 145 Bamako
syllaka@yahoo.fr

L'Harmattan Togo
Djidjole – Maison Amela
face EPP BATOME
02 BP 20680 Lomé
didieramela11@gmail.com

L'Harmattan Côte d'Ivoire
Résidence Karl - Cité des Arts
Abidjan-Cocody
03 BP 1588 Abidjan
harmattan.ivoire@gmail.com

L'Harmattan Bénin
Rue 604, (Immeuble à l'entrée
de la rue UCAO- Cite de Saint-Jean)
Cotonou
stepcorpus@gmail.com

Nos librairies en France

Librairie internationale
16, rue des Écoles
75005 Paris
librairie.internationale@harmattan.fr
01 40 46 79 11
www.librairieharmattan.com

Librairie des savoirs
21, rue des Écoles
75005 Paris
librairie.sh@harmattan.fr
01 46 34 13 71
www.librairieharmattansh.com

www.ingramcontent.com/pod-product-compliance
Lightning Source LLC
LaVergne TN
LVHW011022061026
849535LV00006B/2011